HANDBUCH Heilsteine

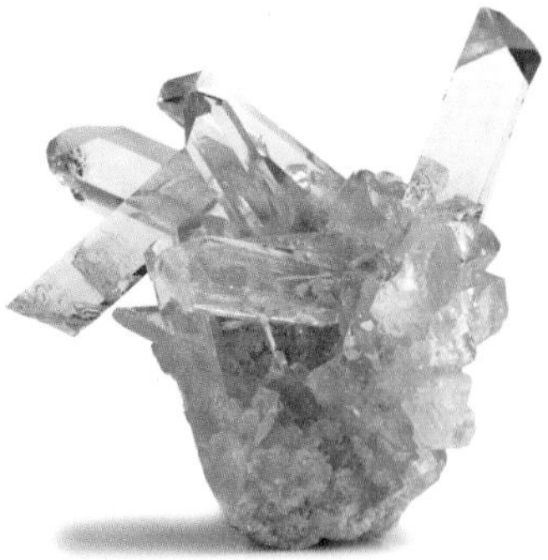

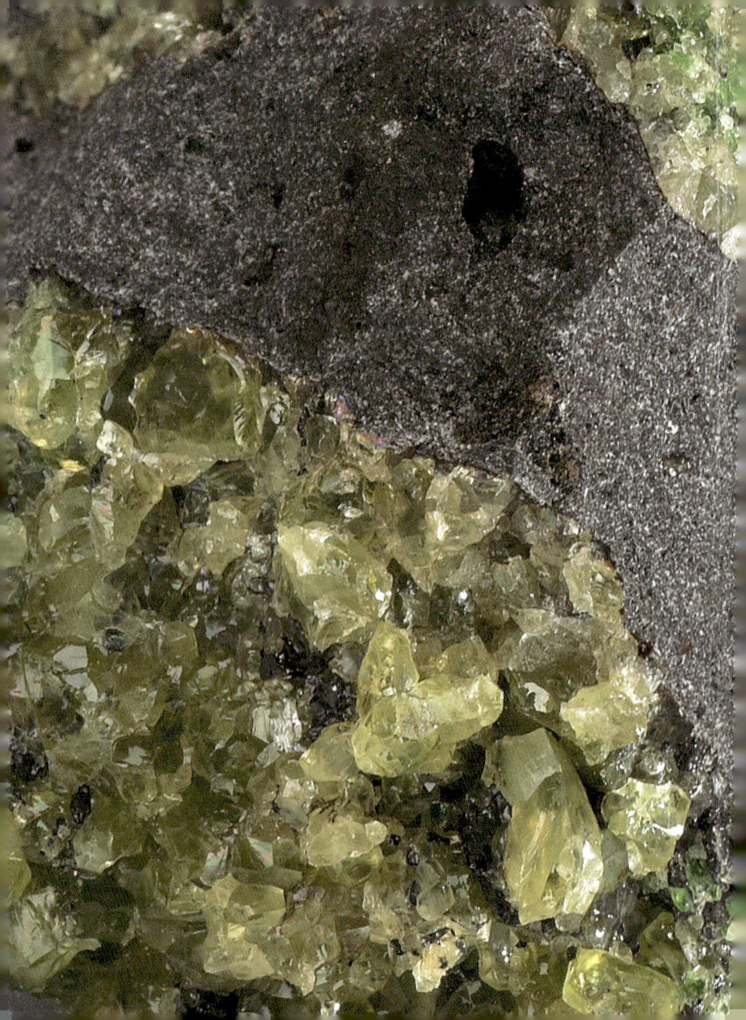

HANDBUCH Heilsteine

Die besten Steine für Gesundheit, Glück und Lebensfreude

SIMON UND SUE LILLY

Bassermann

ISBN 978-3-8094-3854-0

5. Auflage 2022

Titel der Originalausgabe: *The Essential Crystals Handbook*

Fotos: Matthew Ward, mit Ausnahme der auf Seite 288 genannten Rechteinhaber
Übersetzung: Wiebke Krabbe, Kathrin Jurgenowski
Producing: trans texas publishing
Umschlaggestaltung: Atelier Versen, Bad Aibling

Penguin Random House Verlagsgruppe FSC® N001967

MIX
Papier aus verantwortungsvollen Quellen
FSC® C004378
www.fsc.org

Druck und Bindung: PBtisk a.s., Pribram
Printed in the Czech Republic

67433660115

Inhalt

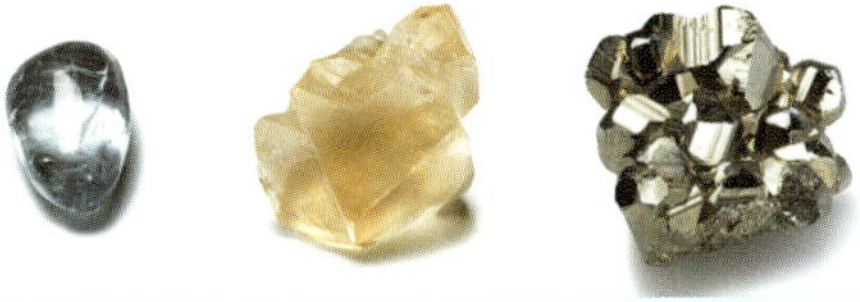

Vorwort

Bei jedem Tritt haben wir Gestein unter den Füßen. Das ist ganz selbstverständlich. Aber warum betrachten wir Edelsteine und Kristalle als etwas Besonderes? Warum glaubten unsere Vorfahren, soweit Geschichte und Archäologie es belegen können, dass diese Steine magische Kräfte besäßen?

Die Faszination der Kristalle hat sich bis ins 21. Jahrhundert erhalten, in den letzten dreißig Jahren hat sie sogar zugenommen – wie insgesamt das Interesse am Einklang von Körper, Geist und Seele. Selbst Menschen, die der neuen Spiritualität skeptisch gegenüberstehen, kramen in Körben mit geschliffenen Steinen, in der Hoffnung, einen Glücksstein zu finden. Auf der anderen Seite scheuen sich Vertreter der Steinheilkunde nicht, für ein Kristall mit besonderer Wirkung so viel auszugeben wie für einen Lebensmittel-Wocheneinkauf.

Die Entwicklung der konventionellen Medizin beruht auf den physikalischen Eigenschaften verschiedener Minerale. Tonnen von Kristallen werden abgebaut, gereinigt, gemahlen, geschliffen und zu anderen Stoffen verarbeitet. Dennoch betrachten die meisten Wissenschaftler die Tatsache als lächerlich, dass Kristalle das Wohlbefinden auch dadurch verbessern können, dass man sie einige Minuten auf den Körper oder in dessen Nähe legt.

Wir alle haben eine rationale, wissenschaftliche Weltsicht erlernt. Alles muss einen Sinn ergeben, plausibel und erklärbar sein. Bildung wird mit Pragmatismus, Rationalität und Vernunft gleichgesetzt.

Die neue Spiritualität des Westens versucht sich, ebenso wie manche alternativen Heilmethoden, durch wissenschaftlich klingende Erklärungen zu rechtfertigen, um allgemeine Anerkennung zu erlangen. Dass dies zumeist gelingt, hat einen einfachen Grund: das einzigartige, persönliche Erleben des Individuums. Die persönliche Erfahrung ist jedoch kein wissenschaftlich messbares Phänomen. Dafür ist sie einer der wichtigsten Faktoren, die das Verhalten der Menschen bestimmen. Erfahrung ist die Nahrung des Lebens. Jeder sucht sich die Nahrung aus, die schmeckt und sättigt, meidet aber, was in irgendeiner Weise unbefriedigend ist.

Kristalle und Edelsteine können diesen Hunger stillen. Ihre bestechende Schönheit macht Lust auf mehr – ebenso wie der Anblick einer köstlichen Torte. Erwarten Sie von diesem Buch keine Erklärung, warum Steine heilen, denn das ist – im wissenschaftlichen Sinne – bis heute noch nicht geklärt. Sie erfahren jedoch viele interessante Details über die Eigenschaften und Heilwirkungen der einzelnen Kristalle und über Anwendungsmethoden im Alltag.

Als Ausbilder professioneller Kristall-Therapeuten haben wir in mehr als zehn Jahren immer wieder gesehen, wie ganz einfache Techniken Gesundheit und Wohlbefinden grundlegend verbessern können. Dafür braucht man oft nur eine Handvoll kleiner Kristalle, die manchmal nicht einmal mit dem Körper in Berührung kommen.

Ein ausgebildeter Kristall-Therapeut kennt verschiedene Methoden, um bei seinen Klienten ein unausgewogenes Energieverhältnis zu erkennen und zu korrigieren. Dafür ist viel Sachkenntnis und Erfahrung nötig. Die Tipps in diesem Buch sind allgemein gehalten, bieten aber vielfältige Möglichkeiten, um Stress abzubauen, der oft die Ursache für ernsthaftere Gesundheitsbeschwerden ist.

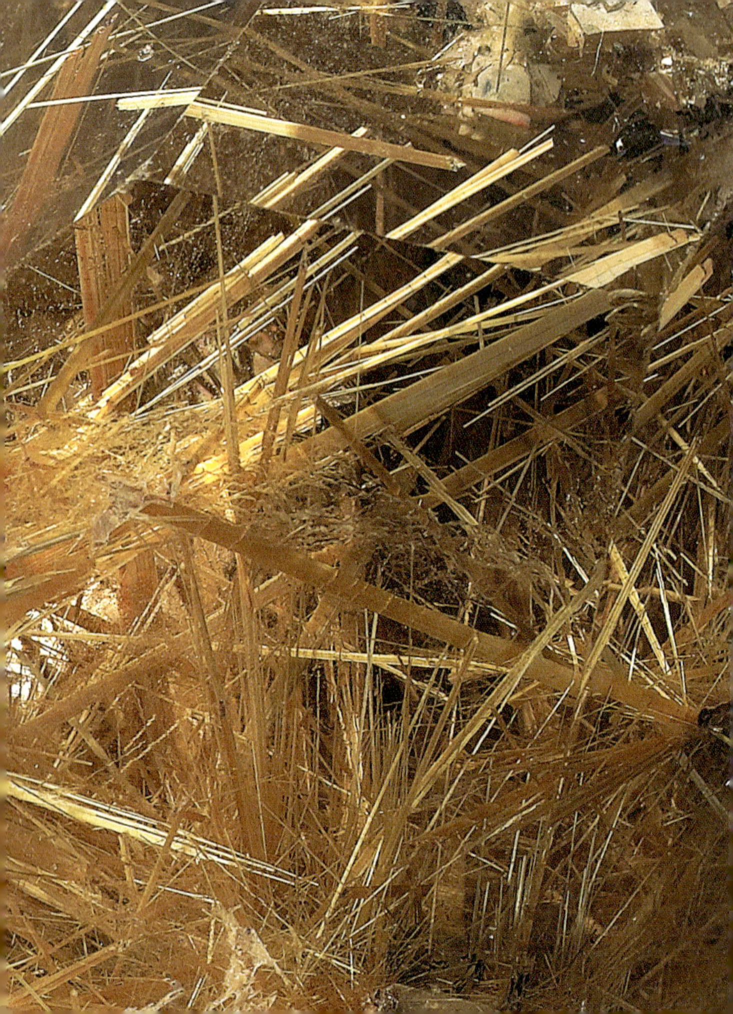

Die Kraft der Kristalle

Kristalle sind unglaublich facettenreich – sie können das körperliche, mentale, emotionale und spirituelle Wohlbefinden auf vielfältige Weise verbessern. In diesem Kapitel lernen Sie eine Auswahl einfacher Heilmethoden kennen. Die Wirkung, die Heilsteine auf Ihr Leben haben können, sollten Sie nicht anhand einer einzigen Sitzung bemessen. An manchen Tagen sind Sie vermutlich offener für den Heilungsprozess als an anderen. Kurze, regelmäßige Sitzungen sind wirksamer als der Versuch, alles auf einmal „auszukurieren". Im Laufe der Wochen werden Sie spüren, dass sich Ihr Wohlbefinden verbessert, dass Sie Belastungen besser bewältigen und sich stabiler und ausgeglichener fühlen.

Die Tradition des Steinheilens

Steine mit ihren faszinierenden Formen und Farben gelten von jeher als etwas Besonderes oder sogar Übernatürliches. Früher glaubten die Menschen, dass ihre Ahnen die Kristalle als Geschenke vom Himmel warfen. Dieser Glaube ist gar nicht so realitätsfremd. Denn die Partikel, aus denen alle Materie besteht, entstanden einst im Herzen von Sternen. Explodierten diese Sterne, wurden sie im ganzen Universum verteilt und bildeten neue Sterne und Planeten.

Wer Kristalle verwendete, glaubte, dass sie noch einen Teil der Macht dieser spirituellen Reiche in sich trugen. Geistliche und weltliche Machthaber spürten die edelsten dieser Steine auf. Das gemeine Volk hatte keinen Zugang zu den raren und teuren Stücken und versuchte, sie mit weniger wertvollen Materialien zu imitieren, in der Hoffnung, sie würden ihnen nutzen. Im ägyptischen Reich beispielsweise verehrten der Pharao und seine Priester den Türkis als Symbol der Fruchtbarkeit, der Freude und des Lebens. Das Volk ersetzte diesen wichtigen Stein durch blaues Glas.

Auf diese Weise bildeten sich zwei Hauptfunktionen der Steine heraus: Einerseits zeigten sie weltlichen Status an, andererseits lenkten sie magische und heilende Energien. Diese beiden Funktionen haben sich bis heute erhalten.

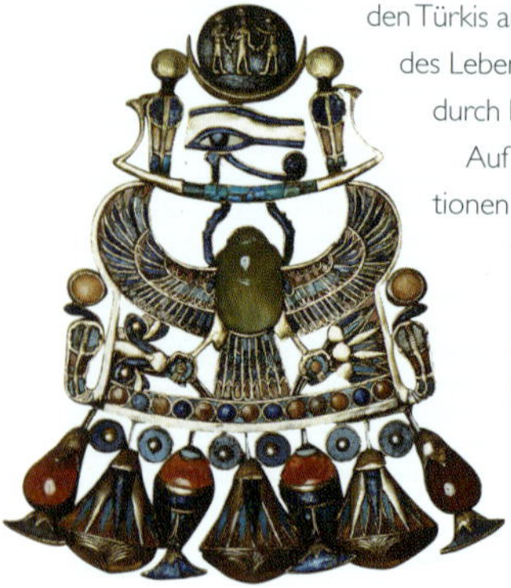

Dieser goldene Brustschmuck der Mumie des Pharaos Tutanchamun (regierte 1336–1327 v. Chr.) enthält Lapislazuli, Calcit und Türkis.

Von der Frühzeit bis zur Gegenwart

Die modernen Steinheilmethoden stammen aus den 1970er- und 1980er-Jahren. Aber wie so viele alternative Heilmethoden wurzeln sie in uralten kulturellen Traditionen. Die Vorstellung, dass jeder Stein bestimmte magische Eigenschaften besitzt, kann über die europäischen Schriften des Mittelalters bis in die griechische, römische und arabische Philosophie zurückverfolgt werden. Diese ist wiederum stark beeinflusst von der indischen Tradition des Ayurveda.

Moderne Steinheiler beschränkten sich anfangs stark auf die Wirkung des Bergkristalls (reiner Quarz). Quarzkristalle wurden in aller Welt geschätzt, weil sie Kontakt zur Geisterwelt herstellen, Krankheiten aufspüren und diagnostizieren und einen Schamanen oder Heiler befähigen können, die Ursachen einer Krankheit zu beseitigen. Die Verwendung von Kristallen, Kristallspiegeln und Kristallkugeln zur Weissagung ist die Fortführung einer langen Tradition.

Diese mystischen Anwendungen werden von der heutigen Wissenschaft gern als reiner Aberglaube abgetan; dennoch erkennt sie die einzigartigen – und oft sehr außergewöhnlichen – Eigenschaften der Minerale und Kristalle an und macht sie sich häufig zunutze – sei es für Armbanduhren (Quarz), Zündkerzen (Kyanit), medizinische Laser (Rubin) oder Raumfährenfenster (Saphir).

Die wissenschaftliche und die metaphysische Sicht auf die Welt der Kristalle scheinen sich gegenseitig auszuschließen. Aber beide Herangehensweisen sind wertvoll. Die eine liefert nützliche Werkzeuge und Technologien, die andere erlaubt einen Blick ins Reich der Vorstellungskraft sowie Entwicklungsmöglichkeiten. Wenn wir nur eine Seite unserer Natur sehen, versagen wir uns den Reichtum neuer Erfahrungen. Und nur mit beiden Seiten leben wir gesund und ganzheitlich. Das Heilen mit Steinen kann also unser Leben ins Gleichgewicht bringen.

Die Farbe der Kristalle

Durch seine chemische Zusammensetzung, Struktur, Form, Härte und seinen Glanz lenkt jeder Kristall die Energie auf ganz bestimmte Weise – seine Farbe aber ist der Schlüssel zur Heilwirkung eines Steins, denn sie repräsentiert eine reale Kraft: die Lichtwellenenergie. Diese regt das Gehirn an, verändert das Denken, das Fühlen und das Wohlbefinden. Wir reagieren instinktiv und nicht kontrollierbar auf Farben. Aber wenn wir die Wirkung einzelner Farben kennen, wird nachvollziehbar, warum wir uns zu gewissen Steinen stärker hingezogen fühlen als zu anderen – und lernen, den richtigen Stein für jede Situation auszuwählen.

Viele Steine präsentieren sich in mehr als einer Farbe: Einige Exemplare besitzen eine größere Anzahl an Atomen eines Fremdelements, die die Kristallstruktur und somit die Farbe, die wir wahrnehmen, verändern.

Edelsteinexperten bestimmen die wahre Farbe eines Kristalls über die Strichfarbe. Dafür wird der Stein so über eine unglasierte Keramikkachel gezogen, dass er eine feine Linie aus abgeriebenen Partikeln hinterlässt. Sie zeigt die dem Kristall innewohnende Farbe. Die Strichfarbe von Rauchquarz, violettem Amethyst, gelbem Citrin, Rosenquarz und grünem Aventurin ist zum Beispiel grauweiß – wie diejenige von Bergkristall.

Farbeigenschaften

Schwarz .... erdend
Braun .... befähigend
Rot .... energetisierend
Orange .... befreiend
Gelb .... ordnend
Grün .... ausgleichend
Blau .... verbindend
Indigo (Dunkelblau) .... kühlend
Violett .... integrierend
Rosa .... akzeptierend
Weiß .... reinigend
Farblos .... klärend

Die Aura

Alles Lebendige besitzt eine Aura – ein energetisches Feld, das den Körper umgibt. Die Aura besteht aus verschiedenen Schichten, die nicht mit den Sinnen, sondern nur mit dem inneren Bewusstsein erfahren werden können.

Jede Auraschicht umfasst bestimmte Aspekte des Seins. Ein Problem in einer Auraschicht beeinflusst häufig weitere Schichten, bis sich das Ungleichgewicht durch die ganze Aura und den Körper ausgebreitet hat und sich in Form von Stress oder Krankheit manifestiert. Heilsteine können diese feinen Störungen rasch beseitigen.

Die Schichten der Aura werden oft wie die Häute einer Zwiebel dargestellt. Tatsächlich durchdringen aber die feinsten äußeren Schichten die inneren, und alle Schichten sind im Körper miteinander verwoben.

Die Schichten der Aura

Ätherischer Körper Der ätherische Körper ist dem physischen am ähnlichsten. Er zeigt ein organisches Ungleichgewicht an, bevor es sich physisch manifestiert.

Emotionaler Körper Ein Hellseher nimmt diese Schicht als Farbwirbel wahr. Sie kann durch Kristalle sehr leicht gereinigt und stabilisiert werden.

Mentaler Körper Diese Struktur enthält Ideen, Glaubenssätze und Erfahrungen. Eine Belastung in diesem Bereich kann zu Erstarrung führen.

Astraler Körper Die Grenze zwischen Alltagsbewusstsein und Spiritualität. Symptome eines Ungleichgewichts sind Verwirrtheit, Angst und Paranoia.

Spiritueller Körper Die feinen äußeren Schichten ernähren uns mit universeller Energie, die uns hilft, die äußerste Erfüllung zu finden.

Energiekörper und Chakren

Das Konzept des Energiekörpers, das viele Grundlagen mit dem der Aura (siehe Seite 13) teilt, stammt aus dem alten Indien. Der Energiekörper ist mit dem physischen Körper verbunden, geht aber über ihn hinaus. Man stellt ihn sich als ein Netz aus Kanälen (Nadis) vor, durch die die Lebensenergie Prana fließt. Nur wenn diese ungehindert alle Bereiche des Energiekörpers durchströmt, kann physisches, mentales und spirituelles Wohlbefinden erreicht werden. Stagniert der Fluss oder ist er zu stark, entwickeln sich körperliche, mentale oder spirituelle Probleme.

Durch das Identifizieren und Behandeln ungünstiger Energiemuster kann der Körper wieder ins Gleichgewicht gebracht werden; Stress wird gemindert, und Schäden werden reguliert. Der Fluss des Prana kann verbessert werden, indem auf die Hauptempfänger und -verteiler der Lebensenergie im Energiekörper Einfluss genommen wird. Diese bezeichnet man auch als Chakren („Chakra" stammt aus dem Sanskrit und bedeutet „Rad").

Die sieben Hauptchakren befinden sich entlang einer Linie, die vom Scheitel mitten durch den Körper bis zum Steißbein führt. Jedes Chakra bestimmt physische, mentale und spirituelle Aspekte des Seins, und wenn ein Chakra einwandfrei arbeitet, schwingt es in der Frequenz einer Spektralfarbe (siehe Abbildung rechts). Die Funktionsstörung eines Chakras beeinflusst alle anderen, deshalb ist es so wichtig, dass sich das ganze System im Gleichgewicht befindet. Die Chakren auszugleichen ist das Hauptanliegen des Steinheilens. Jedes Chakra kann mit seiner Hauptenergiefarbe „genährt" werden. Als einfachste Maßnahme zum Ausgleich des gesamten Systems wird auf jedes Chakra eine Minute lang ein Stein in der passenden Farbe gelegt. Das ist bei Weitem nicht die einzige Methode, die Chakren mit Steinen zu beeinflussen, aber in vielen Fällen sehr hilfreich.

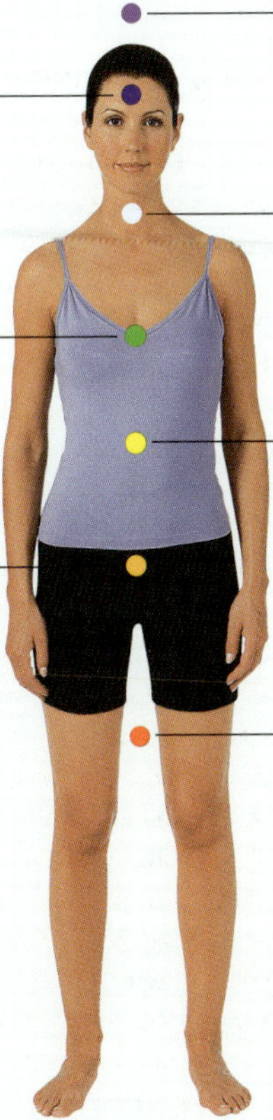

Kronenchakra (Violett)
Über dem Scheitel
Integration, Stimmigkeit, Zugehörigkeit und spirituelle Leichtigkeit

Stirnchakra (Indigo)
In der Stirnmitte zwischen den Brauen
Sehen, Verstehen, Wahrnehmung, Vision und Intuition

Kehlchakra (Hellblau)
Am Halsansatz
Kommunikation, Ausdruck, Energieaustausch, Frieden und Verständnis

Herzchakra (Grün)
In der Brustmitte
Beziehungen, Balance, Raum, Wachstum, Liebe, Zuneigung und Gelassenheit

Solarplexuschakra (Gelb)
Zwei Fingerbreit oberhalb des Nabels
Persönliche Macht, Kontrolle, Verständnis, Verarbeitung, Erhaltung, Integrität und Selbstvertrauen

Sakralchakra (Orange)
Unterhalb des Nabels
Kreativität, Forschergeist, Empfindung, Vergnügen, Sinnlichkeit, Fluss, Wiederherstellung und Freude

Wurzelchakra (Rot)
Energie, Motivation, Erdung, Sachlichkeit, Grundbedürfnisse und Verbindung mit der Erde

(Hinweis: Das Wurzelchakra befindet sich am Steißbein, wird aber oft durch Platzierung eines Steins zwischen den Knien oder Schenkeln behandelt.)

Ayurveda

Die über 2000 Jahre alte indische Heilkunst Ayurveda (Sanskrit „Wissenschaft vom Leben") ist eine ganzheitliche Methode, die Massage, Bewegung, eine Ernährungslehre und Meditation umfasst. Edelsteine spielen eine besondere Rolle. Überlieferten Texten nach wird das Licht des Schöpfers über die Planeten auf die Erde übertragen; Edelsteine bündeln und verbreiten diese Energie. Wenn das Wohlbefinden einer Person von Disharmonie beeinflusst wird, kann ein ayurvedischer Heiler den dafür verantwortlichen Planeten identifizieren und den entsprechenden Edelstein heraussuchen, der getragen werden soll, um die Störung zu beseitigen. Die folgende Liste zeigt, welche Eigenschaften und welche Kristalle den Planeten zugeordnet werden.

Den Planeten zugeordnete Steine

Sonne (männlich, Kraft, Erfolg) – **Rubin**

Mond (weiblich, Seelenfrieden, Behaglichkeit, Wohlbefinden) – **Perle**

Merkur (Bildung, Intelligenz, Sprache, Humor) – **Smaragd**

Venus (Liebe, Schönheit, Kunst) – **Diamant**

Mars (Mut, Selbstvertrauen, physische Stärke) – **Koralle**

Jupiter (Philosophie, spirituelles Wachstum, Reichtum, Lernen) – **gelber Saphir**

Saturn (Ruhm, Ausdauer, Aufrichtigkeit, Gerechtigkeit) – **blauer Saphir**

Aufsteigender Mondknoten (Rahu) (Rastlosigkeit, weltlicher Erfolg, Zwang, Selbstsucht) – **Zirkon**

Absteigender Mondknoten (Ketu) (Passivität, Spiritualität, Ungebundenheit, Selbstlosigkeit) – **Katzenauge (Chrysoberyll)**

Geburtssteine

Die Verbindung zwischen Himmelskörpern und Edelsteinen findet sich auch im Konzept der Geburtssteine. Die Zuordnung von Geburtssteinen variiert, denn einige Systeme ordnen den Stein dem Tierkreiszeichen zu, andere dem Monat. Hier finden Sie eine gekürzte Zusammenfassung der authentischsten Traditionen. Allerdings ist es immer sinnvoller, einen Stein zu verwenden, zu dem Sie sich spontan hingezogen fühlen, anstatt ihn nur aus dem Grund zu wählen, dass er Ihrem Sonnenzeichen zugeordnet ist – denn dieses Zeichen ist nur ein Aspekt Ihres vollständigen Geburtshoroskops.

Widder (21. März–20. Apr.) – Karneol, Heliotrop, Jaspis, Diamant

Stier (21. Apr.–20. Mai) – Turmalin, Tigerauge, Topas, Smaragd

Zwillinge (21. Mai–21. Juni) – Aquamarin, Citrin, Chrysokoll, Tigerauge, Perle

Krebs (22. Juni–22. Juli) – Mondstein, Perle, Rubin, Smaragd

Löwe (23. Juli–23. Aug.) – Rubin, Heliodor, Sonnenstein, Bergkristall

Jungfrau (24. Aug.–23. Sept.) – Saphir, Peridot, Karneol, Citrin

Waage (24. Sept.–23. Okt.) – Lapislazuli, Opal, Aventurin, Peridot

Skorpion (24. Okt.–22. Nov.) – Obsidian, Herkimer Diamant, Topas, Aquamarin

Schütze (23. Nov.–21. Dez.) – Blauquarz, Amethyst, Malachit, Türkis

Steinbock (22. Dez.–20. Jan.) – Bergkristall, schwarzer Onyx, schwarzer Turmalin

Wassermann (21. Jan.–19. Febr.) – Amethyst, Saphir, Chalcedon, Granat

Fische (20. Febr.–20. März) – Türkis, Perle, Rosenquarz, Aquamarin

Die Geologie der Steine

Minerale sind anorganische Stoffe, die sich auf natürlichem Weg in der Erde bilden. Minerale eines Typs besitzen die gleiche chemische Formel (abgesehen von Verunreinigungen) und dieselbe Kristallstruktur. Sie sind die stabilste Form der Materie im Universum.

Entstehung der Kristalle

Kristalle werden durch die Bewegung der Erdkruste hervorgebracht, die auf dem flüssigen Erdkern schwimmt. Kollisionen und Druck erzeugen Brüche in der Erdkruste, durch die extrem heiße Schmelzen und Gase aus verschiedenen Elementen an die Erdoberfläche dringen, wo sie auskühlen und häufig Kristalle bilden. Temperatur, Druck, Umgebungsgestein und Zusammensetzung der Elemente bestimmen, welche Minerale an einem bestimmten Ort kristallisieren. Die auf diesem Weg entstandenen Minerale und Gesteine nennt man Magmatite oder magmatische Gesteine.

Sind Gesteine und Kristalle Wind, Eis und Wasser ausgesetzt, erodieren sie. Kleine Teilchen werden ins Meer geschwemmt, wo sie sich als Schluff ablagern. Nach Millionen von Jahren, unter extremem Druck, wird dieser Schluff zusammengepresst und bildet Sedimentgesteine. Minerale dieses Typs sind oft weicher als Magmatite, da sie bei niedrigerer Temperatur und unter geringerem Druck entstehen.

Durch Vulkanausbrüche werden die Prozesse der Magmatitentstehung auf dramatische Weise sichtbar (siehe rechts). Der Heilstein Obsidian besteht aus schnell abgekühlter vulkanischer Lava.

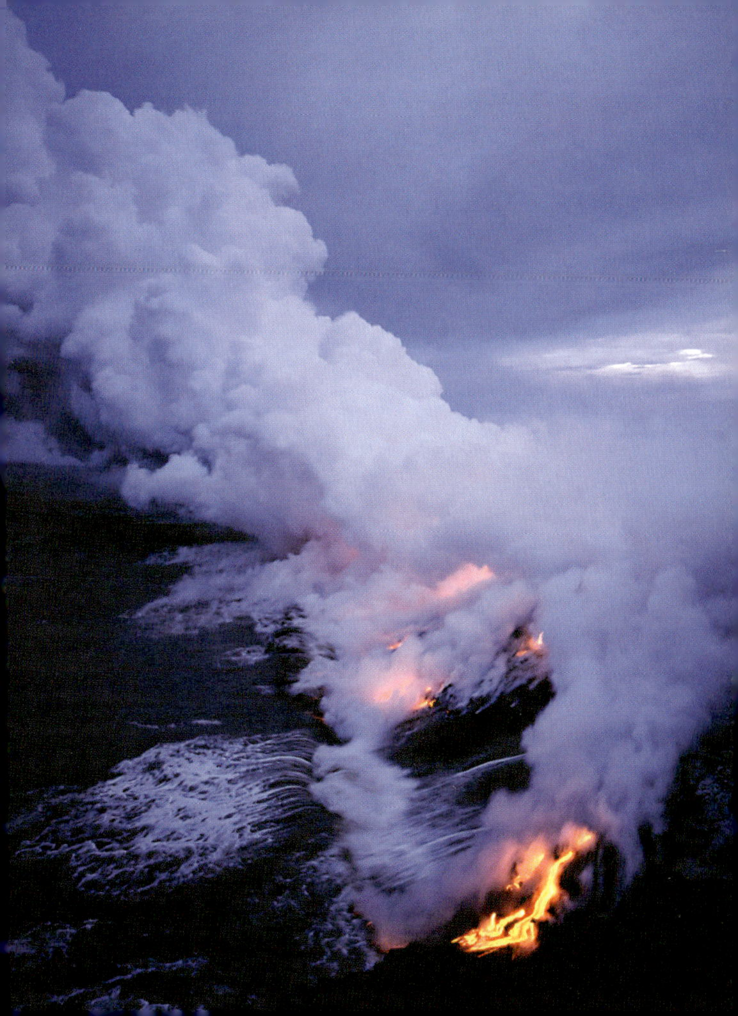

Die dritte Methode der Kristallbildung wird als metamorph bezeichnet. Magmatite oder Sedimentgestein werden in diesem Fall erneut der Hitze oder dem Druck der Erdkruste ausgesetzt. Obwohl die Partikel nicht schmelzen, können sie aber ihre Kristallstruktur ändern und neue Kristalle ausbilden.

Da sich die Erdkruste in ständiger Bewegung befindet, schreiten auch diese Kristallisationsprozesse immer weiter fort. Die Ergebnisse sind erst sichtbar, wenn Gesteinsadern oder -gänge durch Erosion freigelegt werden oder so nah unter der Erdoberfläche sind, dass sie abgebaut werden können.

Kristallstrukturen

Kristalle können über Jahrmillionen hinweg unverändert bleiben, weil ihre Atome in einer stabilen, regelmäßigen Gitterstruktur angeordnet sind, die das gesamte Kristall durchzieht. Diese präzise Regelmäßigkeit ist unabhängig von der Größe eines Kristalls und davon, ob er unbearbeitet oder bereits geschliffen ist. Die äußere Form eines Kristalls spiegelt immer seine innere atomare Struktur wider. Und diese Strukturen haben einen wesentlichen Einfluss auf die magischen und heilenden Eigenschaften eines Steins.

Das Kristallsystem wird in sieben Hauptkategorien eingeteilt (siehe rechts). Verschiedene Minerale, die nach dem gleichen inneren Muster aufgebaut sind, besitzen auch eine ähnliche äußere Grundform. Leider sind diese einfachen Formen selten an der äußeren Erscheinung der Kristalle erkennbar, weil sie sich unter sehr unterschiedlichen Bedingungen bilden. Durch eine sorgfältige Untersuchung können Sie aber durchaus Charakteristika erkennen (etwa den hexagonalen Querschnitt von Quarz oder Smaragd).

Kristallsystem

Kubisch

Das Gitter hat eine Würfelform. Die meisten Kristalle dieses Systems bestehen aus einer Anzahl einander durchdringender Kuben statt aus einzelnen.
Beispiele: Granat, Pyrit, Sodalith, Diamant, Halit, Fluorit und Kupfer
Eigenschaften: spannungslösend, steigert die Kreativität

Tetragonal

Dieses Gitter ist wie ein quadratisches Prisma geformt.
Beispiele: Apophyllit-Pyramide, Zirkon, Rutil und Chalkopyrit
Eigenschaften: ausgleichend und harmonisierend

Trigonal

Die Kristalle sind wie eine Doppelpyramide mit der Grundfläche eines gleichseitigen Dreiecks geformt.
Beispiele: Saphir, Alpha-Quarz, Turmalin und Rubin
Eigenschaften: energetisierend und verankernd

Orthorhombisch

Diese Form gleicht einem Prisma mit rechteckiger Grundfläche.
Beispiele: Danburit-Tafel, Peridot, Topas und Celestit
Eigenschaften: verbindend, den Informationsfluss fördernd

Monoklin

Die Kristalle gleichen einem schiefwinkligen orthorombischen Prisma.
Beispiele: Selenit und Kunzit
Eigenschaften: beeinflusst Bewegung und Wahrnehmung

Hexagonal

Hexagonales Prisma
Beispiele: Aquamarin, Beta-Quarz, Smaragd und Apatit
Eigenschaften: Struktur und Unterstützung

Triklin

Flexibel: Es gibt keine fest definierten Winkel oder Seitenverhältnisse.
Beispiele: Kyanit-Tafeln, Labradorit, Ulexit
Eigenschaften: öffnend und schützend

Die Kristallsammlung

Im Verhältnis zum Mineralreichtum der Erdkruste ist der Anteil der seit Jahrhunderten verwendeten Heilsteine winzig. Die meisten sind für den Steinheiler nicht von Belang, weil sie zu filigran, zu selten, zu klein, mitunter sogar giftig sind, sodass sie sich für die Anwendung nicht eignen.

Beim Sammeln von Kristallen sollten Verfügbarkeit, Langlebigkeit und Sicherheit ebenso berücksichtigt werden wie Wirksamkeit und vielseitige Verwendbarkeit. Gehen Sie nach Ihren intuitiven Vorlieben, aber achten Sie darauf, dass Sie eine möglichst breit gefächerte Auswahl treffen.

Bekannte Steine werden oft unter neuem Namen verkauft, um die Fantasie zu beflügeln. Nicht alle handelsüblichen Bezeichnungen haben also mit dem tatsächlichen Namen des Steins zu tun – achten Sie beim Kauf auf den mineralogischen Namen, damit Sie genau wissen, welches Mineral Sie bekommen. Es passiert sehr schnell, dass Steine falsch bestimmt und benannt werden, und auch Händler machen Fehler. Also nehmen Sie sich etwas Zeit und prägen Sie sich die typischen Kristallformen und -farben ein.

Darauf sollten Sie achten

Egal, wie groß der Stein ist und wie er aussieht – sein Gitter (siehe Seite 20–21) macht ihn zu einem einzigartigen Heilmittel. Deshalb ist es gleichgültig, ob der Stein besonders groß und makellos oder klein und abgenutzt aussieht. Die äußere Form und Geometrie eines Kristalls hat niemals eine solche Wirkung wie seine unsichtbare atomare Struktur.

Kristallformen

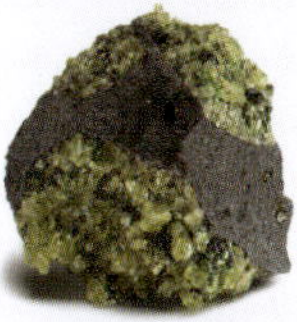

- **Rohlinge** – Minerale, die sich auf ihrer Matrix (der Gesteinsbasis) befinden oder in der Form, in der sie gefunden wurden.

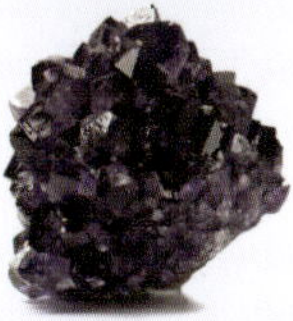

- **Kristallaggregate** – eine Anzahl von Kristallen auf einem gemeinsamen Untergrund. Ein bekanntes Beispiel sind Amethyst-Drusen. Sie haben eine positive Wirkung auf die Energie in einem Raum und reinigen andere Steine.

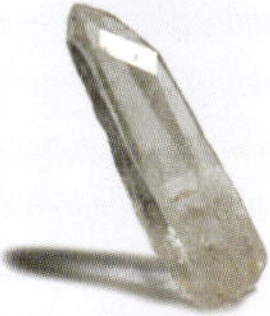

- **Einzelkristalle** – haben typische geometrische Formen, plane, in bestimmten Winkeln zueinanderstehende Seiten und facettierte Enden (auch Spitzen genannt). Die Seite, die von der Matrix abgetrennt wurde, ist normalerweise rau.

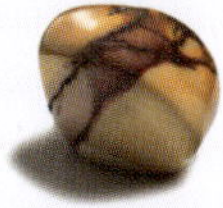

- **Trommelsteine** – Beschädigte oder weniger hochwertige Kristalle können in einer Trommel poliert werden, bis sie runden Kieseln gleichen. Ihre Farbe wird dabei aufgewertet. Trommelsteine sind eher preisgünstig und leicht auf dem Körper zu platzieren. Sie sind Grundlage jeden Heilsteinsets.

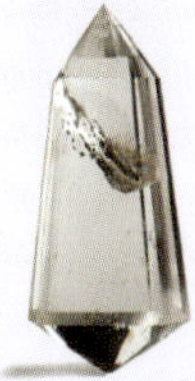

- **Bearbeitete Kristalle** – wurden zu Stäben, Kugeln, frei stehenden Kristallen oder Scheiben geschliffen und poliert. Facettierte Edelsteine oder Cabochons (gewölbte Schliffform) können ebenfalls von Nutzen sein.

Aufbau eines Heilsteinsets

Legen Sie eine Sammlung mit Steinen in sehr vielen verschiedenen Farben an. Trommelsteine, flache Steine und kleine Kristallspitzen lassen sich am leichtesten auf dem Körper platzieren. Das Basisset sollte folgende Bestandteile umfassen:

- etwa zwölf kleine bis mittelgroße Bergkristalle (2–3 cm lang)
- drei bis vier Amethyste, Rauchquarze und Citrine
- ein oder zwei Massagestäbe, kleine Kugeln oder andere geschliffene Steine
- mindestens ein Kristallpendel aus Bergkristall oder Amethyst
- einige größere Kristalle zum Meditieren – sie sind leichter zu halten.

Kristallpflege

Obwohl sie so robust aussehen, brauchen Kristalle eine sorgfältige Pflege.

- Weiche Steine werden von härteren abgerieben, also halten Sie die unterschiedlichen Härtegrade getrennt.
- Nehmen Sie Schachteln mit kleiner Fächerunterteilung. Legen Sie jedes Fach mit weichem Papier aus.
- Große Schachteln sind zu schwer.
- Auch hartes Gestein kann bröckeln. Verhindern Sie, dass Steine aneinanderschlagen.
- Natürliche Enden von Kristallen splittern leicht, also gehen Sie vorsichtig mit ihnen um.
- Setzen Sie die Steine nicht dem Sonnenlicht oder großen Temperaturschwankungen aus. Sie können ihre Farbe verlieren oder springen.
- Legen Sie Kristallkugeln nicht in die Sonne, sie können als Brennglas wirken und so Feuer entfachen.

Reinigung eines Kristalls

Neue Steine, die weder wasserlöslich noch besonders zerbrechlich sind, können Sie mit warmem Seifenwasser von Staub und Schmutz befreien. Wichtiger ist allerdings, dass die Steine vor und nach der Verwendung energetisch gereinigt werden. Ein Kristall nimmt nämlich Energie aus seiner Umgebung in seine innere Struktur auf, wo Störungen korrigiert werden. Wenn der Stein nicht gereinigt wird, lädt er sich mit der Zeit zu stark auf, was seine Wirksamkeit einschränkt und dazu führen kann, dass er eine Störung in die Aura überträgt. Ein „reiner" Kristall sieht glänzender aus als ein energetisch „müder" Stein.

Methoden der Kristallreinigung

Fließendes Wasser und Sonnenlicht Halten Sie den Stein unter fließendes Wasser und stellen Sie sich vor, wie alle Störungen davonfließen. Lassen Sie ihn dann in der Sonne trocknen. (Nicht geeignet für wasserlösliche Kristalle oder solche, die in der Sonne ausbleichen.)

Klang Schlagen Sie eine Klangschale, Glocke, Zimbel oder Stimmgabel neben dem Stein an.

Räuchern Verbrennen Sie einige Kräuter und führen Sie den Stein mehrmals durch den Rauch.

Salz Bedecken Sie den Kristall mit Meersalz. Über Nacht stehen lassen. Legen Sie Kristalle nicht in Salzwasser!

Atem Pusten Sie kräftig über den Kristall und stellen Sie sich dabei vor, wie Störungen einfach davongeblasen werden. Mehrfach wiederholen.

Kristallgruppe Legen Sie den Stein auf eine größere Kristallgruppe, damit er sich energetisch aufladen kann.

Essenzen Besprühen Sie den Stein mit einer reinigenden Blüten-Edelsteinessenz.

Heilmethoden

Sehr wirksam ist die Arbeit mit Steinen, wenn Sie sie nach einem bestimmten Muster auf und neben dem Körper anordnen. Dadurch aktivieren Sie die wichtigsten Energiebahnen und lösen Blockaden. Sie können die Kraft der Steine auch in Form von Pendeln oder Stäben nutzen, oder Sie integrieren Steine in andere Anwendungen wie Reiki, Farbtherapie oder Feng-Shui.

Die Heilarbeit können Sie allein oder mit einer weiteren Person durchführen. Sie benötigen nur einen geeigneten Raum für die Vorbereitung und Durchführung. Der Effekt des Steinheilens baut sich nach und nach auf. Regelmäßige Sitzungen über fünf bis zehn Minuten sind daher wirksamer als lange, komplizierte Anwendungen, die nur selten stattfinden. Ihr Körper wird den Stress in seinem eigenen Tempo abbauen und langsam sein Gleichgewicht wiederfinden.

Den Raum des Heilens vorbereiten

Obwohl allein die Steine eine Atmosphäre der Ruhe und Ordnung erzeugen, ist der Effekt größer, wenn Sie einen ruhigen, bequemen Raum schaffen.

- Sie müssen sich mit ausgestreckten Beinen hinlegen können.
- Schalten Sie Störquellen wie Telefon, Fernsehen, blendendes Licht oder laute Musik aus.
- Lockern Sie enge Kleidung und legen Sie Uhr, Brille, Schmuck und Schuhe ab. So entspannt sich der Körper leichter, und die Energie kann freier fließen.
- Wenn Sie mit einer anderen Person arbeiten, reduzieren Sie alltägliche Gespräche auf ein Minimum. Seien Sie aber aufmerksam und offen für den Austausch von Erfahrungen.

Konzentration, Erdung und Schutz

Wer an einer Heilsitzung teilnimmt, sollte sich zunächst sammeln und den Körper zur Ruhe kommen lassen. So vermeiden Sie Ruhelosigkeit, Nervosität oder Unkonzentriertheit. Dabei helfen folgende Maßnahmen:

- Platzieren Sie Kristalle auf der Mittellinie des Körpers.
- Betrachten Sie einen großen Kristall, den Sie in beiden Händen halten.
- Konzentrieren Sie sich auf einen Kristall, der vor Ihnen liegt.
- Stellen Sie sich vor, dass Ihr Atem durch einen Kristall in Ihrer Hand fließt.

Mit Hilfe erdender Kristalle sollten Sie vor einer Heilsitzung Energie bündeln und Stress reduzieren und nach der Sitzung überschüssige Energie abbauen und die Heilwirkung verankern. Platzieren Sie einen oder zwei erdende Steine – schwarze, metallfarbene, braune oder rote – auf eine der folgenden Stellen:

- auf die Vorderseite der Hüften
- auf das Steißbein
- zwischen die Schenkel
- zwischen die Knie
- zwischen oder unter die Füße
- einen Meter unterhalb der Füße
- über die Länge des Körpers hinweg abwärts

Während die Steine aufliegen, schließen Sie die Augen und entspannen Sie sich. Jede Empfindung – sei es Kribbeln, Leichtigkeit oder Schwere, Energieschübe oder Veränderung in der Wahrnehmung – zeigt an, dass die Energie ins Gleichgewicht gebracht wird. Bei unangenehmen Empfindungen nehmen Sie alle Steine bis auf die erdenden ab. Dadurch werden Sie rasch ruhiger.

Legesysteme

Legesysteme sind festgelegte Muster, nach denen die Steine auf und neben den Körper gelegt werden. Jedes System balanciert die Lebensenergie auf eine ganz bestimmte Weise aus. Einige Systeme können auf einem Stoff in einer bestimmten Farbe ausgelegt werden, um die Wirkung der Steine zu verstärken.

Obwohl die meisten Legesysteme im Liegen angewendet werden, ist es auch möglich, sie am sitzenden Körper aufzubringen, notfalls indem man die Steine leicht anklebt. Wenn Sie an sich selbst arbeiten, sollten Sie die Steine vor der Anwendung so platzieren, dass Sie sie leicht aufnehmen können. Die Steine müssen nicht lange aufliegen, fünf bis zehn Minuten reichen völlig aus. Meistens können Sie sowohl Kristallspitzen als auch Trommelsteine verwenden. Einige Muster verlangen allerdings Kristallspitzen, weil diese die Energie präziser lenken als runde Steine. Die Abbildung unten zeigt ein Beispiel für ein stressminderndes Legesystem mit Tigerauge auf dem Sakralchakra, erdenden Steinen an den Füßen und Rosenquarz auf dem Herzen, umgeben von vier Bergkristallen, deren Spitzen nach außen zeigen.

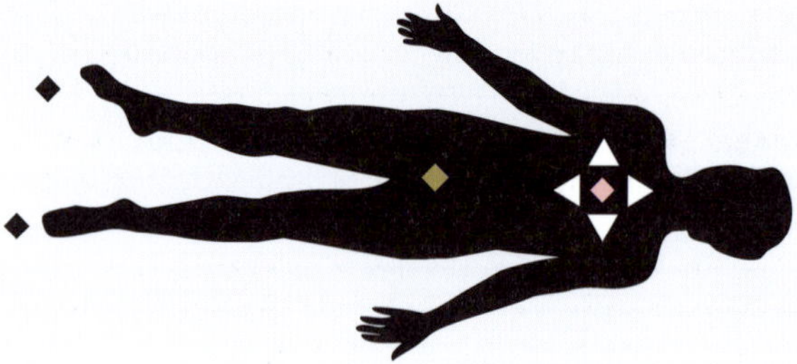

Amulette und Talismane

Edelstein-Amulette und -Talismane werden von jeher zum Schutz getragen. Ein Kristall kann nicht Ihre Lebensumstände verändern, aber er kann in Ihnen bestimmte Eigenschaften oder Verhaltensweisen vermitteln, die es Ihnen erleichtern, sie zum Besseren zu verändern.

Erdende Steine – schwarze, metallfarbene, braune oder rote – stärken das Wurzelchakra, was den Überlebensinstinkt und den Sinn fürs Praktische stärkt. Vielfarbige Steine wie der Labradorit oder Regenbogenobsidian können verhindern, dass andere Ihnen Energie rauben. Rosa Steine wie Kunzit oder Morganit stärken Gelassenheit, Mitgefühl und Verständnis und tragen so dazu bei, dass Sie in kritischen Situationen nicht die Kontrolle verlieren. Auf Seite 15 sehen Sie, welche Steinfarben Sie tragen sollten, um in anstrengenden Phasen Ihr Energielevel zu halten.

Es kann auch hilfreich sein, Ihre Schwächen zu stärken. Denken Sie an die Bereiche Ihres Körpers, die zu Schmerzen oder Krankheiten neigen, oder an Situationen, die Ihnen Schwierigkeiten bereiten. Dadurch kann Ihnen klar werden, welche Chakren Ihre besondere Beachtung brauchen.

Alle Steine, die Sie tragen, sollten gereinigt werden, um die unharmonischen Schwingungen, die Sie aus der Umgebung aufgenommen haben, zu beseitigen. Legen Sie Schmuck über Nacht auf eine kleine Quarz- oder Amethyst-Gruppe, um ihn wieder aufzuladen.

Viele verschiedene Steine gleichzeitig zu tragen ermüdet und verwirrt den Körper. Wechseln Sie sie täglich ab. Und legen Sie auch Tage ein, an denen Sie gar keine Steine tragen. So werden Sie nicht abhängig von den Einflüssen und nehmen auch ihre Heilwirkung bewusster wahr.

Kristallpendel und -stäbe

Um die Wirkung von Pendeln und Stäben optimal zu nutzen, ist die Zusammenarbeit mit einer zweiten Person ideal. Pendel und Stäbe sind sehr wirksam, um die Aura von Störungen zu befreien.

Pendel

Sie können ein fertiges Kristallpendel verwenden (siehe rechts), oder Sie basteln sich ein eigenes, indem Sie einen Stein in eine Metallspirale fassen und diese an einem Faden befestigen. Diese Lösung hat den Vorteil, dass Sie die Steine auswechseln können. Bergkristall, Amethyst, Rauchquarz und Citrin eignen sich gut zum Pendeln.

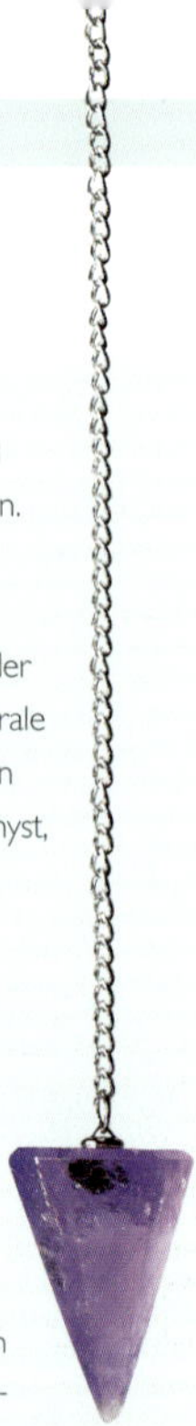

- Die zu behandelnde Person sollte sich mit ausgestreckten Armen und Beinen entspannt hinlegen.
- Halten Sie das Pendel mittig in den Bereich unterhalb der Füße.
- Versetzen Sie das Pendel in eine neutrale Schwingung (es sollte parallel zu Ihrem Unterarm vor- und zurückschwingen). Von dort aus bewegen Sie es langsam und vorsichtig entlang der Mittellinie des Körpers bis hinauf zum Scheitel.
- Wenn das Pendel eine Stelle erreicht, deren Störung es beseitigen kann, wird es seine Bewegung verändern, bis es wieder in die neutrale Schwingung übergeht.
- Wiederholen Sie den Vorgang, indem Sie an beiden Körperseiten entlang von den Füßen ausgehend bis hinauf zum Scheitel pendeln.
- Nun bewegen Sie das Pendel jeweils über den Bereich zwischen Körpermitte und Seiten, sodass Sie insgesamt fünf Mal von unten nach oben gewandert sind.

Stäbe

Kristallstäbe sind an einem Ende abgerundet, am anderen spitz (siehe unten). Das runde Ende kann in direkten Kontakt mit der Haut gebracht werden. Ein Kristallstab wirkt ähnlich wie ein Pendel – der Kristall wird durch die Aura bewegt, um Störungen zu beseitigen –, aber die heilende Person ist stärker an der Bewegung beteiligt. Mit der hier beschriebenen Methode können Sie Ihre Intuition entwickeln; aber es ist wichtig, dass Sie keine voreiligen Schlüsse über die Gründe der Störungen ziehen, die Sie wahrnehmen. Auch wenn Sie kein Ungleichgewicht wahrnehmen – die Methode hat auf jeden Fall einen wohltuenden reinigenden und beruhigenden Effekt.

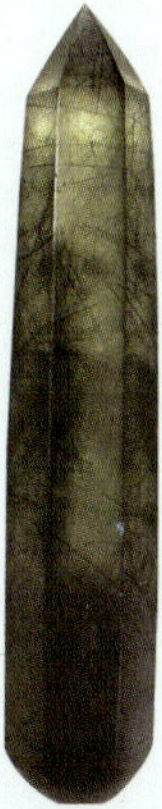

- Die zu behandelnde Person sollte sich mit ausgestreckten Armen und Beinen entspannt hinlegen.
- Halten Sie den Stab mit der scharfen Spitze nach oben, senkrecht zwischen Daumen und Fingerspitzen.
- Sie beginnen direkt unterhalb der Füße. Vollziehen Sie mit Hand und Arm kleine Kreisbewegungen gegen den Uhrzeigersinn. Stellen Sie sich dabei vor, wie alle Störungen vom Kristall herausgezogen und neutralisiert werden.
- Bewegen Sie den Stab auf diese Weise langsam über den Körper und verweilen Sie über jedem Bereich so lange, wie es sich richtig anfühlt. An bestimmten Stellen müssen Sie eventuell Tempo, Richtung oder Bewegungsmuster ändern. Ihr Arm darf sich so bewegen, wie er will. Wandern Sie weiter, wenn Sie sich bereit fühlen.
- Wenn Sie den Scheitel erreichen, drehen Sie den Stab um, sodass er auf den Körper herabzeigt. Führen Sie den Stab nun mit den gleichen Bewegungen, aber im Uhrzeigersinn, nun abwärts am Körper entlang.

Steine und Feng-Shui

Im chinesischen Feng-Shui gibt es viele Schulen und Traditionen, aber alle verfolgen dasselbe Ziel: Sie sollen die Umgebung des Menschen ins harmonische Gleichgewicht bringen, sei es eine ganze Stadt, ein Haus oder ein Raum.

Das Feng-Shui will das Fließen der Lebensenergie Ch'i (ähnlich der indischen Prana-Energie – siehe Seite 14) verbessern. Ein verbreitetes Feng-Shui-System vereint die makrokosmische, universale Ordnung von Himmelsrichtungen und Elementen (Erde, Feuer, Wasser, Holz und Metall) mit der mikrokosmischen, individuellen Ordnung Ihrer Lebens- und Arbeitsräume. Ein Raum oder ein Gebäude wird nach einer Schablone namens Bagua eingeteilt, in der jeder Sektor einer Farbe und einem Lebensbereich zugeordnet wird. Die nebenstehende Grafik ist eine vereinfachte Version des Bagua.

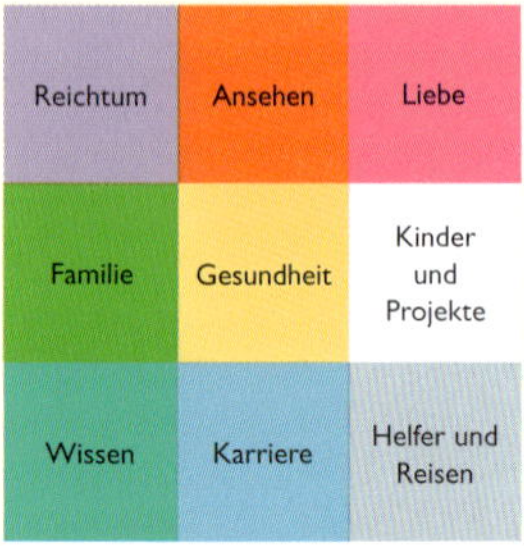

Wohnungsseite mit Eingangstür

Ist das Ch'i in einem bestimmten Lebensbereich blockiert oder negativ, sollte man dort Farbe, Struktur oder die Form ändern, um die Harmonie wiederherzustellen. Die Energie kann durch Gegenstände oder Symbole, zum Beispiel Pflanzen oder Bilder, gesteigert werden. Oder eben durch einen Stein, vorzugsweise mit glänzender oder facettierter Oberfläche, der dunkle Bereiche mit Licht beleben kann. Wählen Sie anhand des Bagua einen Stein in der passenden Farbe aus und platzieren Sie ihn im entsprechenden Bereich Ihrer Wohnung.

Einen heiligen Ort schaffen

Viele Religionen wie der Hinduismus oder der Islam, aber auch indigene Kulturen in Afrika und Nordamerika besitzen eine Tradition, in der ein bestimmter Teil des Heims für spezielle Anlässe reserviert wird – er wird den Ahnen gewidmet, den Hausgeistern, Lehrern oder spirituellen Führern, oder er dient einfach der stillen Einkehr. Wenn wir keinen Ort der Ruhe haben, und sei es nur eine Fensterbank oder ein Regalfach, dann werden wir uns kaum Zeit nehmen, unser Handeln zu überprüfen, Bilanz zu ziehen, den Blickwinkel zu erweitern oder auch zu verabschieden, was nicht mehr gebraucht wird. Und all diese Dinge sind für das Wohlbefinden sehr wichtig.

An einem heiligen Ort müssen nicht unbedingt religiöse Symbole aufgestellt werden. Die berühmtesten Zen-Gärten in Japan bestehen schlicht aus verwitterten Steinen auf Sand. Ein Ort ist dann heilig, wenn er es ermöglicht, den Alltag hinter sich zu lassen und Einsicht und Klarheit zu gewinnen. Der Ort kann dazu dienen, zu heilen oder ein bestimmtes Lebensziel zu erreichen. Wollen Sie Ihren eigenen heiligen Ort schaffen, wählen Sie Gegenstände aus, die Ihr Anliegen widerspiegeln. Wenn Sie täglich einige Augenblicke an diesem Ort verweilen und entspannen, unterstützen Sie Ihre Ziele, indem Sie Ihren Geist beruhigen und sich sammeln. Ein oder mehrere Kristalle können effektive Meditationsobjekte sein. Sie beleben außerdem die Atmosphäre und halten den Ort energetisch rein. Wählen Sie einen einzelnen großen Kristall oder eine Kristallgruppe. Der Stein sollte Ihnen gefallen, ein gutes Gefühl vermitteln und Ihre Aufmerksamkeit fesseln können. Wenn Sie etwas für Ihr Wohlbefinden tun möchten, betrachten Sie ihn täglich einige Minuten und entspannen Sie sich.

Steinessenzen und Steinwasser

Die Energiestruktur eines Steins kann auf die Moleküle des Wassers übertragen werden. So können Sie die Heileigenschaften eines Steins direkt nutzen und bringen den Körper in seinem eigenen Tempo wieder ins Gleichgewicht.

Edelsteinwasser

- Geben Sie einen sauberen Kristall oder Edelstein in eine Karaffe mit frischem Quellwasser und lassen Sie das Wasser abgedeckt über Nacht stehen.
- Am Morgen entfernen Sie den Kristall und trinken das Wasser schluckweise über den Tag verteilt. Das Wasser hält sich einige Tage im Kühlschrank.

Edelsteinessenz

- Einen Stein in einer Glasschüssel mit Quellwasser bedecken und zwei bis drei Stunden in die Sonne stellen.
- Das aufgeladene Wasser mit einer gleich großen Menge Wodka (mind. 40 Vol.-%) zum Konservieren in eine Flasche geben. Die Flasche verkorken.
- Eine kleine Menge der Essenz mit einer Pipette in eine kleinere Flasche geben.
- Die Edelsteinessenzen können auf die Zunge getropft, auf den Puls gestrichen oder auf den Chakrapunkten verrieben werden, in die Aura oder in den Raum gesprüht und ins Badewasser gegeben werden.
- Nehmen Sie täglich mindestens drei Tropfen, wenn nötig auch mehr.
- Die große Flasche an einem kühlen, dunklen Ort aufbewahren.

Warnung! Verwenden Sie nur ausreichend harte, nicht wasserlösliche und ungiftige Steine! Quarze sind ideal. Im Zweifel ziehen Sie ein Fachbuch zurate. *Niemals verwenden* dürfen Sie Realgar, Auripigment, Stibnit, Galenit oder andere Quecksilber-, Arsen- oder Bleiverbindungen.

Die Kombination mit anderen Therapien

Die Therapie mit Steinen allein ist ein vollwertiges Heilmittel, aber sie kann auch der Unterstützung anderer Therapieformen dienen.

Handauflegen, spirituelles Heilen und Reiki

Bei diesen Techniken nimmt der Heiler die göttliche oder universelle Energie auf und leitet sie in den Patienten. Der Heilende kann diese Energie durch einen Kristall in der Hand leiten. Ein erdender Stein unterhalb der Füße des Patienten sorgt für eine reine, störungsfreie und gut aufnehmbare Heilwirkung.

Reflexzonenmassage

Mit dieser Massage, die Heilungsprozesse unterstützt, werden Bereiche in der Handfläche oder auf der Fußsohle behandelt, die die Organe des Körpers repräsentieren. Statt der Finger kann auch ein Kristallstab oder eine Kugel verwendet werden. Legen Sie vor und nach der Behandlung Steine zu den Füßen des Patienten aus, um den Effekt zu vertiefen und zu stabilisieren.

Farbtherapie

Farbe ist ein sehr starkes Heilmittel. Ihre Wirkung kann durch Kristalle gemildert werden, denn sie verbinden die Macht der Farbe mit dem harmonisierenden, modifizierenden Einfluss der Kristallstruktur. Aus dem Stein, den der Patient wählt, kann ein guter Heiler Rückschlüsse auf die Energiemuster ziehen, die gerade aktiv sind. Lieblingsfarben verleihen Kraft und Energie. Farben, die gemieden werden, verweisen auf blockierte Energien: Farben, die Ihnen nicht gefallen, sind also oft die, die Sie eigentlich brauchen.

Steine für Körper, Seele und Geist

Im Kapitel „Kristalle im Porträt" (siehe Seite 46–275) werden die einzelnen Kristalle im Detail vorgestellt. Dort erfahren Sie alles über deren Merkmale, Eigenschaften und Heilwirkung. Wählen Sie aus der folgenden Übersicht die für Ihre Bedürfnisse passenden Steine aus und schlagen Sie dann nach, wie Sie sie am besten anwenden.

- **Kopf und Augen** Azurit, Amethyst, Fluorit, Sugilith, Diamant
- **Ohren, Nase, Hals und Nacken** Amazonit, Aquamarin, Angelit, blauer Spitzenachat, Blauquarz, Celestit, Tansanit, Lapislazuli, Iolith, Kunzit, Preseli-Dolerit
- **Brust und Lunge** Moosachat, Chrysokoll, Larimar, Türkis
- **Herz** Rubin, Chrysopras, Aktinolithquarz, Aventurin, Seraphinit, Dioptas, Smaragd, Koralle, Labradorit, Unakit, Wassermelonen-Turmalin, Verdelith
- **Verdauung** Bronzit, Citrin, Pyrit, Schwefel, Prehnit, Purpurit, Zirkon
- **Darm, Nieren, Blase** Obsidian, Peridot, Jade, Chalkopyrit, Ulexit
- **Geschlechtsorgane** Silber, Karneol, Morganit, Rhodochrosit, Milchquarz, Mondstein, Selenit, Opal, Perle, Rubellit

- **Kreislauf** Hämatit, Eisenquarz, Heliotrop, Sandstein
- **Nervensystem** Citrin, Silber, Gold, Saphir, Rutilquarz
- **Immunsystem** Türkis, Aquamarin, Larimar, Bergkristall, Turmalin
- **Knochen und Muskeln** Flint, schwarzer Turmalin, Magnetit, Spinell, Rutilquarz, Apatit, Turmalinquarz
- **Körperlich aktivierend** Jett, Rauchquarz, Limonit, Tigerauge, Granat, Jaspis, Bernstein, Gold, Diopsid, Serpentin, Mookait, Basalt
- **Geistig anregend** Meteorit, Tektit, versteinertes Holz, Vesuvianit, Zinkit, Moldavit, Sphen, Apophyllit, Danburit
- **Beruhigend** Staurolith, Calcit, Chrysopras
- **Stresslindernd** Onyx, Aragonit, Kupfer, Malachit, Thulit, Granit
- **Emotional stabilisierend** Halit, Sonnenstein, Topas, Heliodor, Epidot, Kyanit, Smithsonit, Dumortierit, Saphir, Sodalith, Charoit, Lepidolith, Rhodonit, Rosenquarz, Pietersit, Kalkstein, Kreide, Marmor, Zeolithe, Bergkristall

Legesysteme

Die Grundlagen der Legesysteme von Steinen haben Sie bereits erfahren (siehe Seite 28) – eine Methode, die Heilkraft der Steine durch Auflegen auf den Körper zu stärken. Hier finden Sie weitere Legesysteme, die Sie in Ihre Anwendungen aufnehmen können.

Einfache Legesysteme für jeden Tag

Um die Kraft der Steine optimal nutzen zu können, sollten Sie die Anwendungen regelmäßig praktizieren. Nehmen Sie sich für die folgenden beiden Systeme nur einige Minuten täglich Zeit, um Ungleichgewicht und Stress vorzubeugen.

Reinigendes Legesystem

Nutzen Sie dieses Legesystem, wenn Sie sich ohne bestimmten Grund unausgeglichen fühlen. Es reinigt, stärkt die Achtsamkeit und löst Energieblockaden. Die Empfindungen können zunächst stärker werden, bevor sie verschwinden.

- Ein Rauchquarz unterhalb der Füße.
- Ein Bergkristall über dem Kopf.
- Ein Türkis (zur Stärkung der Vitalität) oder ein Lapislazuli (um Spannungen zu lösen) auf die Stirnmitte.
- Fünf bis zehn Minuten entspannen.

Ausgleichendes Legesystem

Dieses System sorgt für Ausgeglichenheit im Alltag und stellt den natürlichen Energiefluss wieder her:

- ein Rauchquarz unterhalb der Füße.
- ein Bergkristall über dem Kopf.
- ein Rosenquarz auf die Brustmitte.
- Fünf bis zehn Minuten liegen und entspannen.

Regenbogen-Legesystem

Um die Chakren (siehe Seite 14–15) anzuregen, legen Sie sich auf den Rücken und platzieren Sie Steine wie unten angegeben auf und neben den Körper. Haben Sie mehrere Steine in der gleichen Farbe zur Verfügung, wählen Sie intuitiv diejenigen aus, die Sie verwenden möchten. Platzieren Sie die Steine wie folgt:

- einen erdenden Stein – schwarz, metallisch, braun oder dunkelrot – zwischen die Füße.
- einen roten Stein ganz nah ans Wurzelchakra – in die Nähe des Steißbeins oder zwischen die Knie.
- einen orangefarbenen Stein auf das Sakralchakra direkt unterhalb des Nabels.
- einen gelben Stein auf das Solarplexuschakra unterhalb der Rippen.
- einen grünen Stein auf das Herzchakra in die Mitte der Brust.
- einen hellblauen Stein auf das Kehlchakra am Halsansatz.
- einen indigofarbenen (tiefblauen) Stein auf das Stirnchakra zwischen die Augenbrauen.
- einen violetten oder transparenten Stein auf das Kronenchakra direkt oberhalb des Kopfes.
- Entspannen Sie sich in dieser Position etwa fünf Minuten liegend. Dann nehmen Sie die Steine von oben nach unten ab, den erdenden Stein zuletzt.

Abwandlung Sie können die Kristalle auch alle intuitiv auswählen, ohne Rücksicht auf die Farben. Setzen Sie sich hin, breiten Sie die Steine vor sich aus und lassen Sie die Gedanken zur Ruhe kommen. Dann konzentrieren Sie sich auf Ihr Wurzelchakra. Nach einer Minute richten Sie den Blick auf die Steine und nehmen den ersten in die Hand, der Ihnen auffällt. Dieser wird Ihr Wurzelchakra ins Gleichgewicht bringen. Wiederholen Sie diesen Vorgang für die anderen sechs Chakren. Dann legen Sie die ausgewählten Steine wie oben beschrieben.

Körperentspannung

In der richtigen Umgebung und mit der richtigen Unterstützung kann der Körper viele Beschwerden selbst heilen. Die folgenden Legesysteme beruhigen und entspannen jede Ebene des Seins und fördern den Fluss der Heilkraft.

Das Salomonsiegel

Verwenden Sie für dieses Legesystem zur allgemeinen körperlichen Heilung nur Bergkristall. Alternativ legen Sie einen anderen Stein ins Zentrum, um sich auf dessen Eigenschaften zu konzentrieren. Sie können auch ein kleines Siegel rund um eine Schmerzstelle auslegen. Entzündungen kühlen oder beruhigen Sie mit einem grünen oder blauen Stein.

- Platzieren Sie einen Bergkristall über dem Kopf, je einen an den Oberarmen und Unterschenkeln und einen mittig unterhalb der Füße. Alle Spitzen zeigen nach außen.
- Wenn es sich richtig anfühlt, drehen Sie die Spitzen der Kristalle nach innen. Nach weiteren zwei bis drei Minuten ist der Prozess abgeschlossen.

Die Achterfigur

Dieses Muster bringt Ihre Energie wieder ins Gleichgewicht, wenn Sie aufgewühlt sind. Wie das Salomonsiegel kann es an jeder Stelle des Körpers, die Heilung benötigt, angewendet werden.

- Legen Sie acht oder mehr Rauchquarzspitzen oder schwarzen Turmalin in Form einer Acht rund um den Körper aus, wobei die Spitzen alle in eine Richtung zeigen.
- Legen Sie zuerst einen Stein neben die linke Schulter, dann einen in die Mitte der Brust, neben die rechte Hüfte, rechten Unterschenkel, mittig unterhalb der Füße, linken Unterschenkel, linke Hüfte und rechte Schulter.
- Nehmen Sie mehr als acht Steine, dann füllen Sie die Lücken damit auf.
- Bleiben Sie so lange in Position, bis Sie sich ruhig fühlen.

Den Geist beruhigen, die Stimmung heben

Jedes Erlebnis, das Sie aus dem Gleichgewicht bringt, wird in Form von Stress gespeichert und behindert den natürlichen Energiefluss. Die folgenden Legesysteme helfen Ihnen dabei, den Stress auf allen Ebenen zu lösen.

Auszeit

Bei Nervosität hilft Ihnen dieses System, zu entspannen.

- Legen Sie einen Lapislazuli oder einen anderen dunkelblauen Stein in die Mitte der Stirn. Um ihn herum platzieren Sie drei kleine Fluorit-Stücke in Form eines aufwärtszeigenden Dreiecks.
- Platzieren Sie einen weiteren Fluorit direkt oberhalb des Kopfes.
- Fünf bis zehn Minuten wirken lassen.

Quelle der Freude

Dieses System sorgt für Freude, wenn Sie sich bedrückt fühlen.

- Legen Sie sich auf ein gelbes Tuch, am besten mit dem Kopf in Richtung Norden.
- Platzieren Sie sechs Quarzspitzen wie folgt: oberhalb des Kopfes, neben jede Schulter, auf dem Solarplexuschakra, neben die Oberseite jedes Fußes.
- Fünf bis zehn Minuten wirken lassen.

Leuchtturm

Wenn Sie sich einsam oder abgeschnitten von der Realität fühlen, dann gibt Ihnen dieses System spirituellen Halt.

- Legen Sie sich auf ein rosa Tuch.
- Positionieren Sie einen schwarzen Turmalin in die Mitte unterhalb der Füße.
- Legen Sie je einen grünen Turmalin auf Höhe des Herzens neben den Körper.
- Platzieren Sie einen blauen Turmalin oberhalb des Kopfes, darüber noch einen weiteren rosa Turmalin.
- Fünf bis zehn Minuten wirken lassen.

Steinmeditationen

Steine eignen sich auch sehr gut als Meditationsobjekte. Wie bei den Legesystemen sollten Sie Meditation in einem ruhigen Raum praktizieren und sich zuvor zentrieren und erden (siehe Seite 27).

Chakren-Meditation

Diese Meditation ist auch eine Heilübung zur Harmonisierung der Chakren.

- Legen Sie Ihre schwarzen, metallenen, braunen und roten Steine für das Wurzelchakra vor sich aus.
- Wählen Sie den Stein aus, der Sie am meisten anspricht. Halten Sie ihn einige Minuten in beiden Händen und lassen Sie seine stabilisierende Energie durch Sie hindurchfließen.
- Wiederholen Sie das für jedes Chakra von unten nach oben. Wählen Sie:
  - orangefarben für das Sakralchakra. Spüren Sie die Energie von Kreativität, Fließen, Heilen und Vergnügen.
  - gelb oder goldfarben für Ihr Solarplexuschakra, um Tüchtigkeit, Struktur und Klarheit anzuregen.
  - grün oder rosa für Ihr Herzchakra zur Stärkung von Ruhe, Ausgeglichenheit, Zielstrebigkeit und Raum.
  - türkisfarben oder hellblau für das Kehlchakra. Hier geht es um Frieden, Kommunikation, Kreativität und persönlichen Ausdruck.
  - dunkelblau für das Stirnchakra, zur Verbesserung von Intuition, Einsicht und Weitsicht.
  - violett, weiß oder transparent für das Kronenchakra, zur Aufnahme von Vitalität und zum Einswerden mit den Energien des Universums.
- Zum Abschluss wählen Sie einen Stein aus. Halten Sie ihn in der Hand und spüren Sie nach, wie er all Ihre Energien ins Gleichgewicht bringt.

Herzchakra-Meditation

Die Farbe Rosa reduziert Angst, Aggression, Ärger, Reizbarkeit und Missverständnisse. Rosa Steine schützen vor allen Formen der Negativität.

- Wählen Sie fünf rosa Steine aus, die Sie besonders ansprechen.
- Setzen Sie sich auf den Boden und legen Sie jeweils einen Stein vor und hinter sich, rechts und links von Ihnen.
- Halten Sie den fünften Stein in der Hand.
- Konzentrieren Sie sich auf Ihr Herzchakra. Schließen Sie die Augen und stellen Sie sich vor, wie ein helles rosa Licht im Inneren Ihrer Brust zu glühen beginnt.
- Schauen Sie zu, wie dieses Licht wie ein Stern zu leuchten beginnt. Er wird immer stärker und erfüllt Ihren Körper mit einem intensiven rosa Strahlen.
- Stellen Sie sich vor, wie die Strahlen den Stein in Ihrer Hand berühren.
- Die Strahlung weitet sich bis zu den vier Steinen um Sie herum aus.
- Visualisieren Sie, dass jeder Stein ebenfalls einen Stern in sich trägt, der rosa Licht ausstrahlt.
- Erhalten Sie das Bild des rosa Sterns aufrecht und sehen Sie, wie sich das Licht in Ihrer Umgebung ausbreitet.
- Stellen Sie sich vor, wie das Licht die Herzen aller Menschen berührt, die Sie kennen, und einen Funken in ihnen entzündet, der sich wiederum in ihrer Umgebung fortpflanzt.
- Führen Sie die Meditation so lange durch, wie Sie möchten. Konzentrieren Sie sich vor allem darauf, das Licht zu den Menschen zu lenken, mit denen Sie gerade Konflikte haben.
- Zum Abschluss erlauben Sie dem Licht einfach, wieder zu den Steinen neben Ihnen zurückzukehren, dann zu dem Stein in Ihrer Hand und schließlich zu Ihrem Herzen.

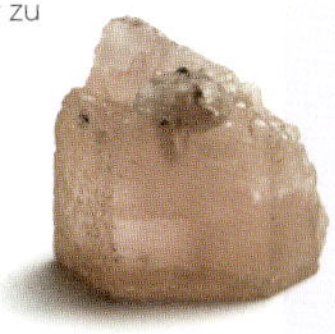

- Lassen Sie die Farbe langsam erlöschen und öffnen Sie die Augen.

Begegnung mit dem Geist des Steins

Nehmen Sie Kontakt mit dem Geist des Steins auf. Bei den ersten Versuchen werden Sie ihn vielleicht noch nicht als klare Form wahrnehmen. Aber wenn Sie mit demselben Stein regelmäßig weiterüben, versuchen Sie, dem Geist in einer Form zu begegnen, mit der Sie leicht kommunizieren können, vielleicht als Person oder als Tier. Der Geist hilft Ihnen herauszufinden, wie Sie von der Arbeit mit dem Stein besonders profitieren können. Je klarer Ihre Absichten zu Beginn der Meditation sind, desto leichter werden Sie Ihre Erfahrungen einordnen können.

- Halten Sie den Stein in beiden Händen oder legen Sie ihn auf das Chakra, das mit seiner Farbe korrespondiert.
- Visualisieren Sie den Eingang einer Höhle vor sich. Nehmen Sie sich Zeit, bis Sie das Bild deutlich sehen.
- Betreten Sie nun langsam die Dämmerung der Höhle und nehmen Sie alle Eindrücke in sich auf.
- Wenn Sie weitergehen, sehen Sie einen Weg, der abwärts immer tiefer in die Erde führt.
- Folgen Sie diesem Weg. Nach einer Weile werden Sie eine verschlossene Tür erreichen.
- Nun sehen Sie ein Bild des Steins oder seinen Namen auf der Tür. Konzentrieren Sie sich auf Ihren Wunsch, den Geist des Steins zu treffen, und warten Sie, bis sich die Tür öffnet.
- Wenn sich die Tür öffnet, treten Sie ein. Nehmen Sie alle Eindrücke in sich auf. Lassen Sie sich Zeit dabei. Sie treffen nun den Geist des Steins. Alles, was Sie hinter der Tür wahrnehmen, ist Ausdruck seiner Natur.
- Wenn es an der Zeit ist, zurückzukehren, sagen Sie „Danke". Dann gehen Sie wieder zur Tür.
- Gehen Sie durch die Tür und schließen Sie sie hinter sich. Wandern Sie den Pfad wieder hinauf und verlassen Sie die Höhle.
- Nehmen Sie sich anschließend die Zeit, über Ihr Erlebnis nachzudenken und es aufzuschreiben.

Betrachtung des Steins

Steine sind stabil. Ihre Heilkräfte und ihr Energielevel verändern sich nicht. Im Gegensatz dazu müssen Menschen sich ständig an innere und äußere Bedingungen anpassen. Wenn sich ein Stein an einem Tag energetisierend und an einem anderen beruhigend anfühlt, hat sich nicht der Stein verändert, sondern die Bedürfnisse des Körpers. Die folgende Meditation soll Ihnen dabei helfen, zu verstehen, wie sich die Wirkung eines Steins verändern kann. Führen Sie diesen Vorgang mehrmals durch. Auch wenn Sie keine großen Unterschiede feststellen, werden Sie sich besser auf die Bandbreite der Wirkung des Kristalls einstellen und ihn somit angemessen nutzen können. Mit dieser Technik schulen Sie außerdem Ihre Aufmerksamkeit und Ihre Intuition.

- Der Stein muss gereinigt sein (siehe Seite 25).
- Betrachten Sie Ihren Stein einige Minuten aufmerksam.
- Nehmen Sie ihn in beide Hände und halten Sie ihn ein bis zwei Minuten vor den Solarplexus (direkt unterhalb der Rippen). Stellen Sie sich vor, wie Ihr Atem durch den Stein fließt. So machen Sie sich mit seiner Energie vertraut.
- Legen Sie den Stein dann mit etwas Abstand vor sich hin, sodass Sie ihn entspannt betrachten können.
- Achten Sie darauf, wie Sie sich fühlen und welche Teile Ihres Körpers Ihre Aufmerksamkeit wecken.
- Wie fühlen Sie sich? Was denken Sie?
- Nehmen Sie den Stein nun wieder in beide Hände.
- Stellen Sie sich vor, wie Sie durch den Stein ein- und wieder ausatmen, etwa eine Minute lang.
- Wie fühlen Sie sich jetzt? Welchen Teil Ihres Körpers spüren Sie? Hat sich Ihre Stimmung verändert? Denken Sie etwas anderes?
- Erden Sie sich zum Abschluss.

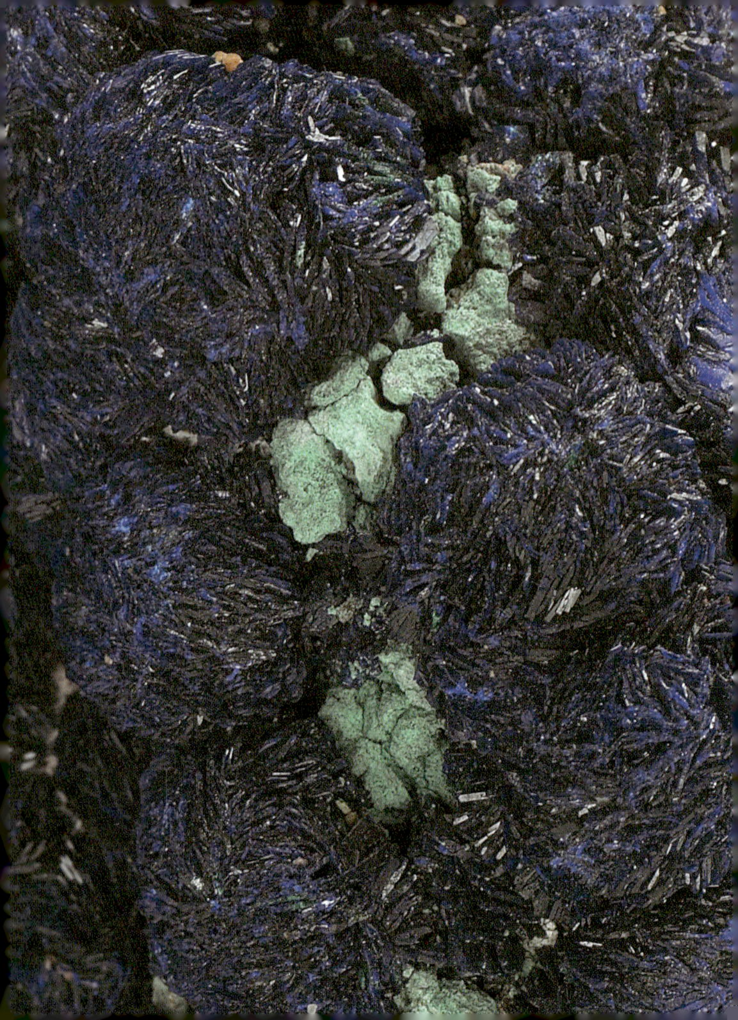

Kristalle im Porträt

In dieser Übersicht finden Sie ein Verzeichnis von überhundert Kristallen, die im Handel erhältlich sind und auch von Laien bedenkenlos zur Heilung angewendet werden können. Weil die Farbe für die Heilwirkung eine so wichtige Rolle spielt, sind die Steine nach den Farben geordnet, in denen sie hauptsächlich vorkommen. Zu jedem Kristall erfahren Sie alles über Merkmale, Eigenschaften, Wirkung und praktische Möglichkeiten, seine einzigartige Kraft zu nutzen. Mit der Zeit werden Sie herausfinden, welche Kristalle Ihnen persönlich in bestimmten Situationen am besten helfen. Jedes Porträt umfasst zudem geologische Informationen zu Farbvariationen, Glanz, Mohshärte und Kristallsystem sowie wertvolle Tipps, wie Sie einen Stein identifizieren können.

Schwarzer Turmalin

$(Na(Mg,Fe,Li,Mn,Al)_3Al_6(BO_3)Si_6O_{18}(OH,F)_4)$

Schwarzer Turmalin, auch als Schörl bekannt, ist die häufigste Form des verbreiteten Minerals Turmalin. Die schwarze Farbe rührt von seinem Eisengehalt her. Schwarzer Turmalin besitzt eine starke, klare Energie, die ihm seine besondere Wirkung verleiht. Er kann negative Energien im Haus vertreiben, bei Muskelzerrungen lindernd wirken und ist auch bei Jetlag empfehlenswert. Durch Hitzeeinwirkung wird die eine Seite negativ geladen, die andere positiv. Das verweist auf eine der wichtigsten Heilwirkungen dieses Steins: die Fähigkeit, uns beim Ausgleichen von Extremen zu unterstützen.

Farbe: schwarz

Glanz: Glasglanz

Mohshärte: 7–7,5

System: trigonal

Merkmale und Pflege

- Einzelne Kristalle sind an ihrem rundlich dreieckigen Querschnitt gut zu erkennen. Die Spitzen sind flach bis kuppelförmig.
- Gegen das Licht erscheinen dünne Kristalle oft bräunlich oder grünlich. Die Seiten weisen parallele Streifen auf.

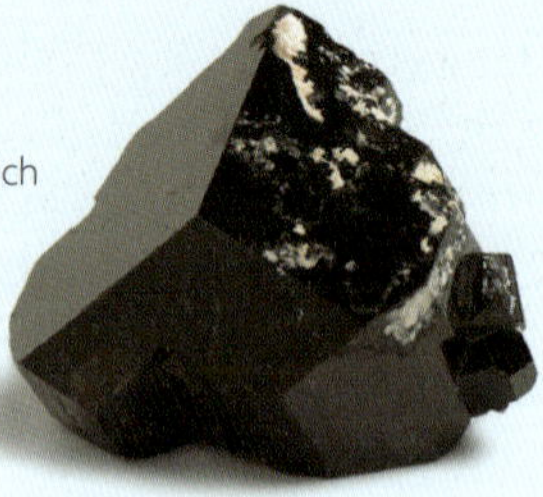

Schwarzer Turmalin-Kristall

Magische Eigenschaften

- Wendet Schaden ab. Einer der besten Steine zum Schutz vor negativen Kräften.
- Hat eine starke Verbindung zur Erdenergie.

Heilwirkung

- Wirkt ausgleichend auf den Körper.
- Stabilisiert und erdet, steht in enger Beziehung zum Wurzelchakra.
- Lindert Knochen- und Muskelbeschwerden.
- Fördert das Gegenwartsbewusstsein.
- Stärkt die Realitätsbezogenheit.
- Erdet und schützt.

Anwendung

- Bei Tinnitus und Ohrenschmerzen schwarze Turmalinohrringe tragen oder ein kleines Stück Turmalin mit Pflaster hinter dem Ohr befestigen.
- Auf Reisen lindert Turmalin Müdigkeit, Jetlag und Orientierungsschwierigkeiten.
- Um ruhiger zu schlafen, unter das Bett oder die Matratze legen, vor allem an nicht vertrauten Orten.

Stichworte

Erdend

Schützend

Ausrichtend

Ähnliche Steine

Epidot-Kristalle haben dieselbe Kristallstruktur wie schwarzer Turmalin, sind aber normalerweise dunkelbräunlich grün.

Onyx aus Trommelschliff ist von schwarzem Turmalin kaum zu unterscheiden, es sei denn, er hat eine hellere Bänderung.

Obsidian aus Trommelschliff sieht schwarzem Turmalin ähnlich, ist aber durchscheinender.

Obsidian (Komplexes Silikat mit Einschlüssen)

Obsidian entsteht durch schnell abkühlende Lava. Die schwarze Farbe wird durch den Eisengehalt verursacht. Die Struktur erinnert eher an Glas als an einen Kristall. Im Vergleich zu anderen Steinen kann der Obsidian sich „tot" anfühlen. Mit etwas Aufmerksamkeit entdeckt man aber intensive „Hintergrundgeräusche", die helfen können, eingefahrene und überholte Lebensstrukturen zu durchbrechen.

Farbe: schwarz, grau, grünlich schwarz oder rotbraun

Glanz: Glasglanz

Mohshärte: 6

System: amorph

Merkmale und Pflege

- Obsidian kann rauchig blass und durchscheinend (Apachenträne) bis undurchsichtig schwarz mit Glasglanz auftreten.
- Schneeflockenobsidian zeigt graue oder weiße Sprenkel, etwa durch kristalline Einschlüsse von Feldspat und Glimmer.
- Mahagoniobsidian hat rötlich braune Streifen.

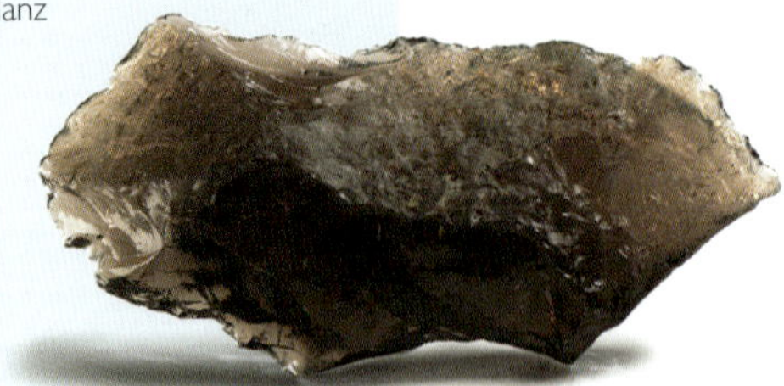

Ungeschliffener Obsidian hat messerscharfe Kanten.

- Das Schillern des Regenbogenobsidians wird durch winzige Kristalle verursacht.
- Ungeschliffener Obsidian hat oft messerscharfe Bruchkanten und ist mit Vorsicht zu handhaben.

Magische Eigenschaften

- Traditionell wird geschliffener Obsidian für Wahrsage-Werkzeuge verwendet.
- Ein Spiegel aus geschliffenem Obsidian (Kugel oder Scheibe) fördert die Scharfsichtigkeit.
- Zeigt Verborgenes oder Verlorenes.

Heilwirkung

- Der Stein kann verborgene Probleme, Traumata und Emotionen ans Licht bringen.
- Wirkt ausgleichend auf das Verdauungssystem.
- Erdet und schützt.

Anwendung

Um Veränderungen zu fördern, fünf Obsidiane in Fünfeckform um den Körper legen, die Spitze oberhalb des Kopfes. Für eine intensivere Erfahrung ein rotes oder schwarzes Tuch unterlegen.

Stichworte

Offenbarend

Reinigend

Wandelnd

Ähnliche Steine

Schwarzer Onyx sieht dem Obsidian sehr ähnlich. Obsidian kann aber durchscheinender sein.

Schwarzer Turmalin aus Trommelschliff fühlt sich oft schwerer an als Obsidian.

Rauchquarz aus Trommelschliff sieht der Apachenträne zum Verwechseln ähnlich.

Onyx (SiO_2)

Onyx ist eine Achatart mit Streifen von Quarz, Chalcedon und Opal, die sich in farbigen Schichten in Felshöhlen abgelagert haben. Der Name stammt aus dem Griechischen und bedeutet „Fingernagel", vermutlich wegen der Krümmung der weißen Streifen, die dem Nagelrand ähnelt. Onyx ist kein heiterer, extrovertierter Stein. Sein klares, dunkles Schwarz mit den weißen Streifen wirkt eindrucksvoll, aber zurückhaltend. Manchmal tut es gut, zurückzutreten und die eigene Lebenssituation leidenschaftslos zu analysieren. Onyx ist hilfreich, um alle Blickwinkel, Polaritäten und Konflikte zu erkennen. Sardonyx, eine orangefarbene Form des Steins, hat eine wärmere, weniger distanzierte Ausstrahlung.

Farbe: schwarz mit weißen Streifen, einige nur schwarz

Glanz: Glasglanz, Seidenglanz oder matt

Mohshärte: 7

System: trigonal

Merkmale und Pflege

- Onyx ist an den starken Schwarz-Weiß-Kontrasten leicht zu erkennen.
- Scheiben sind hart, aber spröde.

Magische Eigenschaften

- Wirkt beruhigend, vor allem bei Erregbarkeit, Reizbarkeit und Ungeduld.

Ähnliche Steine

Alle trommelgeschliffenen schwarzen Steine, zum Beispiel **schwarzer Turmalin, Obsidian** und **Rauchquarz,** sind manchmal schwer von einfarbig schwarzem Onyx zu unterscheiden.

- Verstärkt die Innenschau, kann aber bei manchen Menschen auch zu Starrheit und Rückzug führen.
- Kann dafür sorgen, dass der Träger von anderen weniger stark wahrgenommen wird.

Stichworte
Beruhigend
Distanzierend
Fördert Stille

Heilwirkung

- Erdet und bündelt Energie, fördert Reinigung und Klärung.
- Lindert Probleme in geordneter Weise.
- Beruhigt bei emotionalem Aufruhr.
- Fördert Ruhe und Innenschau.
- Offenbart Ursachen von Problemen.

Anwendung

- Einen gestreiften Onyx anschauen, um verborgene Aspekte einer Situation zu erkennen.
- Onyx mit einem aktivierenden Stein wie Jaspis oder Granat kombinieren, um zu Klarheit und Neubewertung zu finden, ohne sich von anderen Menschen zu entfremden.

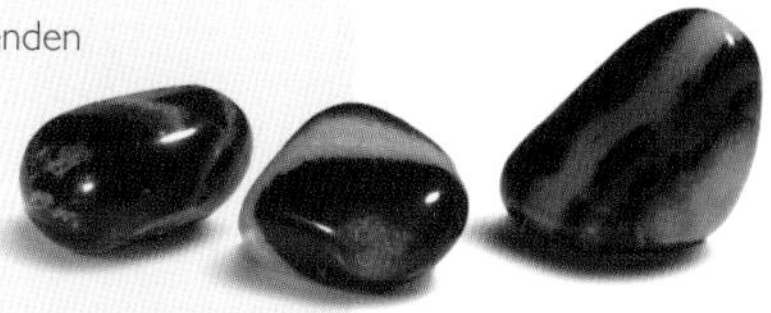

Kleine Onyx-Trommelsteine

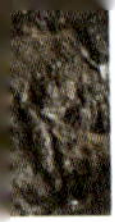

Magnetit und Magnetstein ($Fe^{2+}Fe_2^{3+}O_4$)

Im Gegensatz zu anderen Eisenoxiden wie Hämatit ist Magnetit rein und nicht verunreinigt. Wird er magnetisch geladen, nennt man ihn Magnetstein. Bei der Entstehung der Erde wurden die schwereren Metalle wie Eisen durch die Schwerkraft zum Erdkern gezogen, dem Ursprung des Magnetfelds der Erde. Magnetit kann uns dabei helfen, in Harmonie mit unserem Planeten zu leben. Die ersten Kompassnadeln waren aus Magnetit, und auch im weiteren Sinn hilft er uns, nicht die Richtung zu verlieren. Und kein anderer Stein kann die Umweltgifte des Stadtlebens schneller neutralisieren.

Farbe: schwarz

Glanz: matter Metallglanz

Mohshärte: 5,5–6,5

System: kubisch

Merkmale und Pflege

- Sehr verbreitet sind einzelne, oktaedrische Magnetit-Kristalle.
- Magnetstein ist magnetisch geladen, darum haften oft Eisenspäne daran.
- Als Trommelstein glänzt Magnetstein und hat eine unebene Oberfläche.
- Magnetit ist körniger und zeigt kantigere Bruchflächen.

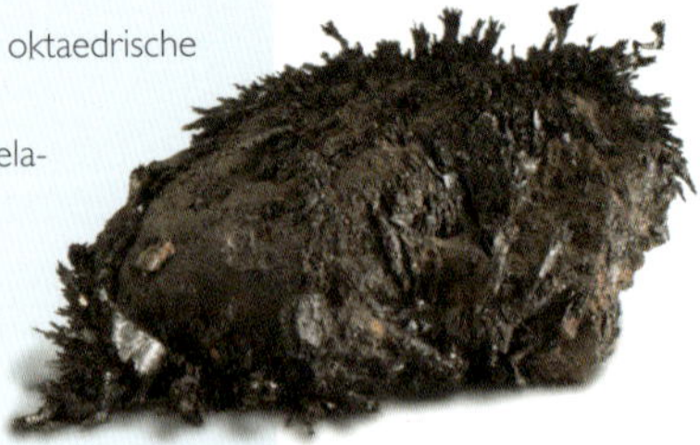

Ein Stück unbearbeiteter Magnetstein

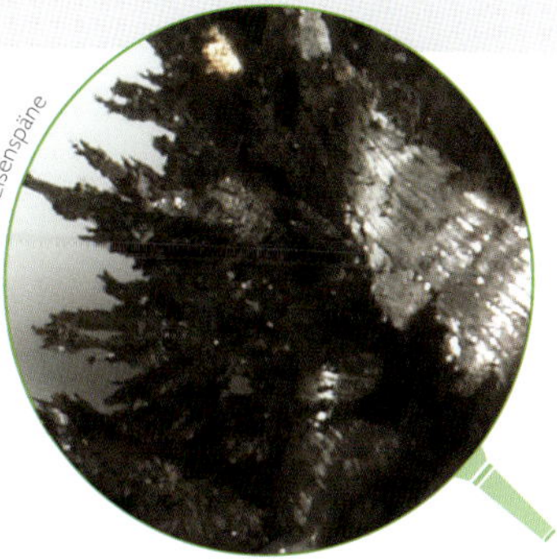

Stichworte
Verbindend
Erdend
Richtungsweisend

Magische Eigenschaften

- Hilft uns, den richtigen Weg zu finden.
- Kehrt negative Situationen um.

Heilwirkung

- Richtet Chakren und Energiekörper aus.
- Lindert Stress, erdet und spendet Energie.
- Stimmt den Körper auf das elektromagnetische Feld der Erde ab.

Anwendung

Ein Pendel aus Magnetstein im Energiefeld einer Person schwingen lassen, um elektromagnetische Störungen aus ihrer Aura zu entfernen. Sehr hilfreich, wenn man sich nach der Arbeit am Computer oder nach dem Fernsehen energielos fühlt.

Ähnliche Steine

Hämatit hat eine stärker glänzende Oberfläche.

Chromit ist ein Chromoxid mit Magnesiumanteil. Es ist weniger magnetisch und hinterlässt braune Streifen. (Magnetit und Magnetstein färben schwarz ab.)

Jett (C)

Jett, auch Gagat genannt, ist wassergetränktes Holz prähistorischer Araukarien, das durch Druck unter dem Meeresboden komprimiert und durch Stürme von dort aufgewirbelt und an Land geschwemmt wurde. Viele dunkle, erdende Steine sind tief in der Erde als vulkanische Substanzen entstanden und besitzen darum feurige Eigenschaften. Jett allerdings ist ruhig, kühl und ausgewogen. Er hilft auf sanfte Art, zu sich selbst zu finden. Beim Einsatz von Jett fühlt man sich oft, als säße man unter der uralten Krone eines schützenden Baums.

Farbe: schwarz, dunkelbraun

Glanz: Glasglanz

Mohshärte: 2,5

System: amorph

Merkmale und Pflege

- Jett ist für seine Größe extrem leicht. Man kann ihn für Kunststoff halten.
- Durch Reibung lädt sich Jett statisch auf.
- Unbehandelter Jett hat eine matte, seidige Oberfläche.
- An naturbelassenem Jett kann man manchmal Jahresringe wie an einem durchgesägten Baumstamm erkennen.

Ähnliche Steine

Onyx ist viel schwerer als Jett.

Trommelgeschliffener **schwarzer Turmalin** ist deutlich schwerer und glänzt stärker als Jett.

Magische Eigenschaften

- Da Jett aus uralten Wäldern stammt, hilft er, über den gegenwärtigen Moment hinauszuschauen und verborgene Dinge zu erkennen.
- Hochglänzend polierter Jett kann als Spiegel zum Wahrsagen verwendet werden.

Stichworte

Stabilität

Ruhe

Perspektive

Heilwirkung

- Aktiviert Energie in der Wirbelsäule.
- Wirkt Depressionen entgegen.
- Beruhigt den Geist.
- Vermittelt Sicherheit, Behaglichkeit und Schutz.

Anwendung

Bei übermäßiger Sorge oder belastender Grübelei ein Stück Jett unterhalb der Taille tragen (in der Tasche oder am Körper), um die Energien im ganzen Körper auszugleichen.

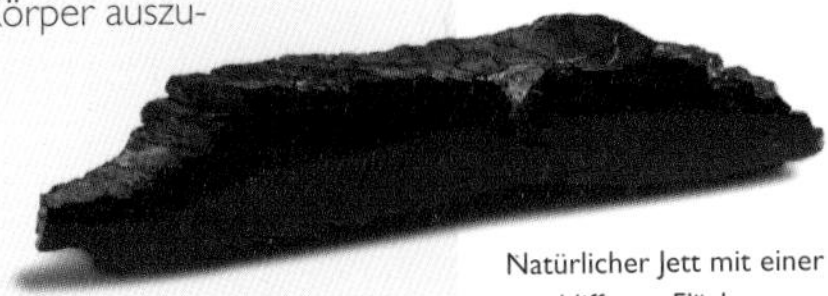

Natürlicher Jett mit einer geschliffenen Fläche

Meteorit (Zusammensetzung variabel)

Farbe: hellgrau, graugrün oder schwarz

Glanz: matter Metallglanz

Mohshärte: variabel

System: variabel

Vom Bergkristall und anderen Edelsteinen nahm man an, sie kämen direkt vom Himmel. Auf Meteoriten trifft das tatsächlich zu, darum gelten sie von jeher als etwas Besonderes. Manche Menschen glauben, sie seien Überreste eines großen, der Erde ähnlichen Planeten, der früher einmal in unserem Sonnensystem im Asteroidengürtel zwischen Mars und Jupiter kreiste. Es gibt zwei Arten von Meteoriten, von denen Eisen-Meteoriten die häufigeren sind. Sie enthalten oft Nickel und sind sehr schwer. Daneben gibt es Stein-Meteoriten, deren Struktur Magmatit-Gestein ähnelt und die oft Olivin-Kristalle enthalten. Seltener sind Pallasiten, die sowohl Stein und Metalle enthalten.

Merkmale und Pflege

- Meteorit wird überall auf der Erde gefunden.
- Er hat eine glatte, gewellte Oberfläche und ist für seine Größe sehr schwer.

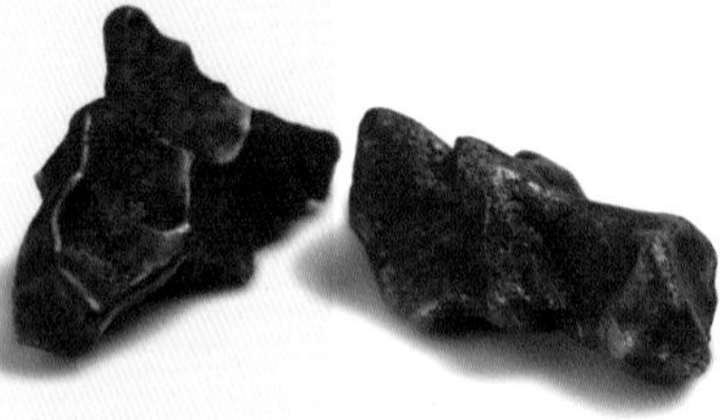

Unbearbeiteter Meteorit aus Russland

- Meteorit mit einem hohen Eisengehalt ist recht spröde.
- Behandelt man eine Schnittfläche mit Säure, wird ein Muster aus Legierungen sichtbar.

Magische Eigenschaften

- Öffnet den Zugang zu neuen Bewusstseinsebenen.
- Wurde traditionell für Schmuck und Waffen mit magischer Wirkung verwendet.

Heilwirkung

- Erhöht Kraft und Widerstandsfähigkeit.
- Regt Intuition, Fantasie und andere kreative Geisteskräfte an.
- Erweitert die Wahrnehmung.

Anwendung

Um Problemlösungen zu finden, Meteorit in der Hand halten. Er fühlt sich anregend und „lebendig" an, aktiviert Einfallsreichtum und Fantasie und verstärkt Prozesse, die durch andere Steine in Gang gesetzt werden.

Stichworte

Wahrnehmung

Neue Horizonte

Erweckend

Ähnliche Steine

Olivinreiches Gestein sieht Stein-Meteorit sehr ähnlich.

Eisen- und **Nickelerz** fehlt das geschmolzen wirkende Äußere und zeigt im Inneren keine Kristallstrukturen.

Flint (SiO_2)

Flint, auch Feuerstein, ist eine Quarzart mit Chalcedon, entstanden durch Ablagerungen von kieselsäurereichen Schwämmen und Muscheln in den Ozeanen der Vorzeit. Weil seine Bruchkanten messerscharf sind, verarbeiteten ihn unsere Vorfahren zu Werkzeugen und Waffen. Auch zum Entzünden von Feuer war er nützlich, denn wenn man zwei Flintsteine zusammenschlägt, entstehen Funken. Der unscheinbare Flint steht für die einfallsreiche Entwicklungsgeschichte der Menschheit und sollte uns daran erinnern, Dinge nicht nur nach ihrer Schönheit, sondern auch nach ihrem Nutzen zu beurteilen. Flintstein ähnelt Knochen, darum wurde er mit den Ahnen und Erdgeistern in Verbindung gebracht.

Merkmale und Pflege

- Flint findet man in Gegenden mit Kalksteinböden, vor allem an Küsten.
- Fundstücke haben meist eine unregelmäßige, rundlich buckelige Form. Bei Luftkontakt kann die Oberfläche pulverig weiß erscheinen.
- Dünne Kanten sind durchscheinend und oft messerscharf.

Farbe: blaugrau, grau oder schwarz

Glanz: matt bis Glasglanz

Mohshärte: 7

System: triklin

Ähnliche Steine

Achat aus Botswana ist oft grau wie Flint, hat aber eine weiße Bänderung.

Quarzit ist weißlicher als Flint.

Hornstein ähnelt Flint stark, ist aber anorganischen Ursprungs und wird in Erzadern gefunden.

- Flint zeigt im Bereich von Bruchstellen typische Schlagwellen, die sogenannten Wallnerlinien.

Magische Eigenschaften

- Traditionell soll Flint Schaden abwenden und unser Verständnis für die Erde verbessern.
- Schutz vor Albträumen.

Heilwirkung

- Hilft dem Körper, essenzielle Nährstoffe aufzunehmen.
- Beschleunigt die Heilung von Knochenbrüchen.
- Verbessert die Informationsverarbeitung.
- Belebt Chakren und Energiekörper.

Anwendung

Um neue Ideen zu fördern und schlummernde Fähigkeiten zu wecken, ein Stück Flint auf das Sakralchakra und ein zweites auf das Kehlchakra legen.

Stichworte

Reparatur

Wissen

Selbstvertrauen

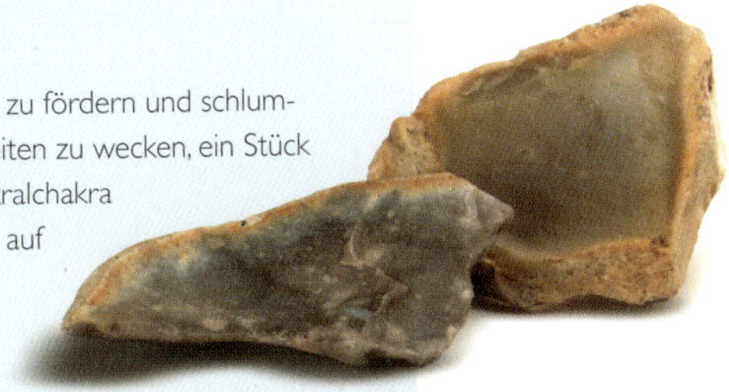

Unbearbeiteter Flintstein

Hämatit (Fe_2O_3)

Dieses verbreitete Mineral mit hohem Eisengehalt, auch Blutstein genannt, wurde in den ersten Bergwerken der Welt, in Afrika, zu Tage gefördert, meist in rundlichen, nierenförmigen Klumpen. Man kann daraus ein rotes Pigment herstellen, das früher als heilige Substanz sehr begehrt war. Wie alle erdenden Steine schärft auch der Hämatit das Bewusstsein für das Hier und Jetzt. Manchmal hat er jedoch auch den gegenteiligen Effekt – die spiegelnd geschliffene Oberfläche eröffnet das Bewusstsein für die verborgene, magische Welt der Geister.

Farbe: metallisches Grauschwarz oder Rot

Glanz: matt oder Metallglanz

Mohshärte: 5–6

System: trigonal

Merkmale und Pflege

- Trommelsteine glänzen und sind schwer für ihre Größe.
- Unbehandelter Hämatit ist matt.
- Bruchkanten sehen bei Luftkontakt rot und pudrig aus.
- Der spröde Stein kann leicht brechen.

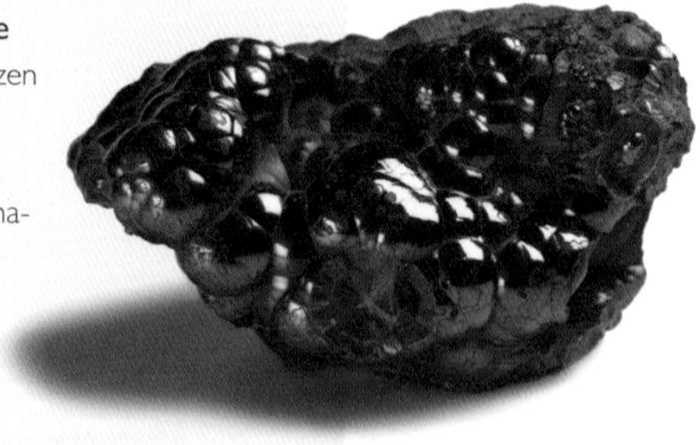

Unbearbeiteter Hämatit

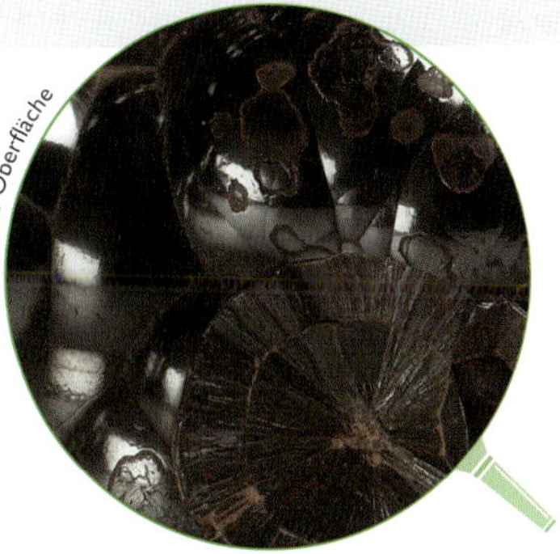

Botryoidale Oberfläche

Stichworte
Spendet Energie
Vermittelt Kraft
Erdend

Magische Eigenschaften

- Gefühl von Macht und Unverwundbarkeit.
- Schützt vor jeglichem Schaden.

Heilwirkung

- Hilfreich für Blut und Kreislauf.
- Lindert Entzündungen.
- Stärkt das Selbstwertgefühl.
- Erdet und verankert.
- Regt Geist und Körper auf allen Ebenen an.

Anwendung

- Hämatitschmuck verankert spirituelle Aktivität in der Wirklichkeit.
- Bei Lethargie Hämatit am Körper tragen, um die Energie wiederherzustellen.

Ähnliche Steine

Magnetit glänzt als Trommelstein weniger stark.

Markasit, ebenfalls ein glänzendes Eisenerz, kommt selten in solch großen Stücken vor.

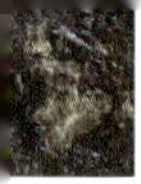

Silber (Ag)

Silber wird schon seit vielen Jahrtausenden geschätzt. Heute kennen wir es in seiner Naturform sowie in vielen Legierungen und Verarbeitungsformen, etwa in Drähten und Blechen, aber auch als massive Nuggets. Während Gold für die Sonne steht, symbolisiert Silber den Mond – das kühle, beschauliche, feminine Licht des Nachthimmels oder die romantische Spiegelung des Mondscheins auf dem Wasser. Silber kann helfen, emotionale Übererregung zu besänftigen, weil es Fluss und Bewegung fördert. Im Gegensatz zum Gold steht Silber für Distanz und Selbstprüfung.

Farbe: silbrig weiß, läuft grauschwarz an

Glanz: Metallglanz

Mohshärte: 2,5–3

System: kubisch

Merkmale und Pflege

- Silber glänzt hell, läuft aber bei Luftkontakt schnell schwarz an.
- Reines Silber ist sehr weich und wird darum zu Legierungen verarbeitet.
- Silber besitzt von allen Metallen die elektrisch und thermisch

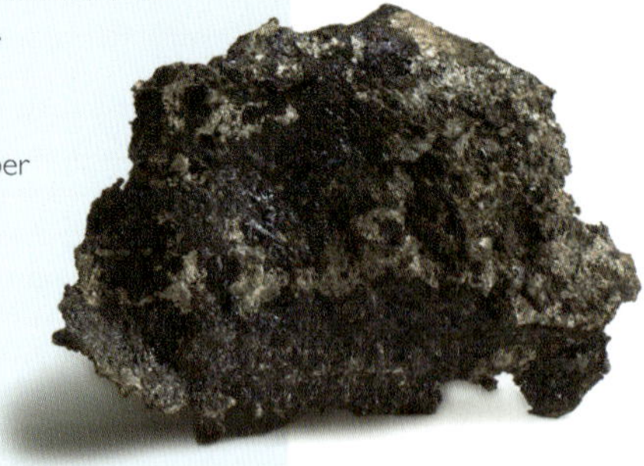

Natürliches Silber, verbunden mit Bornit

höchste Leitfähigkeit. Darum ist es beispielsweise für die Computerindustrie sehr wertvoll.

Heilwirkung

- Fördert den Energiefluss in Körper und beseitigt Verunreinigungen.
- Wirkt lindernd bei Bewegungsproblemen.
- Lindert Nervenzucken.
- Beugt Infektionen vor.
- Fördert die Fruchtbarkeit.
- Stärkt die geistige Ausgeglichenheit.
- Fördert Klarsicht und Intuition.

Anwendung

Zum Schutz vor Infektionen und bei Unwohlsein ein gereinigtes Stück Silber ein bis zwei Stunden in ein Glas Trinkwasser legen. Das Silber herausnehmen und abtrocknen, das Wasser schluckweise über den Tag verteilt trinken.

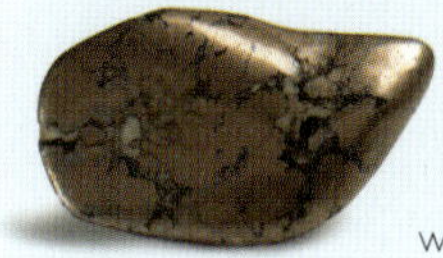

Trommelstein aus Silber-Nickel

Stichworte

Linderung

Ernsthaftigkeit

Fluss

Ähnliche Steine

Galenit (Bleiglanz) ist so weich wie Silber, aber viel schwerer. Es ist giftig und sollte nicht mit bloßen Händen berührt werden. Für Heilzwecke ist es ungeeignet.

Stibnit (Antimon-Sulfid) zeigt lange, metallisch gestreifte Kristalle, die wie die Mine eines Bleistifts aussehen. Wie Galenit potenziell giftig.

Ebenso: **Markasit, Grafit**

Rauchquarz (SiO_2)

Rauchquarz findet man im Bereich von Granitvorkommen. Vermutlich entsteht die rauchig schwarze Färbung, wenn klarer Quarz (Bergkristall) dem radioaktiven Zerfall benachbarter Mineralien ausgesetzt ist. In der Heilkunde besitzt Rauchquarz eine sanftere Wirkung als klarer Quarz, den sensible Menschen oft als zu stark anregend empfinden. Rauchquarz kommt in vielen verschiedenen Arten und Färbungen vor. Er kann friedlich wirken, anziehend, solide, erdig und geheimnisvoll. Mit seinen tiefschwarzen Facetten bindet er die Aufmerksamkeit auf ruhige Weise, was der klare Quarz mit seiner spiegelnden Helligkeit nicht leisten kann. Man kann in ihm die Tiefe des Raums spüren, das Potenzial neuen Entstehens und die Erinnerung an uralte Ereignisse.

Farbe: rauchbraun bis braunschwarz

Glanz: Glasglanz

Mohshärte: 7

System: triklin

Merkmale und Pflege

- Im Handel findet man meist künstlich gebräunten klaren Quarz, der aber ebenso angewandt werden kann wie natürlicher Rauchquarz.

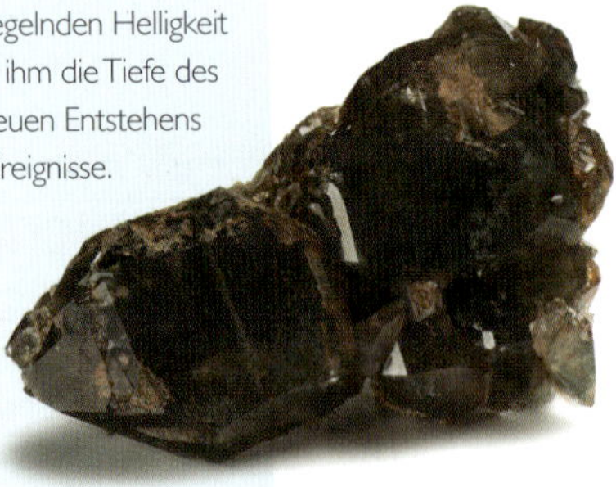

Rauchquarz

- Morion ist eine tiefschwarze Variante.
- Die gelblich braune Variante aus Schottland nennt man Cairngorm.

Magische Eigenschaften

- Bündelt die Energie (wohingegen Bergkristall die Energie streut).
- Geeignet als Konzentrationsobjekt zur Meditation.

Heilwirkung

- Beruhigt den Geist und sammelt die Gedanken.
- Wirkt sanft erdend.

Anwendung

- Bergkristall in einer Hand halten, Rauchquarz in der anderen, um „empfangende" und „sendende" Energien ins Gleichgewicht zu bringen. Probieren Sie, welche Haltung Sie als anregend oder beruhigend empfinden.
- Zwölf Rauchquarz-Kristalle, nach außen weisend um den Körper verteilt, besitzen eine starke Heilwirkung.

Stichworte

Potenzial

Neuanfang

Stabilität

Ähnliche Steine

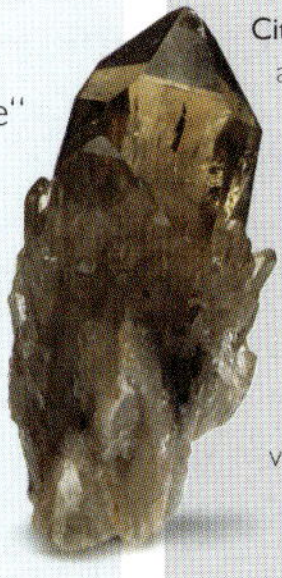

Citrin (links) sieht aus wie heller Rauchquarz.

Die **Apachenträne,** eine Variante des Obsidians, ist leicht mit Rauchquarz zu verwechseln.

Tektit (SiO_2)

Tektit sieht manchmal aus wie ein getrockneter Teerklumpen. Sein Ursprung ist aber geheimnisvoller: Er entstand durch den Zusammenprall von Gestein und Erdreich durch Meteoriteneinschläge. Die Tektit-Arten werden nach ihren Fundorten benannt: Australit stammt aus Australien, Javanit von der Insel Java und Moldavit (siehe Seite 154–155) von der Moldau. Ein ungewöhnlicher Typ ist das Libysche Glas, ein gelblich grüner, durchscheinender Tektit, der in der libyschen Sahara gefunden wird. Man nimmt an, dass er vor Urzeiten durch ein verheerendes Ereignis entstand.

Farbe: Färbungen von Grün, Braun und Schwarz

Glanz: Glasglanz

Mohshärte: 6–7

System: amorph

Merkmale und Pflege

- Die Oberfläche ist unregelmäßig und narbig.
- Manche Tektite können zu Schmucksteinen geschliffen werden.
- Tektite sind selten durchscheinend, allenfalls an den Rändern glasig bräunlich.

Magische Eigenschaften

- Bringt die Energien irdischer und außerirdischer Einflüsse in Einklang.
- Stabilisiert in Zeiten der Unbeständigkeit.

Ähnliche Steine

Meteorit hat eine ähnliche Narbenstruktur, aber Tektit ist leichter und erinnert mehr an Glas.

Obsidian hat keine narbige Oberfläche.

Vulkanische Bomben ähneln Tektit, sehen aber meist weniger verwittert aus.

Hochofenschlacke enthält mehr Verunreinigungen und sieht weniger verwittert aus.

Heilwirkung

- Konzentriert zerstreute Energien auf ein Ziel.
- Neutralisiert bei emotionaler Übererregung.
- Hilft, Probleme zu lösen.
- Holt uns nach Fantasiereisen wieder in die Realität zurück.

Stichworte
Konzentrierend
Einklang schaffend
Transformierend

Anwendung

- Bei starker Verwirrung oder Beunruhigung einen Tektit auf den Körperbereich legen, der als Zentrum der Unruhe empfunden wird. Mit erdenden Steinen wie Bergkristall oder Rauchquarz kombinieren oder ein „Salomonsiegel" legen (siehe Seite 40), um schnell Ausgeglichenheit zu finden.
- Mit Tektit meditieren oder einen Stein unter das Kopfkissen legen, um neue Perspektiven, Ideen oder kreative Ausdrucksmöglichkeiten zu finden.

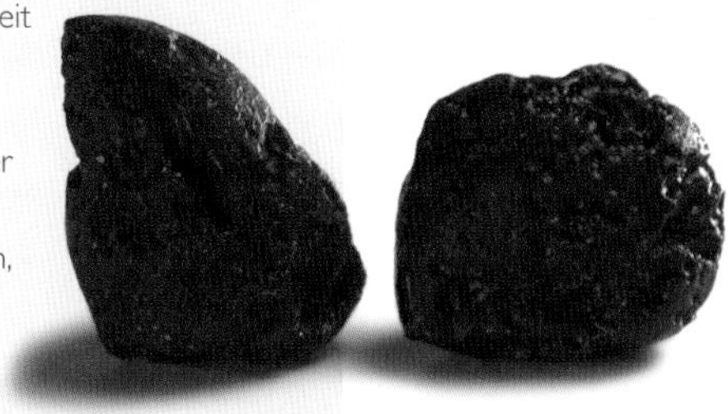

Ungeschliffene Tektit-Stücke

Tigerauge (SiO$_2$)

Tigerauge gehört zur Familie der Quarze. Er besteht aus Fasern des Minerals Amphibol – meist in einer Form namens Krokydolith – die als Bänder in den Quarz eingebettet sind. Die seidig blauschwarzen Fasern des Krokydoliths geben dem Quarz Falkenauge einen blaugrünen Schimmer. Oxidieren diese Einschlüsse, entsteht das Tigerauge mit seiner typischen goldbraunen Färbung. Rotes Tigerauge wird meist einer künstlichen Wärmebehandlung unterzogen. Die feinen Linien des Tigerauges weisen auf eine seiner Wirkweisen hin: Es setzt Energien in Bewegung. Wie alle Steine, die in geschliffener Form Augen ähneln, besitzt auch das Tigerauge eine besondere Wirkung als Schutzamulett.

Farbe: braun, goldbraun

Glanz: Glasglanz

Mohshärte: 7

System: trigonal

Merkmale und Pflege

- Weil die Fasern des Steins das Licht reflektieren, scheinen sich die braunen und gelben Streifen zu bewegen und zu verändern.
- Schmucksteine werden wegen des Lichtspiels oft als Cabochon geschliffen.
- Der Schimmer hängt vom Schnitt- und Schliffwinkel ab.

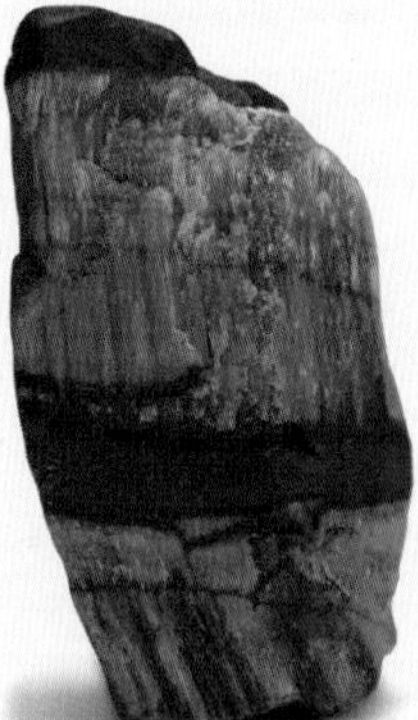

Natürliches Tigerauge

- Der blaugrüne Schimmer des Falkenauges ist oft subtiler als der des Tigerauges.

Magische Eigenschaften

- Schützt vor bösem Blick, Dämonen und Hexerei.
- Wendet unerwünschte Energien ab.
- Verwirrt Gegner.

Heilwirkung

- Löst Blockaden, sowohl körperlich (zum Beispiel bei der Verdauung) als auch geistig (zum Beispiel festgefahrene Denkprozesse).
- Beruhigt Körper und Geist.
- Stärkt das Selbstvertrauen.
- Ermutigt zum Kontakt mit anderen Menschen.

Anwendung

- Um praktische Energie zu aktivieren, Tigerauge ans Wurzelchakra oder auf das Sakral- und Solarplexuschakra legen.
- Um Kommunikation und Gedankenfluss anzuregen, blaues Falkenauge auf Stirn- und Kehlchakra legen.

Stichworte

Praktisches Handeln

Geselligkeit

Realismus

Ähnliche Steine

Tigereisen besteht aus Tigerauge, rotem Jaspis und schwarzem Hämatit und zeigt gewellte Farbstreifen.

Rutilquarz (unten) ist gelblicher und hat einen weniger regelmäßigen Schimmer.

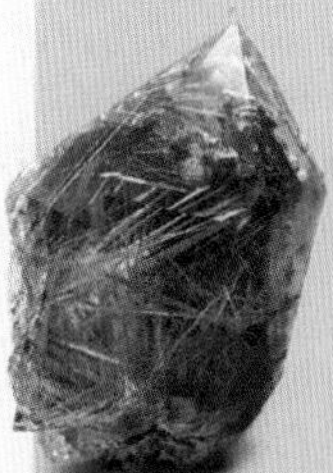

Vesuvianit ($Ca_{19}(Al,Mg,Fe)_{13}Si_{18}O_{68}(OH,F,O)_{10}$)

Vesuvianit, auch Idokras, ist nach dem Vulkan Vesuv in Italien benannt. Er bildet sich meist metamorph in Kalkstein oder Dolomit. Wegen seiner Klarheit und Farbenvielfalt ist Vesuvianit als Schmuckstein beliebt. Eine besonders attraktive Form ist die eines großen Kristalls, der strahlenförmig von kleineren umgeben ist. Johann Wolfgang von Goethe, der sich auch mit den Naturwissenschaften beschäftigte, fand ihn so faszinierend, dass er ein episches Gedicht über diesen Stein schrieb.

Farbe: braun, schwärzlich grün, grau, gelb (selten blau, violett oder farblos)

Glanz: Glasglanz, matt

Mohshärte: 6–7

System: tetragonal

Merkmale und Pflege

- Vesuvianit bildet meist lange, prismatische oder kurze, pyramidale Kristalle.
- Stäbchenförmige Kristalle haben einen quadratischen Querschnitt.
- Vesuvianit kann verschiedene Farben haben, die nach dem Fundort benannt sind. Egeran ist braun, Californit grün und Cyprin hellblau.
- Die Kristalle sind recht spröde, deshalb vorsichtig behandeln.

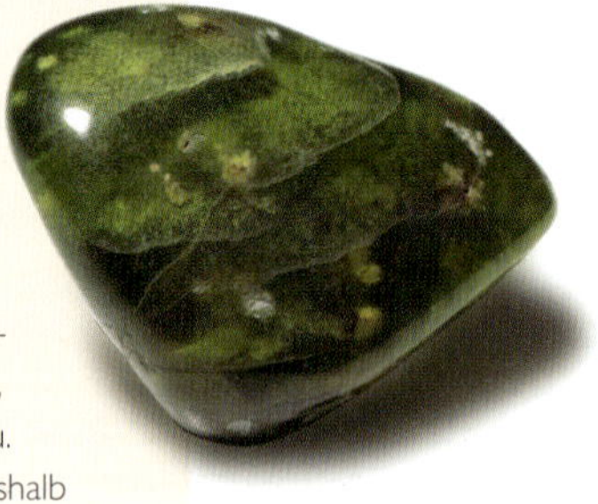

Vesuvianit-Trommelstein

Vesuvianit

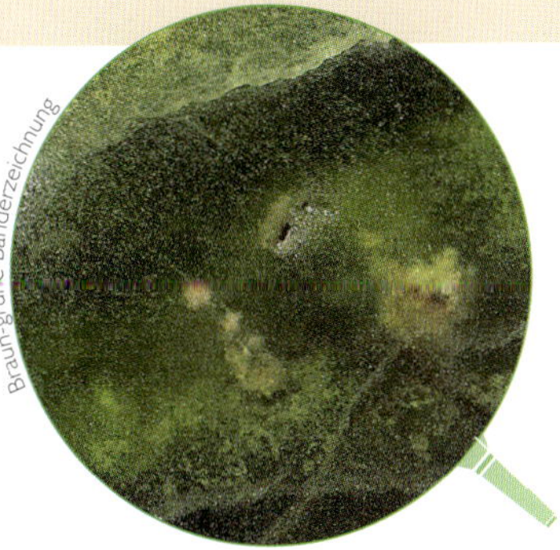

Stichworte

Klarheit

Entschlusskraft

Perspektive

Magische Eigenschaften

- Fördert den Wandel und erzeugt Illusionen.
- Kann Veränderungen des Aussehens bewirken.
- Hilft, Situationen aus neuen Blickwinkeln zu sehen.

Heilwirkung

- Fördert Entschlusskraft und Stabilität.
- Löst Verwirrung auf und klärt verzwickte Situationen.

Anwendung

Um eine Lösung für ein schwieriges Problem zu finden, einen Vesuvianit auf das Kehlchakra und einen auf das Herzchakra legen und einen in jede Hand nehmen. Bei Bedarf wiederholen.

Ähnliche Steine

Zirkon-Kristalle sind wie zugespitzte Zylinder geformt.

Epidot ist nur schwer von Vesuvianit zu unterscheiden.

Grossular (ein Granat-Typ) ist schwerer als Vesuvianit. Kristalle von Edelsteinqualität sind leuchtend grün und durchscheinend, einfachere Exemplare haben einen milchig hellen Schimmer.

Topas bildet typische, abgeflachte Kristalle.

Halit (NaCl)

Halit ist natürliches Steinsalz. Die Kristalle bildeten sich, als das Wasser der prähistorischen Binnenmeere verdunstete. Häufig findet man Halit in der Nähe anderer durch Verdunstung entstandener Mineralien wie Gips. Steinsalz wurde schon in der frühen Steinzeit abgebaut und wird seither geschätzt. Es ist – mäßig genossen – ein wichtiger Bestandteil der menschlichen Ernährung, ein gutes Konservierungsmittel, und die Halit-Kristalle besitzen eine starke Heilwirkung. Weil sie aber Wasser aufnehmen, müssen sie sorgsam behandelt und gelagert werden.

Farbe: rosa, braun, weiß, gelb, blau

Glanz: Glasglanz

Mohshärte: 2

System: kubisch

Merkmale und Pflege

- Halit selbst ist transparent. Die Farben entstehen durch Verunreinigungen anderer Mineralien.
- Halit-Kristalle sind sehr weich. Stets separat aufbewahren.
- Durch Stöße zerspringt Halit in kleinere, kubische Kristalle.
- Halit nimmt Wasser aus der Raumluft auf, daher trocken lagern.
- Halit nie mit Wasser reinigen, da es sich auflöst.

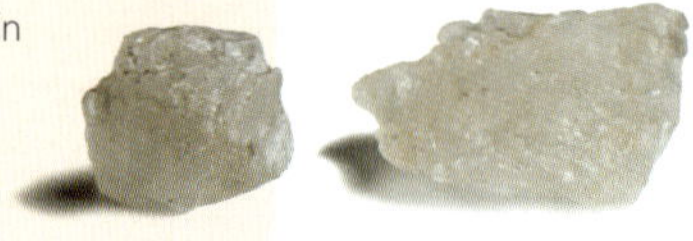

Natürliche Halit-Kristalle

Magische Eigenschaften

- Schützt vor bösen Mächten.
- Wehrt negative Einflüsse ab.

Heilwirkung

- Fördert die Funktion des Nervensystems.
- Reguliert den Salzgehalt des Körpers. Salzmangel verursacht Schwäche und Verwirrung, Salzüberschuss hingegen Wassereinlagerungen und Muskelschäden.
- Wirkt ausgleichend auf die Energiekörper.
- Stabilisiert die Emotionen.

Anwendung

- Halit-Lampen aus ausgehöhlten Kristallen mit einer Glühlampe oder Kerze geben ein warmes, beruhigendes Licht ab und neutralisieren Verunreinigungen der Luft (Rauch, Staub, Schimmelsporen, Elektrosmog).
- Um Umweltgifte zu beseitigen, Schälchen mit Halit oder Halit-Kristalle in der Wohnung verteilen. Nach Abschluss des Prozesses sollte das Salz weggeworfen werden.

Stichworte

Aufnehmend

Schützend

Stabilisierend

Ähnliche Steine

Rosenquarz, Milchquarz und **Quarzit** sind viel härter als Halit.

Fluorit hat eine ähnliche Kristallstruktur, ist aber härter, und seine Oberfläche fühlt sich eher wie Glas an.

Calcit ist härter als Halit und hat einen glasartigen Glanz.

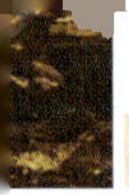

Bronzit $((Mg,Fe)_2Si_2O_6)$

Bronzit gehört zu der großen Gruppe gesteinsbildender Mineralien, die man Pyroxene nennt – allesamt komplexe Verbindungen von Metallen und Silikaten. Der Name rührt von dem warmen, metallischen, goldorangen Glanz her. Das mosaikartige Muster auf seiner Oberfläche verweist auf die Fähigkeit, verschiedene Elemente oder Standpunkte in Einklang zu bringen.

Farbe: braun, bronzefarben

Glanz: Glas-, Metallglanz

Mohshärte: 5–6

System: orthorhombisch

Merkmale und Pflege

- Bronzit kommt oft in der Nähe von Serpentin und immer in massiver Form vor und hat ein körniges oder faseriges Aussehen.
- Er ist weich und spröde, kann also zerbrechen, wenn er herunterfällt.
- Im Gegensatz zu Metallerzen spielt das Licht auf seinen Fasern oder Körnchen und erzeugt ein mosaikartiges Muster.

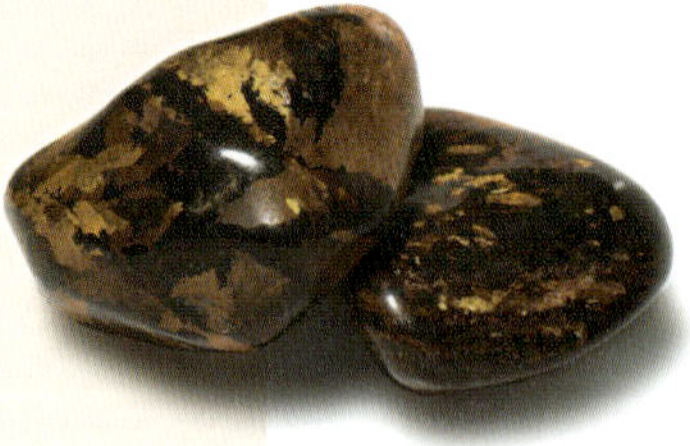

Bronzit-Trommelstein

Magische Eigenschaften

- Weist negative Energien ab.
- Fördert Kreativität und flexibles Denken.

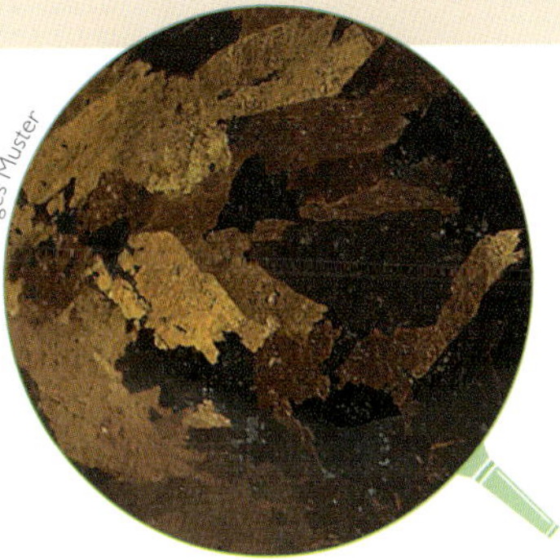

Stichworte

Entspannung

Integration

Sicherheit

Heilwirkung

- Wärmt den Körper sanft und fördert Entspannung.
- Lindert emotionale Anspannung.
- Unterstützt Verdauung und Nährstoffaufnahme.

Anwendung

Bei Angst vor neuen Situationen Bronzit auf Solarplexus- und Herzchakra legen und die Situation imaginieren. Mildert die Nervosität, vor allem, wenn ein erdender Stein (zum Beispiel Rauchquarz) an die Füße und ein Amethyst (für geistige Ruhe) auf die Stirn gelegt werden. Bronzit am Körper zu tragen hat dieselbe Wirkung.

Ähnliche Steine

Pyrit oder Katzengold sieht ähnlich aus, ist aber gelblicher und außerdem schwerer.

Kupfer hat eine ähnliche Färbung, aber kein Oberflächenmuster.

Staurolith ($Fe_2Al_9Si_4O_{22}(OH)_2$)

Dieses Mineral kann beinahe künstlich aussehen, doch seine sich durchdringenden Zwillingsprismen entstehen auf natürliche Weise. Weil sie sich überkreuzen, nennt man Staurolith auch Kreuzstein. Gefunden wird er oft eingebettet in weiches, gelbliches oder cremeweißes Gestein, in dem er ausgesprochen attraktiv aussieht.

Staurolith gilt von jeher als Glücksbringer und Schutzstein. In der Schweiz beispielsweise verwendete man bei Taufen Staurolith-Kreuze als Amulette. In der Bretagne trug man sie als Glücksbringer und sagte ihnen nach, vom Himmel gefallen zu sein.

Merkmale und Pflege

- Staurolith ist ein recht verbreitetes Mineral, aber im Handel nicht oft zu finden.
- Die Kristalle sind matt, rau, braun und opak.

Magische Eigenschaften

- Gleicht Gegensätze aus.
- Fördert Gelassenheit und Ausgeglichenheit.
- Hilft, auch angesichts gegenteiliger Meinungen den eigenen Überzeugungen treu zu bleiben.

Farbe: dunkel- bis hellbraun, gelb

Glanz: matt, Glasglanz

Mohshärte: 7–7,5

System: orthorhombisch

Ähnliche Steine

Basaltkristalle findet man selten und nicht in Zwillingsform.

Versteinertes Holz hat weniger scharfe Winkel.

Limonit hat einen typischen, erdigen Geruch.

- Steht für die vier Himmelsrichtungen, die Elemente, die Jahreszeiten und so im weiteren Sinne für die sichtbare Welt und die Sonne, die sie beleuchtet.

Stichworte

Fördert Konzentration

Fördert Stille

Schafft Einklang

Heilwirkung

- Besonders wirksam am Wurzelchakra und an der Basis der Wirbelsäule.
- Sanft erdend.
- Beruhigt Körper und Geist bei Überaktivität und Zerstreutheit.

Anwendung

Bei Schlafstörungen durch einen überaktiven Geist kann ein Staurolith-Kristall unter dem Kopfkissen Wunder wirken.

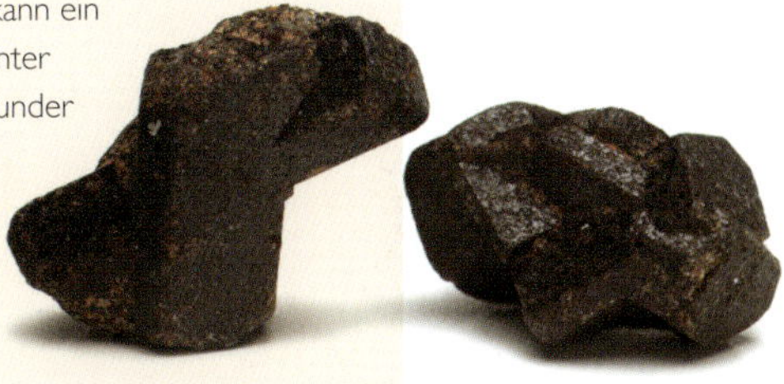

Staurolith-Zwillingskristalle

Limonit (FeS_2 + FeOOH)

Limonit entsteht im Schlamm der Ozeane. Wenn die Oberfläche dann durch Einwirkung von Wind und Regen oxidiert, entstehen interessante Muster. Limonit wird oft an Seeufern gefunden und ist auch als Brauneisenstein bekannt.

Die eigentümlichen Steine mit den beinahe organischen Formen können recht teuer sein. Besonders wertvolle Exemplare zeigen Einlagerungen von goldfarbenem Pyrit, der zwischen den erdbraunen Schichten zu sehen ist. Sie werden oft paarweise unter der Bezeichnung Boji-Steine verkauft.

Merkmale und Pflege

- Limonit hat einen angenehm erdigen Geruch.
- Reibt man Limonit auf anderem Stein, entstehen dort braune Streifen.
- Im Handel unter verschiedenen Namen erhältlich, etwa Moqui-Marbles.
- Die Steine sind meist kugelig oder scheibenförmig.
- Limonit trocken aufbewahren, damit er nicht zu stark oxidiert.

Farbe: grau bis braun, gelblich braun oder schwarz

Glanz: leichter Glasglanz

Mohshärte: 5–5,5

System: orthorhombisch

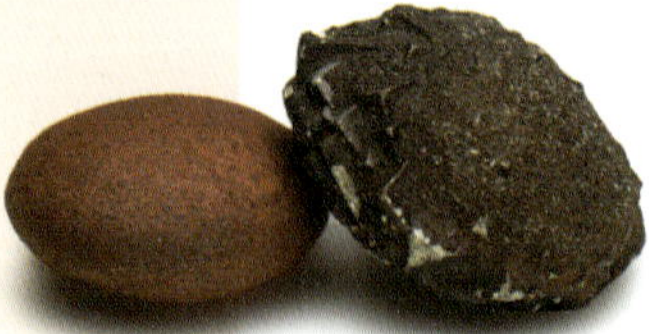

Ein Paar Boji-Steine

Magische Eigenschaften

- Hilft, das Grundmuster komplexer Situationen zu erkennen.
- Unterstützt geradlinige Problemlösungen.
- Bringt Verborgenes an die Oberfläche.
- Schafft Einklang mit der Natur und deren Geistern.

Heilwirkung

- Wirkt wohltuend und klärend auf die Energiekörper, vermittelt Wohlbefinden und Entspannung.
- Stärkt die körperliche Energie.

Anwendung

- Um Verwirrung zu lösen, einen Stein in den Händen Hand halten.
- Einen Limonit auf das Sakralchakra (knapp unter dem Nabel) legen, um das natürliche Schwerkraftzentrum des Körpers wiederherzustellen.

Stichworte

Einstimmend

Ordnend

Vereinfachend

Ähnliche Steine

Hämatit zeichnet rote Striche (Limonit dagegen braune).

Staurolith bildet kreuzförmige Kristalle.

Pyrit (siehe unten) hat keine erdige Matrix.

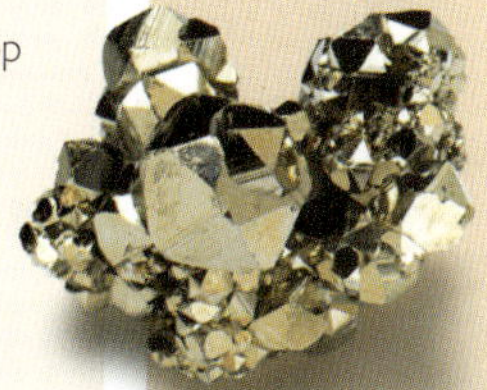

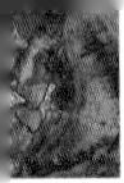

Versteinertes Holz (Zusammensetzung variabel)

Dies ist streng genommen kein Kristall, sondern Holz, das im Lauf von Jahrmillionen versteinert ist und nun eine kraftvolle Verbindung aus Baum und Stein darstellt. Wenn Bäume in Wasser mit einem hohen Mineralgehalt fallen, füllen sich die Holzzellen allmählich mit kristalliner Lösung – meist aus Opal, Achat, Jaspis oder Chalcedon. Durch die sanften Braun-, Grau- und Cremeweiß-Schattierungen hat jedes Stück versteinertes Holz seinen eigenen Charakter. Wie andere Fossilien erinnert es an die lange Erdgeschichte und daran, dass sich die Gestalt der Materie ständig verändert. Es versinnbildlicht die Stärke und Flexibilität des Baumes.

Merkmale und Pflege

- Versteinertes Holz kann wie Holz aussehen, fühlt sich aber an wie Stein.
- Das Aussehen variiert abhängig von der Mineralisierung.
- Holzmaserung und Zellstruktur sind meist gut zu erkennen.

Magische Eigenschaften

- Verstärkt Durchhaltevermögen und Geduld.

Farbe: braun, schwarz

Glanz: Glasglanz

Mohshärte: 7

System: triklin, amorph, trigonal

Ähnliche Steine

Dunkler, gestreifter **Achat** kann ähnlich aussehen, hat aber selten die typische Holzoptik.

Alabaster zeigt Streifen von weniger organischem Aussehen.

Jett wiegt viel weniger als versteinertes Holz.

Chiastolith kann ähnlich aussehen, ist aber wegen seiner inneren, kreuzförmigen Muster leicht zu unterscheiden.

Ebenso: **Jaspis, Baryt, Basalt**

- Stärkt den Sinn für das Dauerhafte und die ferne Vergangenheit.
- Erdet uns auf unserem Planeten.

Heilwirkung

- Stärkt das Gedächtnis.
- Lindert Steifheit der Gelenke.
- Fördert das Verständnis für die Auswirkung früherer Ereignisse auf die Gegenwart.
- Stabilisiert in Stressphasen.

Anwendung

- Ein Stück versteinertes Holz auf einen geschwächten Bereich des Körpers legen, um seine Energie wiederherzustellen.
- Bei emotionaler Erschöpfung Limonit auf den Solarplexus legen, versteinertes Holz auf das Sakralchakra und auf beide Seiten der Knie, Rauchquarz (Spitze nach unten) unterhalb der Füße.

Stichworte

Dauerhaftigkeit

Gedächtnis

Verlässlichkeit

Versteinertes Holz im Querschnitt

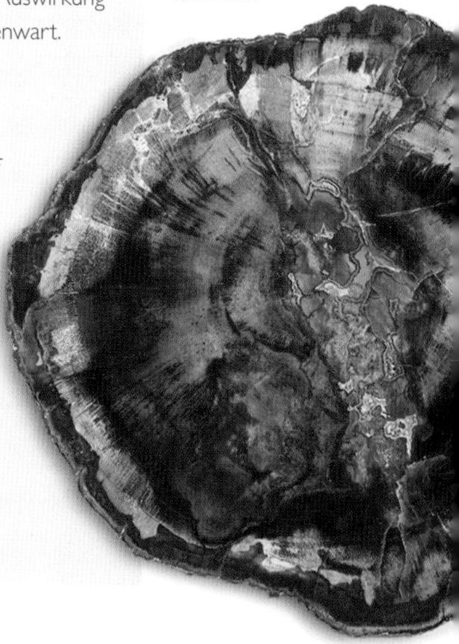

Granat (Zusammensetzung variabel)

Granat entsteht durch komplexe Mischungen von Mineralien, was seine vielen Farben und Zusammensetzungen erklärt. Besonders bekannt ist der rote Granat. Der Name leitet sich vermutlich von dem lateinischen Wort für Granatapfel ab. Rot ist von jeher Symbol für das Blut, und das Blut wiederum für Vitalität in all ihren Formen – Kraft, Anregung, Erfolg, Fruchtbarkeit und Wärme. Granat scheint all diese Eigenschaften zu verkörpern und zu stärken.

Farbe: rötlich braun (Pyrop), rotviolett oder schwarzbraun (Almandin), orangerot (Spessartin), rot oder grün (Grossular), alle Farben (Andratit), dunkelgrün (Uwarovit)

Glanz: Glasglanz

Mohshärte: 7–7,5

System: kubisch

Merkmale und Pflege

- Granat gibt es in vielen Farben, jeder hat einen anderen Namen. Besonders bekannt ist der dunkelbraunrote Pyrop.
- Kristalle kommen häufig vor. Meist sind sie annähernd kugelförmig mit zahlreichen Facetten auf allen Seiten.
- Granat-Kristalle sind für ihre Größe sehr schwer.
- Scheinbar opake Steine erscheinen bei hellem Licht oft dunkelrot.

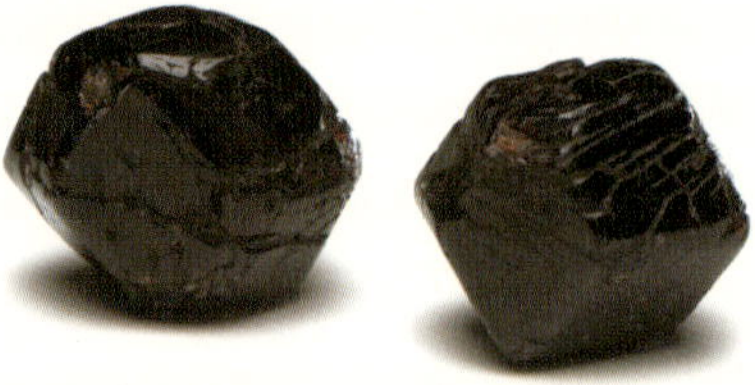

Granat-Kristalle

Magische Eigenschaften

- Hilft, Vorhaben in Gang zu setzen.
- Fördert Stärke und Mut.

Heilwirkung

- Die Farbe bestimmt, für welche Heilanwendung sich ein Stein eignet. Alle Granate beschleunigen Heilungsprozesse.
- Rote Granate wirken stark anregend. Nur über kurze Zeiträume anwenden.
- Grüne Granate regen ebenfalls an, jedoch sanfter.
- Mit ihrer wärmenden Energie wirken alle Granate lindernd bei Erkältung, Frösteln oder Schwäche.

Anwendung

Mit einem Bergkristall-Stab Energie auf einen geschwächten Körperbereich lenken. Einen Granat so in derselben Hand halten, dass er den Bergkristall berührt. Dadurch wird der Energiefluss im Kristallstab verstärkt – und mit ihm die Wirksamkeit der Heilmaßnahme.

Stichworte

Motivierend

Anregend

Feurig

Ähnliche Steine

Rubin, Zirkon und **dunkler Turmalin** sehen rotem Granat ähnlich.

Jade, Nephrit und **Serpentin** ähneln grünem Granat.

Rubin ($Al_2O_3(+Cr)$)

Rubin ist eine Variante des Minerals Korund, das seine Farbe durch Chromoxide erhält. (Die blaue Variante ist Saphir.) Hochwertige, tiefrote Rubine von Edelsteinqualität sind selten und darum sehr teuer. Häufiger findet man rote und blauviolette, opake Steine mit stark metallischem Glanz. Aber selbst Rubine minderer Qualität sind unwiderstehlich schön. Traditionell ist der Rubin der Sonnenstein, der für Wohlstand, Macht, ein langes Leben und Gesundheit steht.

Farbe: rot

Glanz: Glasglanz, Diamantglanz

Mohshärte: 9

System: trigonal

Merkmale und Pflege

- Rubin hat typische, sechseckig-tonnenförmige Kristalle, die sich zu den Enden verjüngen.
- Für Schmucksteine wird manchmal der Cabochon-Schliff gewählt, um sternförmige Rutil-Einlagerungen sichtbar zu machen.
- Als Heilsteine werden hauptsächlich Kristalle mit sechseckigem Querschnitt verwendet.
- Auf geschliffenen Oberflächen erkennt man oft sechseckige Wachstumsmuster.

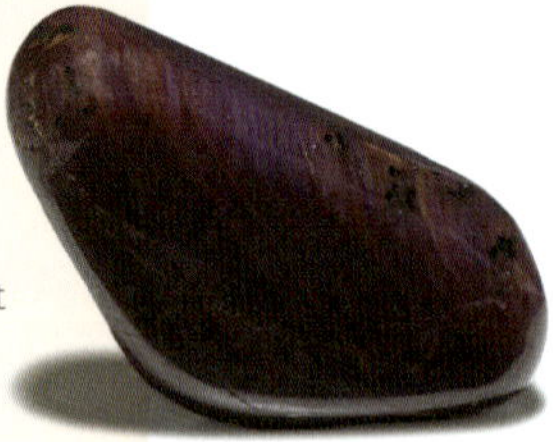

Rubin-Trommelstein

Magische Eigenschaften

- Ist wie die Sonne eine Quelle der Lebensenergie. Bringt dem Träger Vitalität, Erfolg und was sonst noch mit der Sonne assoziiert wird.
- Erleichtert spannungsfreie Beziehungen.

Heilwirkung

- Wirkt ausgleichend auf das Herz (im energetischen wie im physischen Sinn).
- Fördert Selbstvertrauen, Sicherheit, Begeisterungsfähigkeit und Selbstwertgefühl.
- Wärmt und stabilisiert.

Anwendung

- Um das innere Gleichgewicht wiederherzustellen, je einen Rubin über dem Kopf, einen unterhalb der Füße, je einen neben den Knien und den Ellenbogen auslegen. Um die Wirkung zu verstärken, legen Sie sich auf ein gelbes Tuch.
- Um die Kraft zum Erreichen eines Ziels zu verstärken, zwölf Rubine als Ring um den Körper auslegen (Spitzen zeigen nach außen), einen weiteren auf das Herzchakra. Dabei auf einem weißen Tuch liegen.

Stichworte

Positives Denken

Nährend

Stabilisierend

Ähnliche Steine

Saphir hat eine ähnliche Form, ist aber meist blau oder violett.

Zirkon, Granat, Spinell und **roter Turmalin** können ähnliche Farben haben, aber Rubine (ausgenommen Steine höchster Qualität) haben einen typischen, metallischen Glanz.

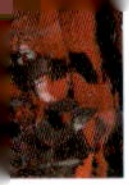

Zinkit (ZnO)

Zinkit, rotes Zinkoxid, gehört zur steigenden Zahl künstlicher Kristalle, die in den Handel kommen. Die kleinen, sechseckigen Kristalle kommen auch in der Natur vor, wenngleich selten. Die ersten künstlichen Zinkit-Kristalle entstanden zufällig bei einem unterirdischen Brand in einem polnischen Zinkbergwerk. Heute werden sie als Nebenprodukt der Zinkverhüttung speziell für den Handel hergestellt. Im Gegensatz zu anderen künstlichen Kristallen ist Zinkit chemisch stabil und ungiftig. Die Kristalle zeichnen sich durch aktivierende, stimulierende Farben aus, und ihr intensiver Glanz verstärkt diese belebenden Eigenschaften.

Merkmale und Pflege

- Zinkit-Kristalle sind oft knorrig oder gekrümmt, manche ähneln stumpfen Bleistiften mit facettenreichen Seiten.
- Teile der Kristalle können verschmolzen aussehen.
- Die Kristalle sind schwer, aber relativ weich und spröde. Vorsichtig behandeln und separat aufbewahren.

Farbe: rot, orange, leuchtend grün

Glanz: Diamantglanz

Mohshärte: 4–5,5

System: hexagonal

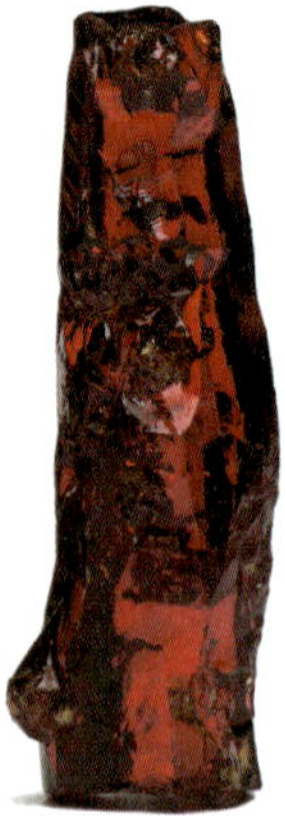

Ein roter Zinkit-Kristall

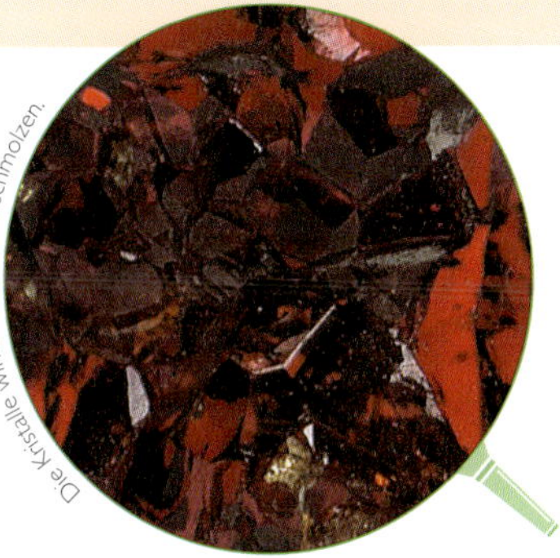

Die Kristalle wirken oft wie verschmolzen.

Stichworte

Erweckend

Offenbarung

Überraschung

Innovation

Magische Eigenschaften

Steht für Neuerung, Erfindung, kreative Experimente und überraschende Entdeckungen.

Heilwirkung

- Aktiviert bei Trägheitszuständen, etwa bei schlechter Verdauung, ermüdeter Muskulatur.
- Stärkt die Abwehr gegen Infektionen.

Anwendung

Die schnelle, sprudelnde Energie des Zinkits mit stabilisierenden Steinen kombinieren: mit schwarzen oder braunen Steinen, um praktische Fähigkeiten zu aktivieren, zur Reinigung mit weißen oder klaren Steinen, zur Heilung mit orangefarbenen, zur Anregung des Geistes mit Amethyst.

Ähnliche Steine

Zinnober, das sehr weiche, giftige Quecksilbersulfid, hat einen ähnlichen Farbton. Die Kristalle sind aber kleiner, intensiver gefärbt und zeigen meist eine Matrix.

Rutil hat eine metallisch glänzende Oberfläche und regelmäßige Streifen.

Eisenquarz (SiO_2)

Farbe: rotbraun, orange

Glanz: matt, Glasglanz

Mohshärte: 7

System: trigonal

Eisenquarz entsteht, wenn Quarz in Gegenwart von Eisenoxiden kristallisiert. Er kann aussehen wie schmutzig graubrauner Bergkristall, hat aber manchmal auch eine leuchtend ziegelrote oder orange Färbung.

Wegen der Kombination zweier bedeutender Mineralien ist Eisenquarz ein wirkungsvoller Heilstein. Er vereint die übernatürliche Klarheit des Bergkristalls mit dem erdigen Blutrot des Eisens. Selbst kleine, matte Eisenquarz-Kristalle vermitteln diese Verbindung irdischer und spiritueller Energien.

Merkmale und Pflege

- Eisenquarz-Kristalle können matt und trübe aussehen oder Bereiche mit rötlicher, schleierartiger Färbung aufweisen.
- Manchmal werden Teile der Oberfläche poliert oder geschliffen, sodass die darunterliegende Farbe sichtbar wird.
- Eisenquarz wird unter verschiedenen Namen angeboten, zum Beispiel als Orangenquarz.

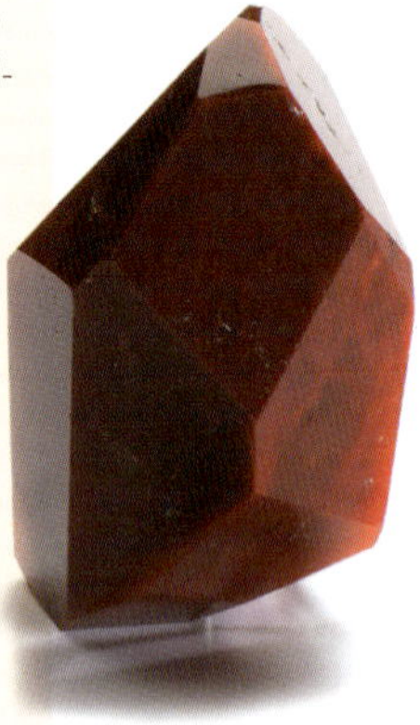

Geschliffener Eisenquarz

Magische Eigenschaften

- Enthüllt feine und subtile Energien oder verbessert ihre Spürbarkeit.
- Fördert praktisches, effektives Handeln.
- Schafft Zugang zur verborgenen Energie der Natur.

Heilwirkung

- Erdet uns im Hier und Jetzt.
- Verbessert die Durchblutung.
- Wirkt Energielosigkeit entgegen und vermittelt Wohlbefinden.

Anwendung

- Bei Konzentrationsschwäche legen Sie ein Eisenquarz-Kristall zwischen die Füße. Stellen Sie sich vor, dass der Atem durch den Kristall in den Körper und wieder hinausströmt.
- Bei überaktivem Geist oder emotionaler Aufregung einen Eisenquarz auf den Solarplexus legen.

Stichworte

Sanft belebend

Aufbauend

Sammelnd

Ähnliche Steine

Roter Jaspis zeigt keine sichtbare Kristallstruktur und ist selten durchscheinend.

Karneol tendiert stärker ins Orange und kann Streifen zeigen.

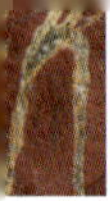

Jaspis (SiO_2)

Farbe: rot, braun, gelb, grün

Glanz: Glasglanz bis matt

Mohshärte: 6–7

System: trigonal

Jaspis ist eine Quarzart, deren Färbung auf verschiedenen Verunreinigungen beruht. Durch Hämatit wird Jaspis rot, durch Limonit braun oder gelblich und durch Chlorit grün.

Seit vielen Jahrhunderten wird Jaspis für Schmuck und Amulette verwendet. Sein heutiger Name leitet sich wahrscheinlich von dem alten assyrischen Wort *ashpu* für den Stein ab. Er wurde nicht nur wegen seiner roten Farbe geschätzt, die von jeher ein Symbol für das Leben ist, sondern auch wegen der großen Vielfalt seiner Farben und Muster und der Tatsache, dass er in großen, leicht bearbeitbaren Blöcken vorkommt.

Merkmale und Pflege

- Roter Jaspis ist recht verbreitet. Wird er gebrochen und in Quarzlösung rekristallisiert, bekommt er ein mosaikartiges Aussehen.
- Viele Jaspis-Arten haben spezielle Namen. Heliotrop ist grün mit roten Sprenkeln, Augenjaspis hat konzentrische Muster in Grün, Blau und Gelb.

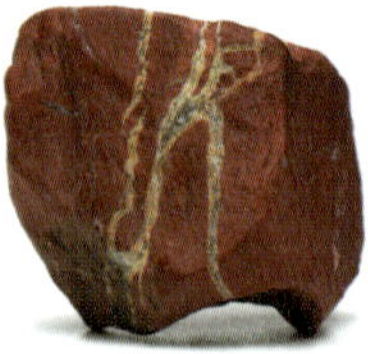

Naturbelassener Jaspis

Magische Eigenschaften

- Traditionell galt Jaspis als Schutz vor Schlangenbissen und anderen Giften.
- Hilft, Lösungen für praktische Probleme zu finden.

Heilwirkung

- Sanft erdend (vor allem rote und braune Arten).
- Fördert die Konzentration auf die praktischen Aspekte des Lebens.
- Fördert Begeisterungsfähigkeit und Antriebskraft.
- Wirkt verankernd bei psychischer Anstrengung.
- Stärkt geschädigte Körperpartien, fördert Erholung und Gesundung.

Anwendung

Um die Heilwirkung von Jaspis zu nutzen, je einen gelben Stein in die Mitte der Stirn und zwischen Herz und Hals sowie je einen roten Jaspis neben jedes Ohr und auf das Herz legen. In jeder Hand einen grünen Jaspis halten.

Stichworte

Praktisch

Erdend

Reparierend

Ähnliche Steine

Eisenquarz zeigt weniger Farbvarianten und wird oft in Kristallform gefunden.

Dunkler Karneol hat eine intensivere Farbe.

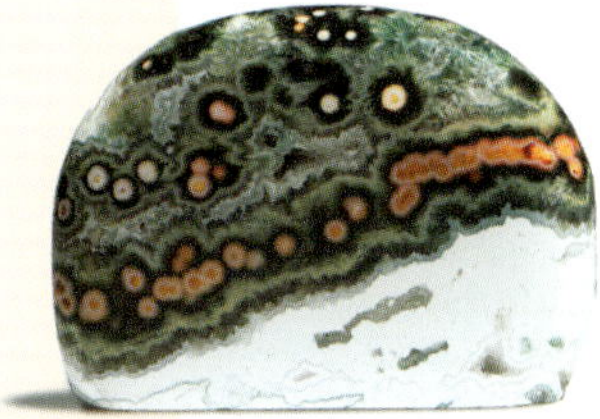

Augenjaspis-Trommelstein

Spinell ($MgAl_2O_4$)

Spinell bildet selten große Kristalle, sondern oft kleine, die wie Dornen oder Stacheln aussehen. In praktischer Hinsicht ist die Verwendung als Heilstein schwierig, es sei denn, die Steine befinden sich noch in ihrer Matrix – was aber oft der Fall ist. Hochwertige Steine besitzen eine Brillanz, die an Diamanten erinnert, daher sind sie als Schmucksteine beliebt. Traditionell trug man den Spinell als Glücksbringer und zur Anregung edler Gedanken. Wie viele rote Steine wurde er auch als Heilmittel bei Blutungen eingesetzt.

Farbe: rot oder braun (manchmal blau, grün oder farblos)

Glanz: Glasglanz

Mohshärte: 8–9

System: kubisch

Merkmale und Pflege

- Spinell-Kristalle sind meist kleine Oktaeder oder spitze Pyramiden.
- Farbvarianten haben jeweils eigene Namen. Pleonast ist schwarz, Rubin-Spinell blutrot, Balas-Spinell rosarot, Almandin bläulich rot und Rubicell gelborange bis bräunlich.

Magische Eigenschaften

Spornt zu entschlossenem Handeln an.

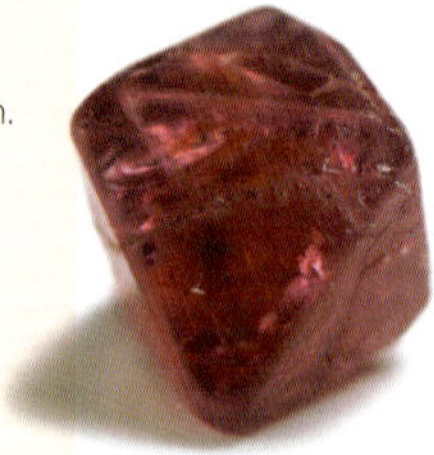

Ein oktaedrischer Spinell-Kristall

Heilwirkung

- Konzentriert Heilenergie auf Körperpartien, die besondere Beachtung brauchen. Besonders nützlich, um die Energien bis tief ins Körpergewebe zu transportieren.
- Fördert die Entgiftung des Körpers.
- Aktiviert einen trägen Energiefluss.
- Lockert steife Muskeln.

Anwendung

- Spinell und Quarz gemeinsam einsetzen, um Energieblockaden zu lösen.
- Bei dumpfen Kopfschmerzen einen Spinell auf die Stirn und zwei oder drei klare Quarze über dem Kopf (Spitzen nach außen) platzieren.
- Zur Reinigung des Verdauungstraktes einen Spinell auf den Nabel oder knapp darunter und zwei Quarze an den Füßen platzieren.
- Zur Anregung der Kreativität einen Spinell auf das Sakralchakra, einen Türkis auf den Hals und einen Rauchquarz (Spitze nach unten) unterhalb der Füße platzieren.

Stichworte

Anstoß

Konzentration

Reinigung

Ähnliche Steine

Granat-Kristalle haben eine facettenreiche Kugelform.

Rubin hat einen metallischen Glanz und bildet oft größere Kristalle.

Zirkon-Kristalle (siehe unten) sind eher tonnenförmig.

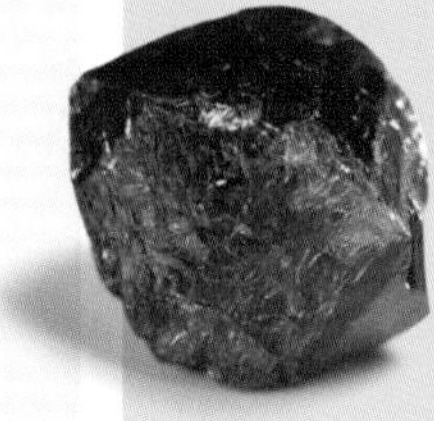

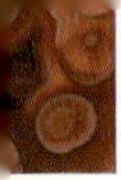

Karneol (SiO_2)

Karneol ist ein ausgezeichneter, vielseitiger Heilstein, der wärmend und sehr stabilisierend wirkt. Nur wenige Steine sind so leicht erhältlich, so vielseitig und so „freundlich". Besonders wirksam ist er, wenn er auf das Sakralchakra gelegt wird. Wer die Energie des Karneols als zu stark empfindet, kann sie durch andere, kühlende Steine abschwächen. Karneol kristallisiert aus kieselsäurehaltigen Lösungen mit Verunreinigungen durch Eisenoxid. Reiche Vorkommen gibt es in Indien, Brasilien, Saudi-Arabien, Uruguay und im Iran, aber auch hierzulande kann man ihn finden.

Farbe: orange, rotorange

Glanz: Glasglanz

Mohshärte: 7

System: trigonal

Merkmale und Pflege

- Karneol ist intensiv gefärbt und durchscheinend bis undurchsichtig.
- Die Farbe kann durch sanfte Erwärmung intensiviert werden.
- Der Stein ist eine Form des Chalcedons und in Form von Kieseln oder großen Brocken zu finden.

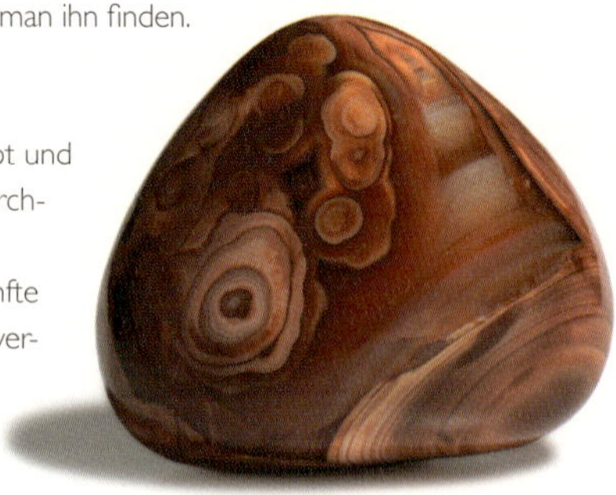

Karneol-Trommelstein

- Vorsicht vor Imitationen. Andere Chalcedone werden oft gefärbt und als Karneol verkauft.

Magische Eigenschaften

Ein beliebter Stein für geschnitzte Amulette, Ringe und Siegel. Er soll Mut und Selbstbewusstsein schenken und vor Bösem schützen.

Heilwirkung

- Lindert Stress und Ängste.
- Fördert die Kreativität.
- Repariert die unsichtbaren Energien unseres Körpers.

Anwendung

Zur Beschleunigung von Heilvorgängen oder zur Linderung von Stress und Ängsten sechs Karneole auslegen: auf den Hals, oberhalb des Kopfes, beiderseits des Körpers auf Höhe des Sakralchakras, zwischen die Beine auf halber Wadenhöhe und auf Knöchelhöhe. Legen Sie sich zur Verstärkung der Wirkung auf ein orangefarbenes Tuch.

Stichworte

Wärmend

Reparierend

Lösend

Ähnliche Steine

Sardonyx ähnelt Karneol, sein Orange ist aber oft von grauen oder weißen Schichten durchbrochen.

Realgar (Arsensulfid) und **Zinnober** (Quecksilbersulfid) bilden kleine, intensiv gefärbte Kristalle auf Matrixgestein. Beide sind giftig und zu Heilzwecken nicht geeignet.

Ebenso: **dunkler Citrin** (Trommelschliff) und **orangefarbener Aventurin**

Sonnenstein ($(Na,Ca)Al_{1-2}Si_{3-2}O_8$)

Sonnenstein gehört zur gleichen Mineralfamilie (Feldspat) wie der irisierende Mondstein, enthält aber glitzernde Einschlüsse, die ihm einen warmen Goldschimmer geben. Sonnenstein in Schmuckqualität hat einen hohen Anteil reflektierender Farben, die im Cabochon-Schliff am besten zur Geltung kommen. Steine minderer Qualität sind hauptsächlich milchig weiß oder bräunlich orange mit vereinzelten, schimmernden Sprenkeln.

Farbe: orange-braun-gold mit goldenen Sprenkeln

Glanz: Glasglanz, Diamantglanz

Mohshärte: 6–6,5

System: triklin

Merkmale und Pflege

- Sonnenstein wird meist als Trommelstein oder Cabochon angeboten, seltener mit Facettenschliff.
- Erzeugt durch winzige Einlagerungen von Hämatit und Goethit ein wechselndes Lichtspiel. Sein Glitzern ist rotgolden bis bräunlich.
- Synthetischer Sonnenstein wird aus braunem Glas und Metallstaub hergestellt.

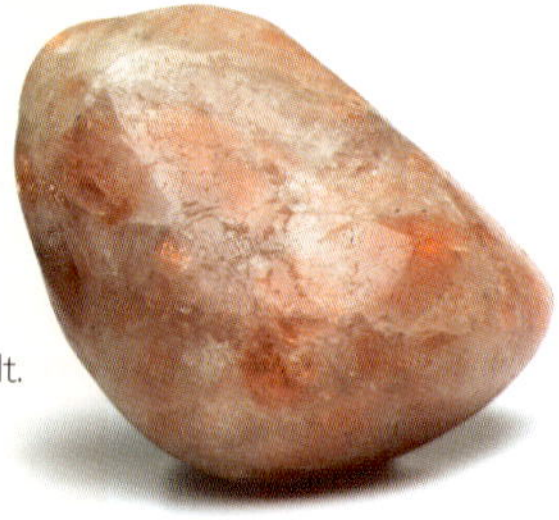

Trommelgeschliffener Sonnenstein

Magische Eigenschaften

- Steht für Leichtigkeit, Intelligenz und Optimismus.

- Wie Mondstein das sanfte Licht des Mondes verkörpert, vermittelt Sonnenstein das goldene Strahlen der Sonne.

Heilwirkung

- Wärmt und belebt sanft.
- Fördert künstlerische Talente und Ausdrucksfähigkeit.
- Fördert das Selbstwertgefühl, vermittelt ein positives Selbstbild.
- Stärkt den Willen, Rückgrat zu zeigen.

Anwendung

- Bei Traurigkeit oder Depressionen einen Sonnenstein auf den Solarplexus legen und mit vier Bergkristallen (Spitzen nach außen) umringen. Einen zweiten Sonnenstein mittig auf das Herz legen und wieder mit vier Bergkristallen (Spitzen nach innen) umgeben.
- Bei trüber Stimmung in der dunklen Jahreszeit zur Aufheiterung einen Sonnenstein in die Hand nehmen und sein Glitzern einen Moment lang betrachten.

Stichworte

Wärme

Selbstwertgefühl

Glück

Ähnliche Steine

Quarzit ist weiß und körnig, glitzert aber nicht.

Mondstein hat einen sanft bläulichen Schimmer.

Spektrolith ist weiß mit glasig blauem Schimmer.

Labradorit (siehe unten) schimmert blau, grün, gelblich und rosa.

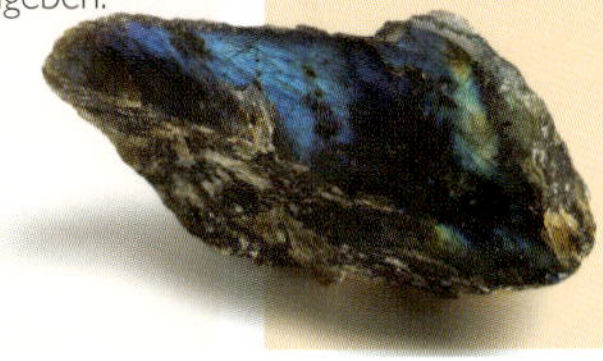

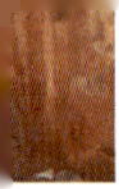

Aragonit ($CaCO_3$)

Dieser Stein ist nach dem spanischen Dorf Molina de Aragón benannt, wo er zuerst identifiziert wurde. Er hat dieselbe chemische Zusammensetzung wie Calcit, aber eine andere Kristallstruktur, durch die er härter und schwerer ist.

Der ungewöhnliche Kristall weckt die verschiedensten Assoziationen, von einer futuristisch-außerirdischen Stadt bis hin zu einem Eindringling aus einer anderen Realität. Wegen seiner Fähigkeit, einen fantasievollen Geist in eine Art kreative Trance zu versetzen, ist der Aragonit ein bedeutsamer Stein für Querdenker.

Farbe: orange, goldbraun, gelb, weiß

Glanz: Glasglanz, Perlglanz

Mohshärte: 3,5–4

System: orthorhombisch

Merkmale und Pflege

- Die Kristalle bilden lange, miteinander verwachsene Prismen um ein gemeinsames Zentrum.
- Trommelsteine ähneln erstarrtem Honig.
- Varianten des Aragonits sind Eisenblüte (klein und korallenartig), Erbsenstein (viele kleine Kügelchen auf einer Matrix) sowie Sprudelstein (mehrfarbig gestreift wie Achat).

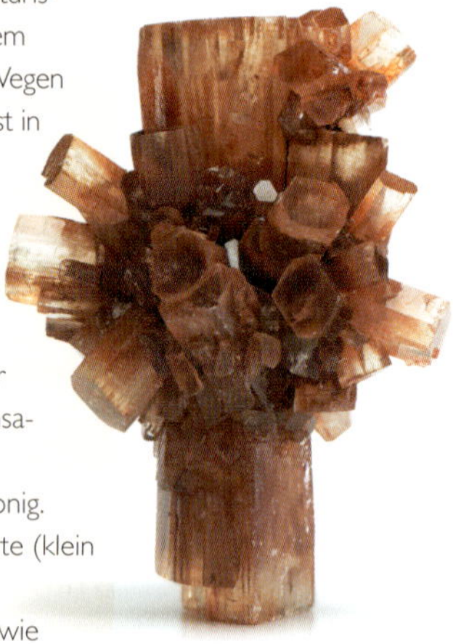

Aragonit-Kristalle

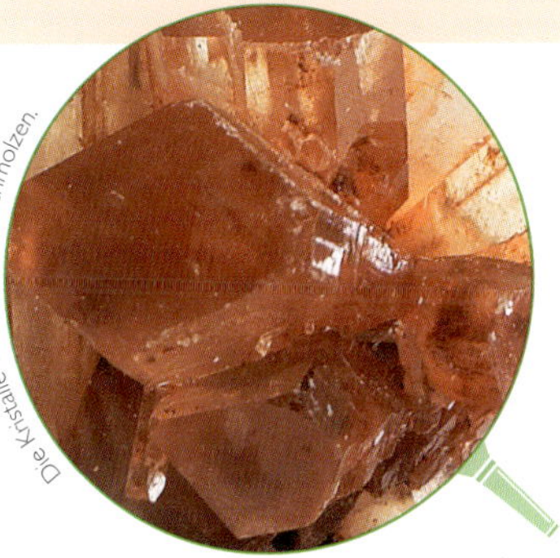

Die Kristalle wirken wie verschmolzen.

Stichworte

Praktisches Denken

Selbstdisziplin

Zentrierung

Magische Eigenschaften

- Vereint zerstreute Elemente.
- Gibt eine sichere Grundlage, um neue Möglichkeiten auszuloten.

Heilwirkung

- Lindert Anspannung und Ungeduld.
- Erleichtert das Lösen von Problemen.
- Nützlich zum Lernen und bei Prüfungen.

Anwendung

- Für Klarheit in Denken und Ausdruck Aragonit-Steine in die Stirnmitte, auf den Hals und unterhalb des Bauchnabels platzieren.
- Zum Beruhigen der Nerven einen Stein auf den Solarplexus legen.

Ähnliche Steine

Orangefarbener **Calcit** hat dieselbe chemische Zusammensetzung wie Aragonit, seine Oberfläche fühlt sich aber anders an.

Die inneren Brüche und Schleier von **Citrin** sind weniger linear als die des Aragonits.

Karneol zeigt keine inneren Brüche.

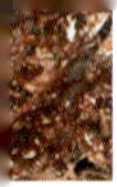

Kupfer (Cu)

Kupfer ist ein Sekundärmineral, das durch chemische Reaktionen zwischen kupferhaltigen Lösungen und anderen Mineralien entsteht. Natürliche Konglomerate aus Kupfer und Kristallen sind eher selten, kommen aber in aller Welt vor. Gewonnen wird Kupfer hauptsächlich aus Erzen wie Chalkopyrit, Azurit, Cuprit und Malachit. Kupfer war das Metall der Venus, der römischen Göttin der Liebe und der Kreativität. Geboren wurde die Göttin auf Zypern – vom Namen der Insel leitet sich das Wort Kupfer ab.

Farbe: orange, orangerot

Glanz: Metallglanz

Mohshärte: 2,5–3

System: kubisch

Merkmale und Pflege

- Rohkupfer bildet glatte oder verästelte Klumpen (Nuggets).
- Durch Oxidation bilden sich grüne Beläge.
- Sehr glatte Stücke sind möglicherweise nicht natürlich entstanden, eignen sich aber trotzdem zu Heilzwecken.

Magische Eigenschaften

- Unterstützt die Konfliktlösung.
- Erleichtert den Weg zu einer positiven Lösung.
- Fördert die emotionale Harmonie.

Ähnliche Steine

Rutil-Kristalle haben die Farbe von Kupfer, sind aber länglich und nadelförmig.

Bronzit-Kristalle sind gelblicher und zeigen ein typisches Mosaikmuster auf der Oberfläche.

- Wirkt schwierigen astrologischen und kosmischen Einflüssen entgegen.

Heilwirkung
- Lindert Entzündungen.
- Löst Spannungen, hilft bei Frustration.
- Verbessert die Gehirnfunktion.

Anwendung
- Kupferschmuck, zum Beispiel als Armband, ist ein bewährtes Mittel gegen rheumatische und arthritische Schmerzen.
- Reizbarkeit, Stimmungsschwankungen, Anspannung und Schlafstörungen können durch die Bewegungen von Sonne, Mond und Planeten verursacht werden. Wer sich aus unerklärlichen Gründen nicht gut fühlt, sollte Kupferschmuck tragen oder Kupfer unter das Kopfkissen legen. Wird Besserung spürbar, können Sie sicher sein, dass planetare Bewegungen eine der Ursachen waren.

Stichworte
Entzündungshemmend
Beruhigend
Vereinend

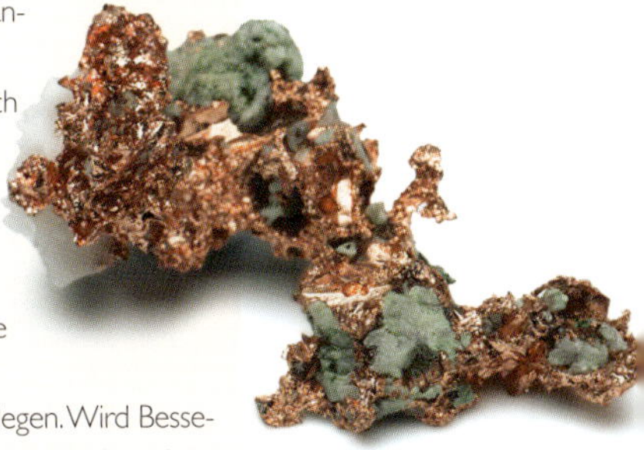

Ein natürliches Kupfer-Nugget

Citrin (SiO_2)

Citrin ist ein ungewöhnlicher Quarztyp, der die helle Klarheit von Quarz mit warmem Sonnengelb vereint. Er entsteht natürlich durch Kristallisation von Quarz mit Eiseneinschlüssen. Die schönsten Exemplare kommen aus Brasilien, Frankreich, Russland und Spanien. Die meisten heute erhältlichen Citrine sind aber aus dem weitverbreiteten Amethyst entstanden, der bei Wärmeeinwirkung gelb wird.

Farbe: gelb, goldbraun oder bräunlich orange

Glanz: Glasglanz

Mohshärte: 7

System: trigonal

Merkmale und Pflege

- Natürlicher Citrin ist hell und durchscheinend, manchmal ähnelt er sehr hellem Rauchquarz.
- Wärmebehandelter Citrin hat eine dunklere Gelb-, Gold- oder Brauntönung mit milchig weißer Basis.
- Ametrin ist eine Quarzart, die aus einer Citrin-Amethyst-Kombination besteht.

Magische Eigenschaften

- Unterstützt alle Prozesse der Natur.
- Steigert die Energie.

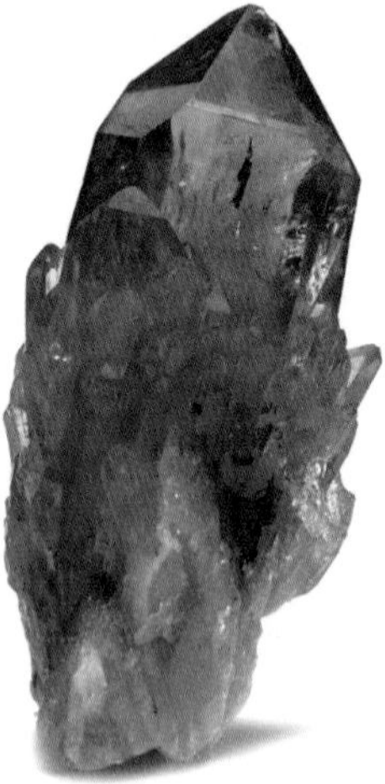

Natürlicher Citrin aus dem Kongo

Heilwirkung

- Verankert und aktiviert die unteren Chakren.
- Wirkt beruhigend und wärmend.
- Fördert das Selbstbewusstsein und das Gefühl für die eigene Kraft.
- Strahlt „sonnige" Energie aus, die in den Wintermonaten den Geist anregt.

Anwendung

- Um Kommunikation, Anpassungsfähigkeit, geistige Energie und Koordination zu fördern, einen Citrin auf den Solarplexus platzieren (Spitzen Richtung Füße) sowie je einen Bergkristall auf jeden Fußrücken und oberhalb des Kopfes, alle drei nach oben gerichtet. Einen Citrin in jede Hand nehmen, die Spitzen am Körper abwärtszeigend. Den Vorgang nach zehn Minuten beenden, oder wenn Sie das Bedürfnis haben.
- Citrin und Amethyst haben Komplementärfarben und ergänzen sich. Sie wirken entspannend und beruhigend, schaffen Ausgeglichenheit und Optimismus.

Stichworte

Wärmend

Entspannung

Stimmungsaufhellend

Ähnliche Steine

Bernstein ist viel weicher als Citrin und fühlt sich leicht klebrig an.

Calcit ist ebenfalls weicher als Citrin.

Bernstein (Fossiles Harz, ähnlich $C_{10}H_{16}O + H_2S$)

Bernstein ist das fossile Harz von Nadelbäumen, das seit Jahrtausenden zur Schmuckherstellung verwendet wird. Gefunden wird er hauptsächlich in Südamerika, Myanmar und an der Ostseeküste, doch auch andernorts kann er angespült werden, weil er so leicht ist und auf dem Wasser schwimmt. Das Harz schmilzt leicht und ist so weich, dass man es mit Schleifpapier bearbeiten kann.

Farbe: golden, gelb, braun, manchmal grün

Glanz: Harzglanz

Mohshärte: 2

System: amorph

Merkmale und Pflege

- Bernstein fühlt sich leicht und manchmal etwas klebrig an.
- Stücke mit eingeschlossenen Insekten sind nicht immer echt.
- Ambroid oder Pressbernstein besteht aus kleinen, miteinander verschmolzenen Bernsteinstücken.
- Copal, ein anderes fossiles Harz, ist nur etwa zwei Millionen Jahre alt (Bernstein dagegen etwa vier Millionen Jahre).

Magische Eigenschaften

- Steht für die Lebensenergie.
- Bündelt die magische Energie der Sonne.

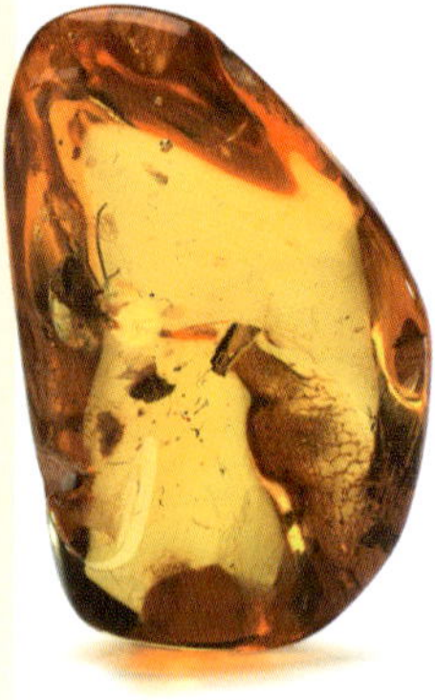

Geschliffener Bernstein

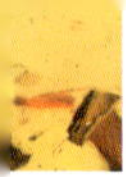

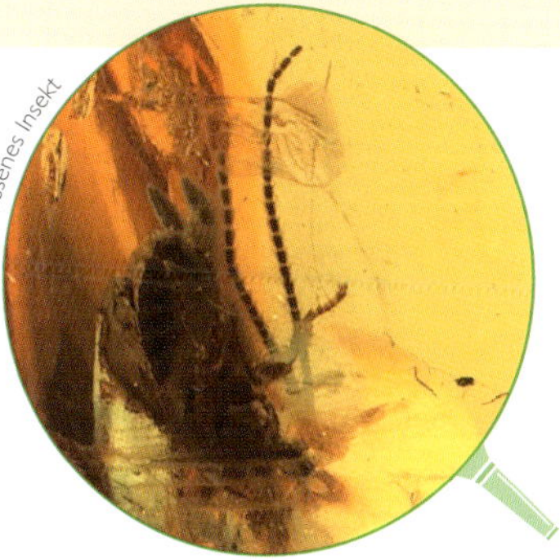

Stichworte

Belebend

Anregend

Stärkend

Heilwirkung

- Belebt die Körpersysteme.
- Beruhigt nervliche Störungen.
- Stärkt Energie und Begeisterungsfähigkeit.

Anwendung

- Für klares Denken einen Bernstein auf die Stirn legen und in jede Hand ein Stück Jett nehmen.
- Um Gehirn und Nervensystem zu beleben, Jett zwischen die Füße und Bernstein über den Kopf und in die Nähe der Wirbelsäulenbasis (zwischen den Beinen) legen. In jede Hand einen Bernstein nehmen.
- Um nervliche Anspannung zu lindern, mit einem Stück Bernstein von oben nach unten mehrmals die Wirbelsäule entlangstreichen.

Ähnliche Steine

Orangefarbener Calcit ist schwerer, härter und fühlt sich nicht klebrig an.

Citrin ist ebenfalls viel härter und schwerer als Bernstein und fühlt sich kühl an.

Pyrit (FeS$_2$)

Pyrit, auch Katzengold genannt, ist bei Sammlern wegen seines Glanzes und seiner interessanten Kristallformen beliebt. Der Name leitet sich von dem griechischen Wort *Pyr* für Feuer ab und verweist darauf, dass die Steine Funken sprühen, wenn man daraufschlägt. Pyrit wird mit der Sonne und heißem Wasser assoziiert. Die Heilkunde ordnet den Pyrit dem Solarplexus und dem Unterleib zu.

Farbe: helles Messinggelb, läuft dunkler an

Glanz: Metallglanz

Mohshärte: 6–6,5

System: kubisch

Merkmale und Pflege

- Pyrit hat eine spiegelnde, messing- oder goldfarbene Oberfläche.
- Die Oberflächen zeigen oft Streifenmuster, die stets in verschiedene Richtungen verlaufen.
- Man findet das Mineral in perfekten Würfeln, komplexen Kristallgebilden, massiven Brocken und in radialen Scheiben, den Pyritsonnen.

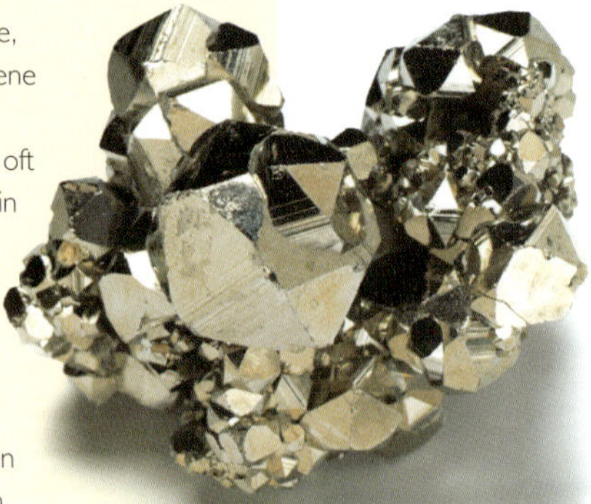

Ein Brocken aus ineinandergewachsenen Pyrit-Kristallen

- Pyrit ist weich und spröde. Nicht zusammen mit härteren Steinen aufbewahren.

Magische Eigenschaften

- Schützt vor allen Formen von Dunkelheit.
- Kann als Spiegel dienen, um die Wahrheit zu enthüllen.

Heilwirkung

- Reinigt, belebt und fördert die Begeisterungsfähigkeit.
- Lindert Ängste, Depressionen und Frustration.
- Stärkt logisches Denken und Realitätssinn.
- Schützt vor Umweltgiften und negativen Energien.

Anwendung

- Große Brocken sind preiswert und ideal als Raumschmuck, etwa am Arbeitsplatz oder im Esszimmer.
- Pyrit auf Körperbereiche legen, die sich geschwächt anfühlen.
- Pyrit ist eine ideale Unterstützung bei Diäten und Entgiftungskuren.

Stichworte

Aktivierend

Reinigend

Zündend

Klärend

Ähnliche Steine

Gold hat normalerweise ein dunkleres Gelb.

Chalkopyrit wird oft in der Nähe von Pyrit gefunden, ist aber meist rötlicher.

Pyrrhotin, Cubanit und **Sperrylith** sind in Form und Farbe ähnlich, aber weitaus seltener.

Ebenso: **Bronzit, Limonit**

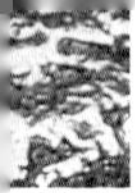

Gold (Au)

Gold ist seit mindestens 10 000 Jahren Inbegriff für Macht und Wohlstand. Lange galt es als kostbarste und spirituellste aller Substanzen. Obwohl das Metall weich ist, widersteht es den meisten korrodierenden Substanzen, läuft nicht an und rostet nicht. Man findet es als Körnchen oder in verästelter Form. In Adern tritt es oft zusammen mit Quarz oder Pyrit auf. Gelegentlich werden solche Vorkommen durch Erosion ausgewaschen, und das Gold wird in Flüsse und Bäche gespült, wo es sich wegen seines hohen Gewichts ablagert. Gold tritt auch in Kombination mit anderen Metallen wie Kupfer, Silber, Nickel und Blei auf.

Merkmale und Pflege

- Kleine Nuggets oder Flocken in Quarz können zur Heilung verwendet werden. Auch Blattgold und Goldfolien sind geeignet.
- Goldschmuck enthält nur einen kleinen Anteil reinen Golds und ist zu Heilzwecken weniger nützlich.
- Zur einfacheren Handhabung kleine Goldstücke mit Silikon oder Bienenwachs auf dünne Quarzscheiben kleben.

Farbe: gelb, golden und orange

Glanz: Metallglanz

Mohshärte: 2,5–3

System: kubisch

Ähnliche Steine

Pyrit zeigt kleine Sprenkel, die Gold ähneln, aber meist kubisch geformt sind. Echte Goldsprenkel haben eine unregelmäßige Form.

Chalkopyrit tendiert farblich eher zu einem metallischen Orange.

Elektron, eine natürlich vorkommende Legierung aus Gold und Silber, hat ein silbrigeres Gelb.

Stichworte
Selbstvertrauen
Kreativität
Stabilität

Magische Eigenschaften

- Fängt die Energie der Sonne ein.
- Fördert Wahrheit und Klarheit.
- Fördert Wohlstand und Gesundheit.

Heilwirkung

- Reguliert Gehirn und Nervensystem.
- Stärkt das Immunsystem.
- Stärkt Selbstbewusstsein, Selbstvertrauen und Selbstwertgefühl.
- Stabilisiert die sensiblen Körperströme.
- Fördert das kreative Denken.

Anwendung

- Gold auf das Herzchakra legen, um den Körper mit Lebensenergie aufzuladen. Ein Ring aus Bergkristallen, um das Gold gelegt, verstärkt und beschleunigt den Prozess.
- Gold auf Blockaden oder schmerzende Partien legen, um die Heilung zu fördern.
- Einige Tropfen Goldessenz auf die Pulsadern oder auf die Chakren geben.

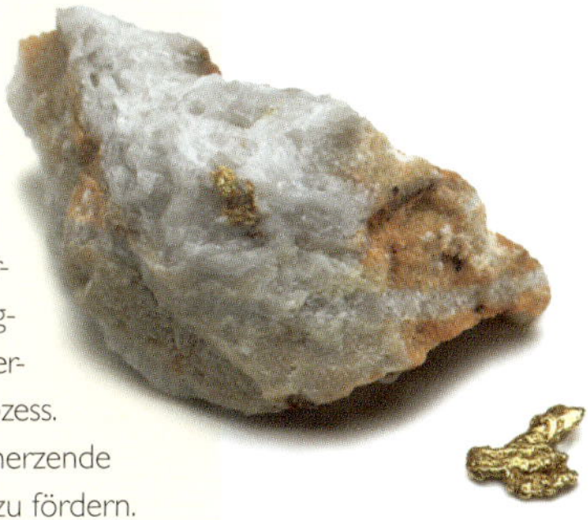

Goldflocken in Quarz (links) und ein Gold-Nugget (rechts)

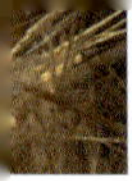

Rutilquarz ($SiO_2 + TiO_2$)

Dieses Mineral mit der interessanten Kristallbildung wird auch Sagenit genannt. Gefunden wird es in den europäischen Alpen, im Ural und in Brasilien. Rutilquarz wird als Schmuckstein geschätzt und facettiert oder als Cabochon geschliffen. Das Kreuzmuster des Steins verweist auf schnelle Kommunikation und Austausch von Energien. Mit seiner Transparenz und der orange-goldenen Färbung eignet er sich besonders, um Reparaturprozesse des Körpers zu unterstützen.

Merkmale und Pflege

- Die Färbung des Quarzkörpers ist oft etwas rauchig.
- Dünne Rutil-Kristalle sind meist gerade und sehen aus wie Stäbchen aus Kupfer oder Messing.
- Je dicker und zahlreicher die Rutil-Kristalle, desto undurchsichtiger ist der Stein.
- Manchmal findet man einzelne Rutil-Kristalle. Ihr Farbton tendiert stärker zum Silbrigen, sie sind gestreift und in starkem Gegenlicht dunkelrot durchscheinend.

Farbe: klar mit feinen strangartigen Einschlüssen in Gelb oder Braunorange

Glanz: Glasglanz

Mohshärte: 7

System: trigonal (Quarz) und tetragonal (Rutil)

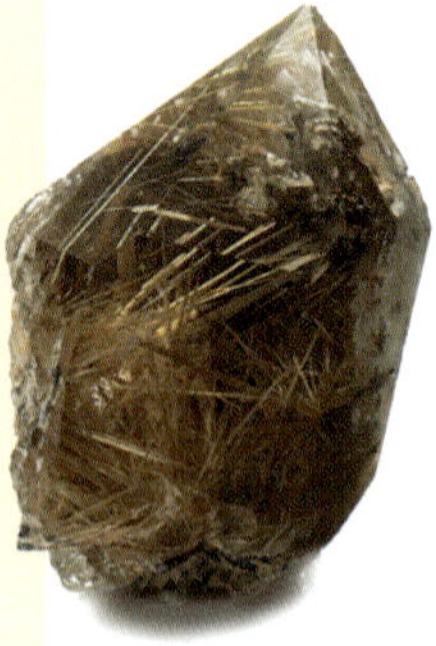

Geschliffener Rutilquarz

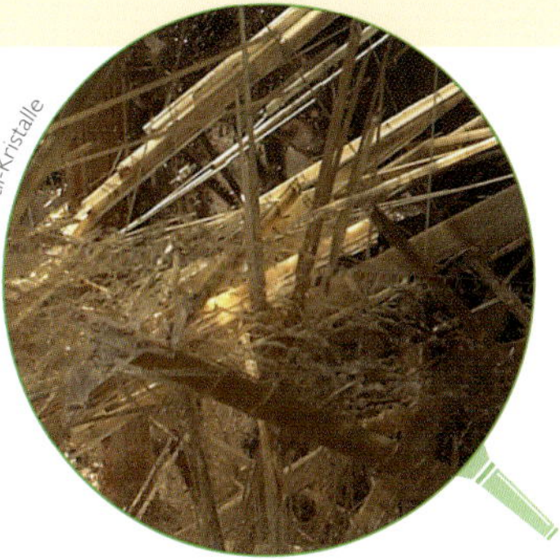

Fadendünne Rutil-Kristalle

Stichworte

Antreibend

Bindend

Wiederherstellend

Magische Eigenschaften

- Treibt Ereignisse und Vorgänge voran.
- Beseitigt Hindernisse.

Heilwirkung

- Fördert die Reparatur beschädigter Gewebe.
- Lindert Muskelverspannungen.
- Hellt die Stimmung auf.
- Hilft, über vorgefasste Ansichten hinauszudenken.
- Ermutigt, voranzuschreiten, auch wenn damit Schwierigkeiten verbunden sind.

Anwendung

Rutilquarz auf Körperbereiche mit Gewebeschäden, Knochenbrüchen oder Muskelverspannungen legen.

Ähnliche Steine

Turmalinquarz kann ähnlich aussehen, wenn der Turmalin fein ist. Die Einschlüsse haben aber keinen so brillanten, metallisch reflektierenden Glanz wie Rutilfasern.

Einschlüsse von **Goethit** sind ebenfalls oft in Quarz zu finden, etwa in Amethyst, als flache, radiale, messing- bis goldfarbene Kristalle.

Tigerauge ist opak und von einem tieferen Braun als Rutilquarz.

Topas $(Al_2SiO_4(F,OH)_2)$

Topas steht für Pracht und Erfolg und wird zu Schmuck und Amuletten, die Macht und Einfluss stärken sollen, verarbeitet. Ein langer Topas-Kristall ist ein kraftvolles Heilinstrument, das große Mengen Energie in den Körper lenken kann. Bekannt ist Topas vor allem in Goldorange und Gelb, aber er kommt auch in anderen Farben vor, abhängig davon, wie hoch sein Gehalt der Spurenelemente Eisen oder Chrom ist. Manche Arten verblassen durch Sonnenlicht, bei anderen intensiviert sich die Farbe. Rosa Topas ist in der Natur selten, lässt sich aber durch Erhitzung der gelben Form herstellen. Klarer Topas kann durch Hitzebehandlung und Bestrahlung blau gefärbt werden.

Merkmale und Pflege

- Topas kann sehr große Kristalle bilden.
- Hochwertiger Topas wird selten in der Trommel geschliffen, weiße und blaue Arten jedoch gelegentlich.
- Die Kristalle haben einen quadratischen oder rhombohedralen Querschnitt.
- Die Seiten von Topas-Kristallen sind gestreift oder gerieft.

Farbe: orange, gelb, rosa, weiß, blau, grau, grün, brau, klar

Glanz: Glasglanz

Mohshärte: 8

System: orthorhombisch

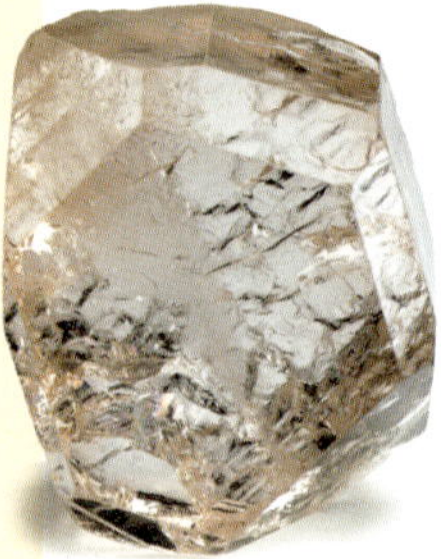

Pfirsichfarbener Topas aus Pakistan

- Topas ist hart, aber spröde. Oft sieht man Risse im Inneren, vor allem bei hitzebehandelten Steinen.
- Kristalle, die getragen werden, regelmäßig reinigen, um ihre Brillanz zu bewahren.

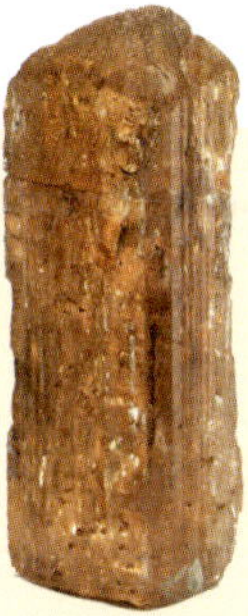

Imperial Topas aus Brasilien

Magische Eigenschaften

- Fördert Selbstvertrauen und Führungseigenschaften.
- Ermutigt, die eigenen Wünsche auszudrücken.

Heilwirkung

- Löst körperliche Anspannung.
- Erleichtert emotionale Stabilisierung.
- Stärkt Motivation und Selbstvertrauen.
- Harmonisiert alle subtilen energetischen Ebenen.

Anwendung

Einen Kristall auf das Zwerchfell (knapp unterhalb der Rippen) legen, um den Körper schnell zu entspannen und um obere und untere Körperhälfte ins Gleichgewicht zu bringen.

Stichworte

Selbstsicherheit

Selbstvertrauen

Entspannung

Ähnliche Steine

Turmalin bildet dreiseitige Kristalle, Topas dagegen vierseitige.

Brasilianit hat eine ähnliche Farbe, ist aber weicher.

Aquamarin ähnelt blauem Topas, ist aber weniger brillant.

Ebenso: **Heliodor** (gelber Beryll), **Phenakit**

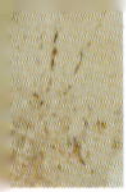

Calcit ($CaCO_3$)

Dieses sehr verbreitete Mineral ist an der Bildung verschiedener Gesteinsarten wie Kalkstein, Marmor, Travertin und Mergel beteiligt, ebenso an der Entstehung von Stalagmiten und Stalaktiten in Höhlen. Calcit kristallisiert bei niedrigen Temperaturen in vielen verschiedenen Farben und Formen und bildet oft große Zwillingskristalle. Calcit ist auch Hauptbestandteil von Muscheln und anderen Meerestieren. Wenn sie sterben und auf den Meeresgrund sinken, entsteht neues, kalziumreiches Gestein. Die Heilwirkung von Calcit ist so variantenreich wie sein Aussehen.

Merkmale und Pflege

- Calcit ist weich und hat einen seidigen Glanz.
- Die Oberfläche fühlt sich seifig an.
- Es gibt ungewöhnliche, natürliche Kristallbildungen wie den „Hundszahn" (pyramidenförmig mit scharfer Spitze) oder den „Nagelkopf" (lang und schlank mit abgeflachtem Kopf). Bei beiden sind oft auch Zwillingsbildungen zu sehen.
- Wegen der vielen Farben ist Calcit leicht mit anderen Kristallen zu verwechseln.

Farbe: kommt in allen Farben sowie in farblosen Varianten vor

Glanz: Glasglanz, Perlglanz, Seidenglanz

Mohshärte: 3

System: hexagonal

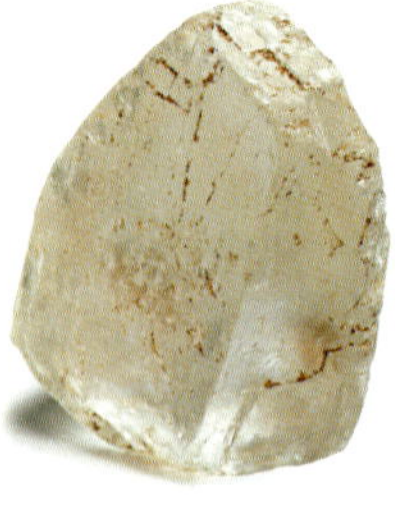

Ein klarer Calcit-Kristall aus Island

- Calcit bricht (bei Druck oder Fall) in rhomboedrische Stücke mit glatten Bruchflächen.

Magische Eigenschaften

- Bindet das Individuum in den natürlichen Zyklus ständiger Veränderung und Wandlung ein.
- Fördert den mühelosen Fluss.

Heilwirkung

- Bringt stagnierende oder träge Energie in Bewegung.
- Beruhigt bei emotionaler Aufregung.
- Beruhigt den Geist.
- Schafft Klarheit, indem er Reibung und Dissonanzen beseitigt.

Anwendung

Bei der Meditation in und durch ein Stück Calcit schauen – ideal sind runde oder eiförmige Kristalle. Der Stein verlangsamt und bricht das Licht, das ihn durchdringt. Entspannen Sie den Blick und spüren Sie, wie der Calcit den Geist und das Denken zur Ruhe bringt.

Stichworte

Besänftigend

Beruhigend

Kühlend

Ähnliche Steine

Bernstein fühlt sich leicht klebrig an.

Aragonit hat eine andere Kristallform.

Bergkristall, blauer Quarz und **Citrin** sind viel härter als Calcit.

Ebenso: **Baryt, Celestit, Danburit, Dolomit, Magnesit, Chabasit**

Mookait (SiO_2)

Dieser attraktive Quarz mit der weichen Bänderzeichnung in Rot, Braun und Gelb erinnert an Schichten farbigen Sands. Mookait ist ein Sedimentgestein, das sich wie Flint aus den am Meeresgrund abgelagerten Überresten der Skelette kleiner Meereslebewesen gebildet hat. Er kommt ausschließlich in Australien vor und zeigt dieselben Farben wie die Wandmalereien der Aborigines, die mit natürlichen Pigmenten angefertigt wurden. Als Heilstein ist Mookait außergewöhnlich beruhigend. In aufregenden und beängstigenden Situationen hilft er, eine gute Lösung zu finden. Er vermittelt erdende Bodenständigkeit und schnörkellose Klarheit.

Farbe: rot-gelb marmoriert

Glanz: Glasglanz

Mohshärte: 7

System: trigonal

Merkmale und Pflege

- Mookait hat eine fließende Streifen-Marmorierung in Gelb und Dunkelrot.
- Er zeigt mehr Erdfarben als ähnlich aussehende Jaspis-Exemplare.

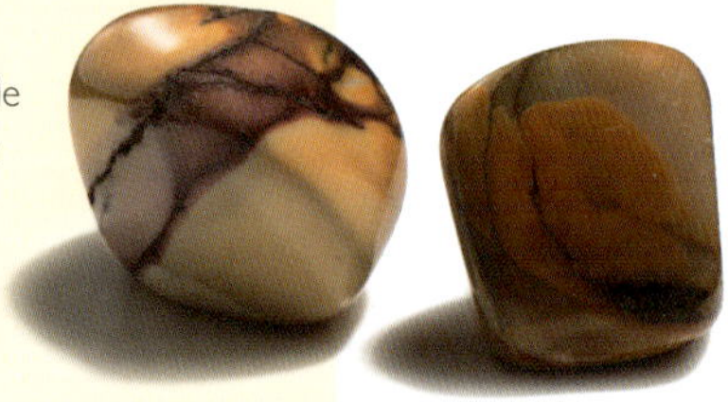

Mookait-Trommelsteine

Magische Eigenschaften

- Verstärkt das Bewusstsein für den belebenden Strom der Erdenergie.
- Regt zu harmonischem Handeln an.

Heilwirkung

- Stabilisiert die unteren Chakren und stärkt das Immunsystem.
- Vermittelt ein Gefühl von Sicherheit, wenn es darum geht, Unbekanntes zu erkunden.
- Begünstigt Ideen im Rahmen des praktisch Möglichen.
- Ermöglicht es, intensive spirituelle Erfahrungen in den Alltag zu integrieren.
- Hilft, unsere Ziele auf entspannte und praktische Weise zu erreichen.

Anwendung

- Um entspanntes Selbstvertrauen zu finden, Mookait auf das Solarplexuschakra legen.
- Für ein Gefühl natürlicher Ausgewogenheit und Grazie auf die Hüften legen.
- Für ein besseres Verständnis der Natur auf das Stirnchakra legen.

Stichworte

Sicherheit

Praktische Lösungen

Besänftigung

Ähnliche Steine

Bei **gelbem** und **rotem Jaspis** sind die Farbstreifen schärfer abgegrenzt.

Tigerauge ist schwerer und zeigt sanftere Farbstreifen.

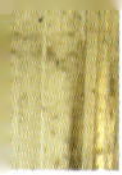

Heliodor ($Be_3Al_2Si_6O_{18}$)

Dieser klare, strahlende Stein ist eine gelbliche Variante des Berylls, gefärbt durch Eisen. Er kommt häufig gemeinsam mit Quarz und Albit vor. Sein Name leitet sich von den griechischen Wörtern *helios* und *doron* ab und bedeutet „Geschenk der Sonne". Wie die frühe Morgensonne besitzt dieser Stein eine reinigende, öffnende Energie. Er eignet sich gut, um überholte Ideen und schlechte Angewohnheiten abzulegen oder um Verwirrung aufzuklären. Die Energie dieses Steins ist noch heller und frischer als die eines hochwertigen Citrins oder Zitronenquarzes. Darum ist Heliodor als Heilstein so wertvoll, wenn wichtige Entscheidungen oder Veränderungen im Leben anstehen.

Merkmale und Pflege

- Heliodor-Kristalle zeigen oft Einschlüsse anderer Mineralien.
- Heliodor ist an der sechseckigen Form und den parallelen Riefen zu erkennen.

Magische Eigenschaften

- Steht für den Neuanfang.
- Hilft bei der Umsetzung von Absichten.

Farbe: gelb, zitronengelb, manchmal bläulich

Glanz: Glasglanz

Mohshärte: 7,5–8

System: hexagonal

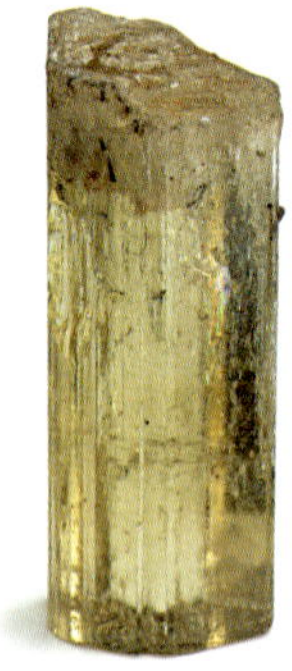

Ein Heliodor aus Russland

Heilwirkung

- Beruhigt und regeneriert das Nervensystem nach Überanstrengung und Stress.
- Beruhigt bei Sorgen und Ängsten.
- Fördert den Optimismus.
- Vermittelt Klarheit und tiefes Verstehen.
- Ermöglicht eine bessere Ausnutzung von Energiereserven.

Anwendung

- Zur Entspannung und Beruhigung der Nerven einen Rauchquarz an die Füße, einen Amethyst auf das Solarplexuschakra und einen Heliodor auf das Stirnchakra legen.
- Zur Beruhigung des Geistes einen Rauchquarz an die Füße, einen Heliodor auf das Solarplexuschakra und einen Amethyst auf das Stirnchakra legen.
- Zur Verbesserung geistiger Klarheit einen Heliodor auf das Stirnchakra (Stirnmitte) und auf jede Handgelenk-Pulsader einen Bergkristall legen. Stellen Sie sich beim Einatmen vor, dass die Luft durch die Steine in den Körper gelangt.

Stichworte

Erfrischend

Regenerierend

Klärend

Beruhigend

Ähnliche Steine

Hiddenit ist stärker grün.

Brasilianit ist brüchiger und oft von intensiverem Gelb.

Amblygonit gehört zu einem anderen Kristallsystem und bildet kurze Kristalle.

Calcit zeigt klare Bruchlinien.

Chrysoberyll gehört einem anderen Kristallsystem an und tendiert farblich stärker zum Gold.

Ebenso: **Citrin**

Schwefel (S)

Mit seiner auffällig gelben Färbung und den interessant geformten Kristallen ist Schwefel ein sehr attraktives Mineral. Es wird durch vulkanische Gase gebildet, ist leicht brennbar mit einer leuchtend blauen Flamme. Schon in der Bibel wird Schwefel als Werkzeug göttlicher Strafe erwähnt. Etwa im 10. Jahrhundert benutzte man es in China zur Herstellung des ersten Schießpulvers. In der Heilkunde ist sein feuriger Charakter durchaus wertvoll. Besonders schöne Schwefel-Kristalle werden in Italien gefunden.

Merkmale und Pflege

- Schwefel riecht nach faulen Eiern.
- Schwefel zählt zu den weichsten Substanzen, die für Heilzwecke nutzbar sind. Kleine Kristalle zerbröseln leichter als große, einzelne.
- Separat von anderen Steinen aufbewahren.

Magische Eigenschaften

- Enthüllt verborgene Absichten.
- Weckt das Realitätsbewusstsein.
- Hilft, die Hintergründe alltäglicher Ereignisse zu erkennen.

Farbe: leuchtend gelb, gelblich braun

Glanz: Harzglanz

Mohshärte: 1,5–2,5

System: orthorhombisch

Ähnliche Steine

Auripigment tendiert farblich eher zum Orange. Verursacht bei Berührung Hautreizungen und gibt arsenhaltige Dämpfe ab, sollte also niemals verwendet werden.

Heilwirkung

- Hilfreich bei Verdauungsbeschwerden und Giftstoff-Ansammlungen.
- Fördert Optimismus und Begeisterungsfähigkeit.
- Belebt den rationalen Geist.
- Beseitigt Energieblockaden auf sanfte Art.

Anwendung

- Um Veränderungen anzuregen und den Geist zu klären, Schwefel über das Kronenchakra legen, darüber ein Bergkristall und seitlich von diesem zwei nach außen weisende Bergkristalle.
- Zur Entgiftung Schwefel auf das zweite Chakra legen, direkt darunter einen Bergkristall (Spitze nach unten) sowie einen Rauchquarz an die Füße.
- Um einen Neuanfang zu erleichtern, Schwefel zwischen die Füße legen, direkt darüber und darunter je einen Bergkristall (die Spitzen zeigen vom Schwefel weg).

Stichworte

Reinigend

Entgiftend

Belebend

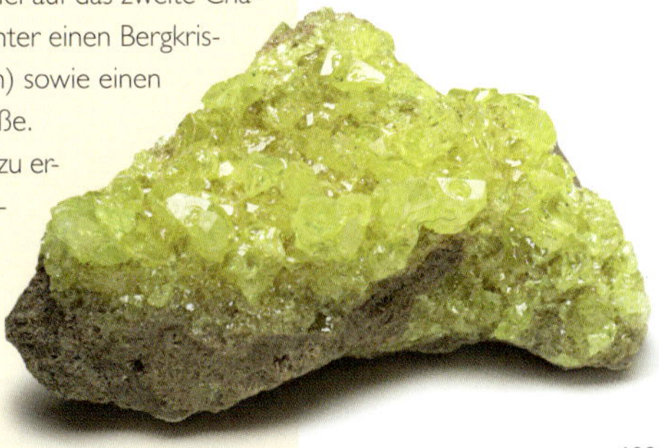

Natürliche Schwefel-Kristalle

Peridot ($(Mg,Fe)_2SiO_4$)

Peridot ist die Bezeichnung für die Schmuckqualität des Minerals Olivin. Gefunden wird es oft in vulkanischen Landschaften. Tatsächlich ist Peridot ein wichtiger Indikator für vulkanische Aktivität, ist aber auch (in Form von Olivin) in Meteoriten enthalten. In der römischen Antike nannte man den Stein Topazus nach einer Insel im Roten Meer, wo er gefunden wurde. In Griechenland hieß er Chrysolit (Goldstein), und diese Bezeichnung wird noch heute manchmal für hochwertige, transparente Kristalle benutzt. In der Antike schätzte man den Stein wegen seiner Kraft, Schrecken und böse Geister zu vertreiben, vor allem, wenn er in Gold gefasst war.

Farbe: gelbgrün, grün

Glanz: Fettglanz, Glasglanz

Mohshärte: 6,5–7

System: orthorhombisch

Merkmale und Pflege

- Große Kristalle sind selten. Meist findet man Peridot in Form kleiner Perlen oder rauer Bruchstückchen.
- Der schöne Glanz wird durch Bearbeitung noch verstärkt.
- Die Kristalle bilden vertikal geriefte, abgeflachte Prismen.

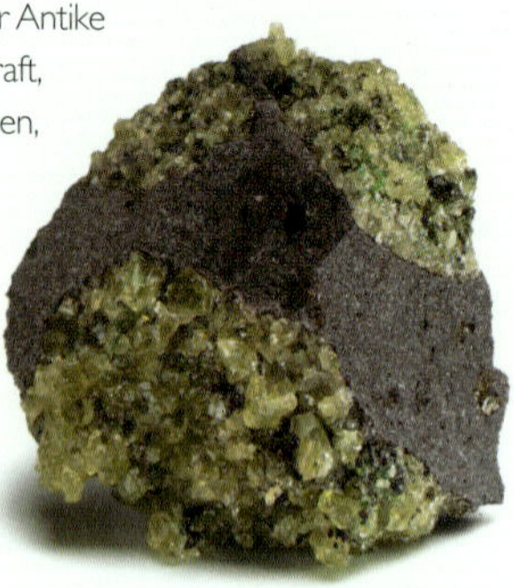

Zahlreiche kleine Peridot-Kristalle auf einer Matrix

- Der Stein ist recht spröde und sollte separat aufbewahrt werden.

Magische Eigenschaften

- Verkörpert die lebendige Energie der Natur.
- Schützt vor schädlichen Kräften und Einflüssen.

Heilwirkung

- Fördert die Entgiftung des Körpers.
- Schafft emotionale Ausgeglichenheit.
- Reguliert unerwünschte Denkmuster.
- Hilft, Vergangenes loszulassen.
- Stärkt die persönliche Identität.

Anwendung

- Zur Anregung natürlicher Heilvorgänge vier Steine auf den Körper legen: einen an den unteren Halsansatz, einen auf das Herz und einen neben jede Niere (auf Ellenbogenhöhe unter den Körper schieben). Um den Prozess zu verstärken, einen erdenden Stein wie Hämatit an die Füße legen.
- Als Pendel eingesetzt lindert Peridot Stress und erschließt neue Wahrnehmungsebenen.

Stichworte

Reinigend

Erfrischend

Belebend

Ähnliche Steine

Forsterit enthält kein Eisen, ist ansonsten dem Peridot aber sehr ähnlich.

Fayalit enthält mehr Eisen, tendiert zum Rot oder Braun und hat einen metallischen Glanz.

Hortonit (Magnesium- und Eisensilikat) ist eine Form des Olivins und enthält mehr Eisen als Magnesium. Ist meist braun oder schwarz.

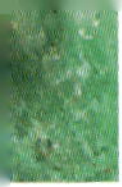

Chrysopras (SiO_2)

Der Name geht auf die griechischen Wörter *chrysos* (golden) und *prason* (Lauch) zurück. Diese Form des Chalcedons bildet oft dicke Adern in einer Matrix aus leichtem Sandstein. Der Stein hat eine typische Färbung, ein leicht durchscheinendes Apfelgrün. In unbearbeitetem Zustand ähnelt er einer Süßigkeit, vielleicht grünem Marzipan. Früher stammte er hauptsächlich aus Böhmen, heute findet man besonders schöne Steine in Australien.

Merkmale und Pflege

- Chrysopras wird in massiver Form, in Adern und Konkretionen gefunden.
- Neben der typischen, apfelgrünen Form gibt es einen Typ in dunklerem Grün sowie in Südamerika eine Variante in blassem Gelb.
- Der Stein ist durchscheinend bis undurchsichtig und hat einen wachsartigen Glanz.
- Chrysopras wird meist als Cabochon geschliffen. Vorsicht vor Imitationen aus Glas oder Plastik.
- Durch Sonnenlicht und Hitze wird die Farbe heller.

Farbe: apfelgrün bis smaragdgrün

Glanz: Harzglanz, Glasglanz

Mohshärte: 7

System: trigonal (mikrokristallin)

Ähnliche Steine

Smaragd von minderer Qualität kann Chrysopras ähnlich sehen, wird aber normalerweise facettiert geschliffen (Chrysopras hingegen als Cabochon).

Jade ist härter, und ihre Oberfläche fühlt sich dichter an.

Aktinolithquarz bildet meist sichtbare, quarzartige Kristalle.

Aventurin enthält metallische Sprenkel.

Magische Eigenschaften

- Steht traditionell für Glück und Erfolg.
- Erleichtert, sich in die Umgebung einzufügen, soll sogar unsichtbar machen können.
- Vermittelt die harmonische Energie der Natur.

Stichworte
Gelassenheit
Harmonie
Stille

Heilwirkung

- Fördert tiefen Schlaf und erholsame Ruhe.
- Fördert Reinigung und Entgiftung.
- Vermittelt ein starkes Gefühl von Ruhe und Sicherheit.
- Regt die Kreativität an.

Anwendung

Um kreative Kräfte zu erschließen und eine neue Richtung zu finden, sechs Steine im Sechseck auslegen: Chrysopras über dem Kopf und an der linken Schulter, schwarzen Turmalin an der linken Hand, Chrysopras an den Füßen und der rechten Hand, schwarzen Turmalin an der rechten Schulter. Zur Verstärkung auf einem schwarzen Tuch liegen.

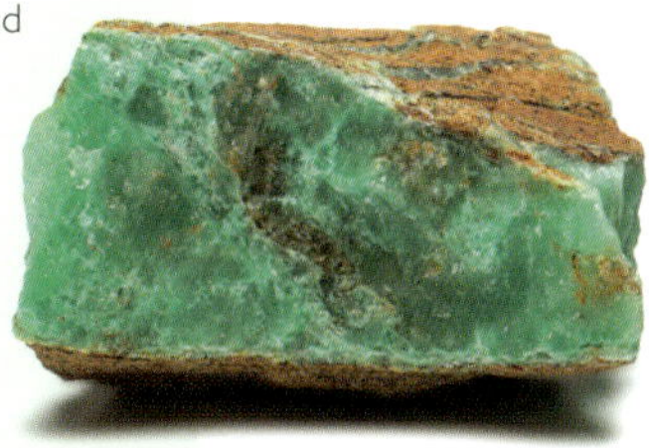

Chrysopras-Rohstein

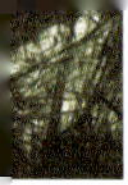

Aktinolithquarz (SiO_2)

Dieser dunkelgrüne Stein verdankt seine Farbe den nadelfeinen Aktinolith-Kristallen. Schon in der Antike wurde er als Schmuckstein und für Schnitzereien geschätzt. Wir hatten das Glück, eine Frau kennenzulernen, die bei einem Strandspaziergang in Kalifornien nach einem Sturm einen großen Klumpen Aktinolithquarz gefunden hatte. Es ist erstaunlich, welche Funde einem der Zufall bescheren kann.

Farbe: mittleres bis dunkles Grün

Glanz: Glasglanz

Mohshärte: 7–7,5

System: trigonal

Merkmale und Pflege

In manchen Steinen kann man die Aktinolithnadeln als Einschlüsse erkennen, in anderen sind sie so dicht, dass der Stein nahezu einfarbig grün erscheint.

Magische Eigenschaften

- Schafft Zugang zu den heilenden Energien der Umgebung.
- Bringt Bewusstsein und Unterbewusstsein in Einklang.
- Bringt die inneren Energien des Herzzentrums mit den äußeren Energien der Natur in Einklang.

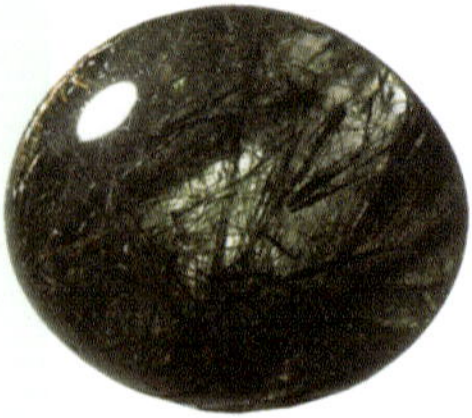

Aktinolithquarz-Trommelstein

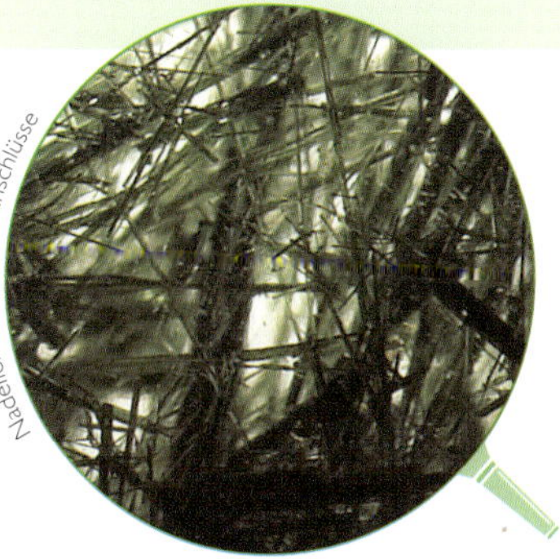

Nadelfeine Aktinolith-Einschlüsse

Stichworte
Unterstützung
Integration
Kräfte der Natur

Heilwirkung

- Erweitert die Perspektive.
- Löst falsche Barrieren auf.
- Hilft, sich eins mit der Umgebung zu fühlen.

Anwendung

Um Gefühle wie Beschränkung, Isolierung oder Entfremdung zu lindern, einen Aktinolithquarz auf die Stirn, einen aufs Herz und einen zwischen die Füße legen. Einen Bergkristall über dem Kopf, einen unterhalb der Füße, je einen an jede Hand (alle Spitzen weisen vom Körper weg) hinzufügen. Stellen Sie sich vor, dass Ihr Atem durch die Steine an den Füßen in den Körper hineinströmt, durch die weiteren Steine aufwärts und beim Ausatmen wieder abwärts und an den Füßen hinaus.

Ähnliche Steine

Aventurin zeigt Sprenkel von Hämatit oder Glimmer.

Moosachat ist verästelt, sieht organisch aus und zeigt braune und grüne Einschlüsse.

Chlorit ist ein grünes Mineral, das ebenfalls oft in Quarz eingeschlossen ist, jedoch in wolkiger oder schleierartiger Form (nicht als Nadeln).

Prehnit ($Ca_2Al_2Si_3O_{10}(OH)_2$)

Dieses attraktive, milchig grüne Mineral ist nach dem Niederländer Oberst Hendrik von Prehn benannt, der es im 18. Jahrhundert entdeckte. Meist findet man Prehnit in strahlenförmiger oder traubenförmiger Anordnung, seltener tafelförmig, in Verbindung mit Basalt oder Feldspat. Ursprünglich hielt man Prehnit für eine Variante von Olivin oder Smaragd. Da er häufig in Südafrika gefunden wird, nennt man ihn auch Kap-Smaragd oder Kap-Chrysolit. Weitere Fundorte befinden sich in Australien, den USA, Großbritannien und den Alpen. Prehnit ist leicht durchscheinend, sodass man in sein grünes Inneres hinein-, aber nicht hindurchschauen kann. Darum eignet er sich gut, um den Geist zu entspannen und ein Bewusstsein zu erlangen, das von der gewohnten Wahrnehmung von Zeit und Raum losgelöst ist.

Farbe: gelbgrün, klar

Glanz: Glas-, Wachsglanz

Mohshärte: 6–6,5

System: orthorhombisch

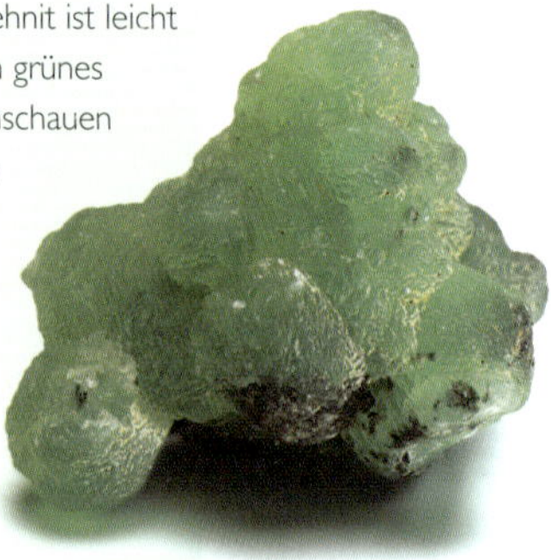

Prehnit, traubenförmige Kristallverwachsung

Merkmale und Pflege

- Prehnit ist hellgrün, durchscheinend und etwas milchig, ähnlich wie Mondstein.

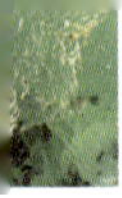

- Rundliche, traubenartige Formen sind verbreitet und bei geschliffenen Stücken als vieleckige „Zellen" zu erkennen.

Magische Eigenschaften

- Eröffnet unbewusste Geistesebenen.
- Löst die Grenzen von Zeit und Raum auf, schafft Zugang zu Fähigkeiten wie Hellsicht, Fernwahrnehmung und Jenseitskontakt.

Heilwirkung

- Lindert nervliche Anspannung.
- Besänftigt und beruhigt Geist und Emotionen.
- Hilft, akute Sorgen zu zerstreuen.

Anwendung

- Prehnit ist ein exzellenter Meditationsstein.
- Er eignet sich gut zum Wahrsagen, erlaubt dem Bewusstsein Einblick in andere Zeiten und Orte, erleichtert Problemlösungen. Den Blick entspannt auf dem Kristall ruhen lassen. Dabei den Stein nicht anschauen, sondern „hindurchsehen" und Gedanken und Bilder frei fließen lassen.

Stichworte

Erweichend

Erhebend

Sichernd

Ähnliche Steine

Peridot glänzt stärker und ist klar, während Prehnit milchig ist.

Wavellit bildet abgeflachte, seidige, strahlenartige Fasern oder kugelförmige Gebilde.

Hemimorphit (Calamin) kommt in strahlenförmigen Verwachsungen vor und hat einen seidigen Glanz.

Stilbit (Blätterzeolith) bildet schleifenförmige Gruppen weißer, gelber oder brauner Kristalle mit Perlglanz. Er ist weich und spröde.

Aventurin (SiO_2)

Aventurin ist ein verbreiteter Quarztyp, der seit Urzeiten für Schnitzereien und Heilzwecke verwendet wird. In Tibet beispielsweise setzte man ihn ein, um die Wahrnehmung und das Sehvermögen zu verbessern. Von anderen Mitgliedern der Quarzfamilie ist er wegen seiner feinen, glitzernden Einschlüsse leicht zu unterscheiden. Dieser Eigenschaft verdankt der Stein seinen Namen. Man gab ihm den Namen eines in Murano hergestellten Schmuckglases.

Farbe: grün mit metallischen Sprenkeln (auch rotbraun, blau)

Glanz: Glasglanz

Mohshärte: 7

System: trigonal, mikrokristallin

Merkmale und Pflege

- Aventurin ist als Trommelstein oder Rohstein erhältlich. Leicht zu erkennen an seinem glitzernden Aussehen.
- Intensiv gefärbte, stark glitzernde Steine werden meist für Schnitzereien verwendet. Trommelsteine sind oft blasser und glitzern schwächer.

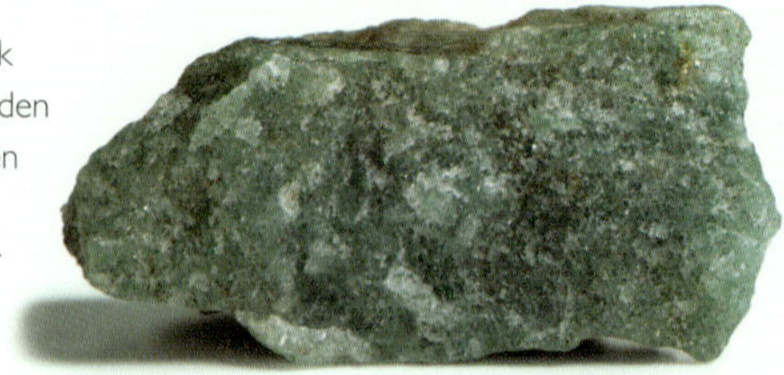

Aventurin-Rohstein

- Aventurin kommt hauptsächlich in drei Farben vor: Grün (gefärbt durch grünen Glimmer), Rotbraun (gefärbt durch Pyrit oder Goethit) sowie Blau (gefärbt durch Rutil oder Krokydolith).

Heilwirkung

- Beruhigt und stabilisiert die Emotionen.
- Fördert eine positive Lebenseinstellung.
- Beruhigt (vor allem blauer Aventurin).
- Grüner Aventurin wirkt ausgleichend auf das Herzchakra, fördert das spirituelle Wachstum und die Dankbarkeit für das Gegebene.
- Rotbrauner Aventurin vermittelt Glück und Entspannung.

Anwendung

Um die Emotionen zu stabilisieren und das Herz zu öffnen, einen Aventurin auf die Brustmitte legen und mit vier Bergkristallen umgeben (Spitzen nach außen). Bei emotionalen Störungen einen weiteren Aventurin auf den unteren Halsansatz und einen erdenden Stein (zum Beispiel Rauchquarz) unterhalb der Füße platzieren.

Stichworte
Ausgeglichenheit
Ruhe
Stabilität

Ähnliche Steine

Jade glänzt weniger stark als Aventurin und glitzert nicht.

Smaragd kann, wie grüner Aventurin, Glimmer enthalten, zeigt aber keine sichtbaren Spaltungsebenen.

Amazonit zeigt ähnliche Grüntöne, jedoch ohne Glitzern.

Blauquarz ähnelt blauem Aventurin, glitzert aber nicht.

Smaragd ($Be_3Al_2Si_6O_{18}$)

Smaragd ist die kostbare, grüne Form des Minerals Beryll. Er bildet sich in Granit- und Pegmatit-Gestein und erhält seine grüne Farbe durch Chrom- und Vanadium-Atome. Die Bandbreite der Färbung reicht von milchigem Grasgrün bis zum transparenten, satten Grün eines dichten Walds im Frühling. Es ist kaum verwunderlich, dass man dem Smaragd von jeher eine magische Beziehung zu Pflanzen, Fruchtbarkeit und Fülle zuschreibt. Er wurde schon vor 4000 Jahren in Ägypten abgebaut.

Farbe: leuchtend grün

Glanz: Glasglanz

Mohshärte: 8

System: hexagonal

Merkmale und Pflege

- Hochwertige, transparente Steine sind selten und nur im Edelsteinhandel zu bekommen. Undurchsichtiger Smaragd mit wolkigen Einschlüssen ist leichter erhältlich.
- Smaragd-Kristalle sind längliche Prismen mit sechseckiger Form, die zu facettenreichen, kuppelartigen Spitzen auslaufen.
- Steine minderer Qualität werden auch als grüner Beryll gehandelt.

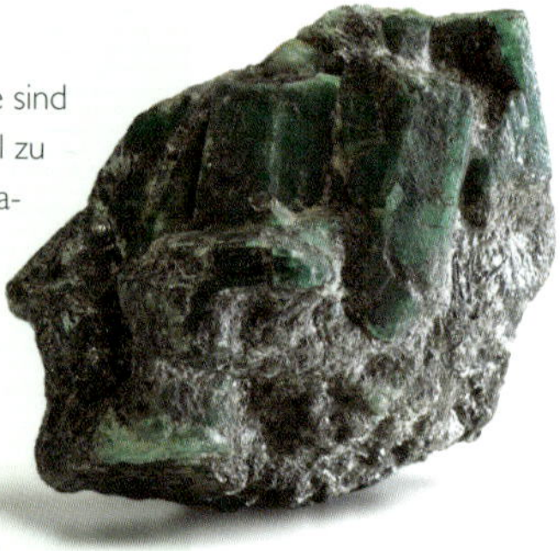

Gruppe aus Smaragd-Kristallen

- An den Einschlüssen lässt sich die Herkunft ablesen: Steine mit Calcit oder Pyrit stammen aus Brasilien, mit Glimmer aus Russland oder Afrika.
- Geschliffene Smaragde werden oft imitiert. „Indischer Smaragd“ ist gefärbter Quarz.

Stichworte

Beruhigend

Reinigend

Harmonisierung

Magische Eigenschaften

- Enthüllt die Wahrheit, regt zur Ehrlichkeit an.
- Fördert Liebe, Freundschaft und Bindungswillen.
- Wird mit Weissagung und Voraussicht in Zusammenhang gebracht.

Heilwirkung

- Beschleunigt Reinigungs- und Klärungsprozesse.
- Lindert verborgene Ängste und Befürchtungen.
- Ausgezeichnet zur Meditation.

Anwendung

- Ein Smaragd auf dem Herzchakra fördert Ausgeglichenheit und Ruhe.
- Um die Wirkung voll auszuschöpfen, einen Smaragd auf die Stirn, einen auf die obere Brust, einen auf das Herzchakra, je einen beiderseits der Taille und einen zwischen die Füße legen.

Ähnliche Steine

Aquamarin ist eine eher blaugrüne Variante des Berylls.

Apatit hat ein rissiges Aussehen und ist weicher.

Turmalin bildet dreieckige Prismen, Smaragd dagegen sechseckige.

Heliotrop (SiO_2)

Die traditionellen Namen der Steine aus der Quarzfamilie vermitteln den Eindruck größerer Unterschiede zwischen den Varietäten, als tatsächlich vorhanden sind. Heliotrop, auch Blutjaspis, ist ein grüner Jaspis mit roten, braunen oder gelben Zeichnungen, die durch Eisenoxid hervorgerufen werden. Diese kleinen Variationen bringen aber verschiedene Heilwirkungen mit sich.

Farbe: grün mit roter, brauner oder gelber Zeichnung

Glanz: Glasglanz

Mohshärte: 7

System: trigonal

Merkmale und Pflege

Hochwertiger Heliotrop wird als Edelstein gehandelt. Steine mit kleineren Farbmustern sind leichter zu bekommen.

Magische Eigenschaften

- Schützt vor dem Verlust von Lebensenergie.
- Fördert den weltlichen Einfluss und das Prestige.
- Wird traditionell zur Wundheilung und zum Stillen von Blutungen eingesetzt. Steht als

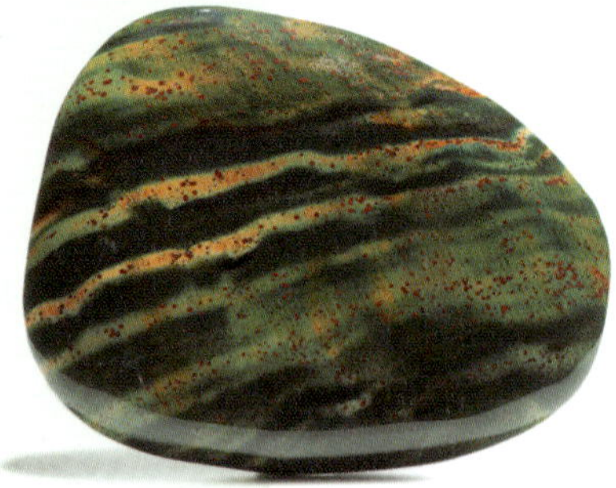

Ein Handschmeichler aus Heliotrop

Stein der Krieger unter dem Einfluss des Planeten Mars.

Heilwirkung

- Regt die physischen Systeme des Körpers an, vor allem den Blutkreislauf.
- Wirkt belebend und ausgleichend auf Herz- und Wurzelchakra.
- Ermutigt und motiviert.
- Fördert den praktischen Einsatz hellseherischer Fähigkeiten.
- Spendet Kraft und gute Gesundheit.

Anwendung

- Ein großer Heliotrop eignet sich zur Meditation und für andere spirituelle Praktiken. Er fördert den Energiefluss und stärkt das innere Bewusstsein des Individuums.
- Zur Stärkung von Kraft, Entschlussfähigkeit und Vitalität fünf Heliotrope auslegen: einen ans untere Ende der Wirbelsäule, einen zwischen Herz- und Kehlchakra (im Bereich der Thymusdrüse), einen auf die Stirn und je einen neben die Ohren.

Stichworte

Mut

Stärke

Unterstützung

Anregung

Ähnliche Steine

Grüner Jaspis hat die gleiche Zusammensetzung wie Heliotrop, jedoch keine roten Muster.

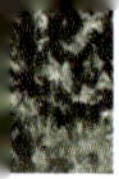

Chlorit (einschließlich Seraphinit)

$(Ca_2(Mg,Fe^{2+})_5Si_8O_{22}(OH)_2)$

Chlorit bildet oft grüne, wolkige Einschlüsse in Quarzkristallen, aber die eindrucksvollere Form ist als Seraphinit bekannt. Der Stein bildet sehr weiche, radial angeordnete Gruppen mattgrüner Fasern. Behutsam geschliffen, ähnelt er Wildseide und zeigt faszinierende Farbnuancen mit schönem Lichtspiel. Der ursprünglich seltene und außergewöhnlich teure Seraphinit ist inzwischen häufiger und günstiger zu bekommen. Wie viele neu entdeckte Mineralien ist er nicht so haltbar wie traditionelle Steine und nicht als Schmuckstein geeignet.

Farbe: hellgrün, dunkelgrün bis schwarz

Glanz: Perlglanz, Glasglanz

Mohshärte: 2

System: monoklin

Merkmale und Pflege

Chlorit ist sehr weich. Die Steine stets getrennt von anderen aufbewahren.

Magische Eigenschaften

- Ermöglicht den Kontakt mit den Kräften der Natur, Naturgeistern und nichtkörperlichen Wesen von diesem Planeten und außerhalb.
- Wirkt auf den feinsten Ebenen des Herzchakras, verfeinert unsere Beziehung zu den spirituellen Kräften des Universums.

Ähnliche Steine

Malachit zeigt selten ein auffallendes Lichtspiel auf seiner knotigen Oberfläche.

Astrophyllit hat glänzende, strahlenförmige und sich überlagernde, flache Splitter in dunklem Orange, Grün, Gold oder Braun.

Heilwirkung

- Wirkt sanft beruhigend auf Überaktivität in jedem Körperbereich.
- Lindert Gefühle von Isolierung oder Verlassenheit.
- Bringt Klarheit in persönliche Ziele.

Stichworte
Öffnend
Sensibilisierend
Offenbarung

Anwendung

- Ein Stück Chlorit in der Hand halten, um sich auf die Natur einzuschwingen oder in einen meditativen Zustand zu gelangen.
- Seraphinit auf das Herz legen, um Zugang zu unterschwelligen Energien zu erlangen. Ein erdender Stein auf der Stirn klärt und verfestigt die Erfahrung. Um sich auf die Erdenergien einzuschwingen, einen schwarzen Turmalin als erdenden Stein wählen. Für kosmische Energien Moldavit verwenden, für Zugang zum Reich der Engel Celestit.

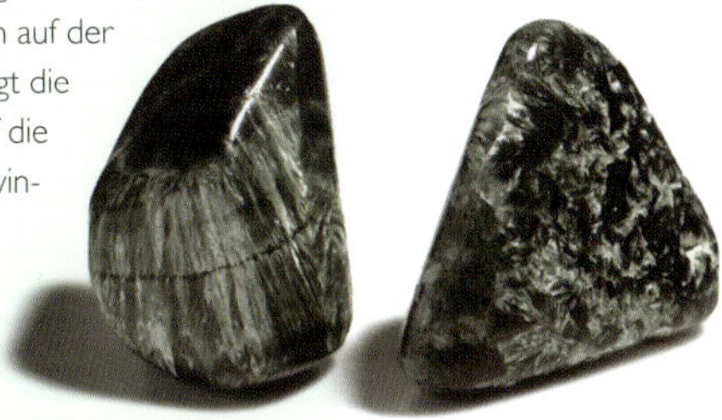

Seraphinit-Trommelsteine

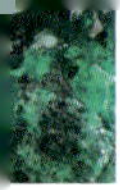

Dioptas ($Cu_6Si_6O_{18} \cdot 6H_2O$)

Farbe: viridiangrün (sattes Blaugrün)

Glanz: Glasglanz

Mohshärte: 5

System: trigonal

Dieser auffällige Kristall ist ein Kupfersilikat, das man in Kupferadern findet, die durch Luft oder Wasser oxidiert sind. Dioptas ist für einen Edelstein relativ weich, aber Farbspiel und Streuung der Lichtstrahlen sind bemerkenswert. Vor allem die seltenen transparenten Steine werden hoch geschätzt.

Das intensive Grün wirkt anregend auf alle Körperbereiche, Geist und Seele. Es fördert vor allem subtile Wahrnehmungen und psychische Fähigkeiten. Dioptas eignet sich daher gut, um neue Vorhaben oder Wachstumsphasen zu initiieren. Seine schnelle Reinigungswirkung setzt man am besten in kleinen Dosen ein. Vor allem in der Nähe des Herzchakras sollte man den Stein nur wenige Minuten tragen.

Merkmale und Pflege

- Dioptas bildet relativ kleine Kristalle von intensiv grüner Farbe in Form kantiger, sechsseitiger Prismen.
- Einzelne Kristalle sind seltener zu finden als kleine Gruppen auf ihrer Matrix.

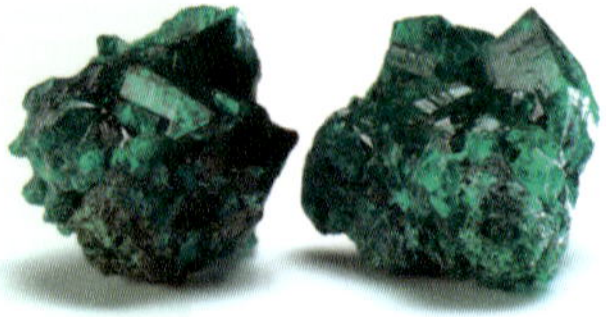

Dioptas, natürliche Kristallballungen

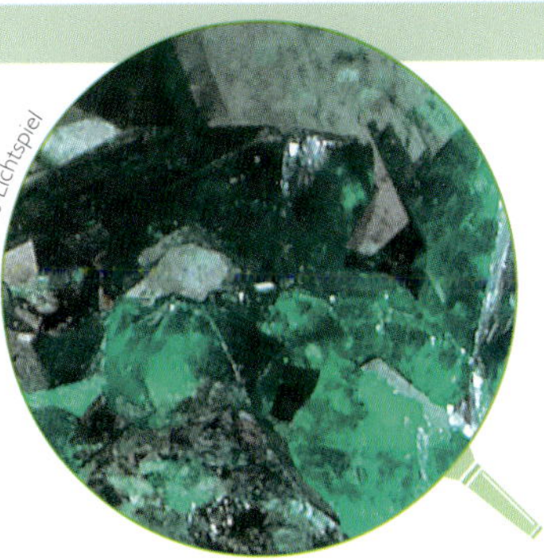

Stichworte

Anregend

Stärkend

Erweiternd

Magische Eigenschaften

Regt Veränderung und Wachstum an.

Heilwirkung

- Stärkt das Herzchakra.
- Hilft beim Ablegen überholter Verhaltensmuster.
- Schafft Klarsicht und durchdringende Einsichten.

Anwendung

- Zur Stärkung des Herzchakras Dioptas einige Minuten auf das Herzchakra legen.
- Ein Stück Dioptas am Bett fördert Veränderungen.
- Um das Erreichen von Zielen zu erleichtern, ein Stück Dioptas neben ein Bild mit einem Motiv des Angestrebten legen.

Ähnliche Steine

Atacamit ist ein ähnliches Kupfermineral mit langen, nadelartigen, dunkelgrünen Kristallen, die radiale Gruppen bilden.

Euchroit bildet kurze Prismen oder dicke Tafelkristalle in Smaragdgrün. Im Gegensatz zu Dioptas hat er kein „Feuer" und keine klaren Kanten. Er ist giftig: Nach dem Anfassen die Hände waschen!

Diopsid ($CaMg(SiO_3)_2$)

Diopsid gehört zu den Pyroxenen. Kristalle findet man selten, häufiger dagegen körnige Aggregate. Am kostbarsten ist der schwarze Mondstein, der im Cabochon-Schliff einen sternförmigen Lichtreflex (Asterismus) zeigt, gelegentlich auch einen Katzenaugeneffekt (Chatoyance). Traditionell wird er zum Schutz vor schädlichen Einflüssen und dem bösen Blick verwendet. Diopside aller Art regen neue Wachstumszyklen an und fördern die Heilung aus der Tiefe des Körpers heraus. Sie können auch helfen, negative emotionale oder geistige Zustände aufzulösen.

Farbe: schwarz, dunkelgrün oder grün (gelegentlich farblos, gelb oder blau)

Glanz: Glasglanz, matt

Mohshärte: 6

System: monoklin

Merkmale und Pflege

- Diopside findet man in verschiedenen Farben: dunkelgrüner Chromdiopsid, schwarzer Diopsid und der seltene, blauviolette Violan-Diopsid.
- Dunkelgrüne und schwarze Exemplare werden oft als Trommelsteine angeboten.

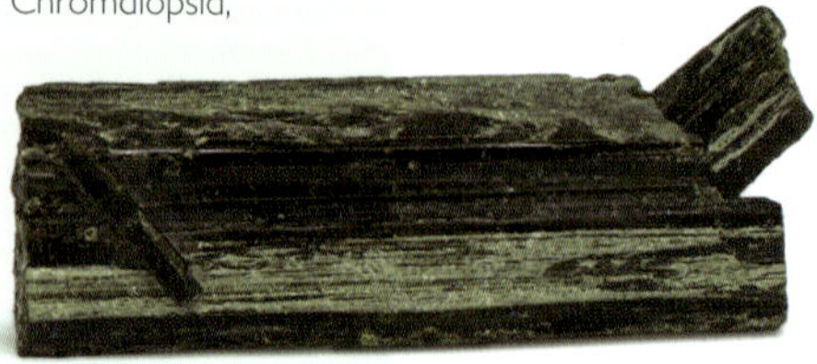

Chromdiopsid-Kristall

Magische Eigenschaften

- Bringt Verborgenes ans Licht.
- Steht für die Kraft des Neumonds, der mit Magie und dem Unbewussten in Beziehung gesetzt wird.

Heilwirkung

- Löst hartnäckige Spannungen.
- Baut nach chronischer Krankheit die Energie wieder auf.
- Verstärkt das Selbstwertgefühl.
- Verhilft zu einer positiven Sichtweise.

Anwendung

- Zur Regeneration Diopsid auf den betroffenen Körperbereich platzieren, Bergkristall über den Kopf und Rauchquarz unterhalb der Füße.
- Nach Stress oder großer Belastung Bergkristall über den Kopf und Diopsid (möglichst einen Stein mit Asterismus) einen Meter unterhalb der Füße platzieren.
- Zur Stärkung des Selbstwertgefühls Diopsid auf den Solarplexus legen, Rosenquarz auf das Herz und Rauchquarz an die Füße.

Stichworte

Erleichterung

Wachstum

Erneuerung

Ähnliche Steine

Turmalin-Trommelsteine haben oft eine unebene Oberfläche.

Geschnittene **Jade** ist durchscheinend oder undurchsichtig.

Schwarzer Obsidian ist normalerweise durchscheinend.

Dioptas hat einen hellblau-grünen Strich, Diopsid einen weißen.

Epidot $(Ca_2(Al,Fe^{3+})_3Si_3O_{12}(OH))$

Epidot ist in Struktur und Aussehen nahezu identisch mit dem Turmalin. Er hat aber eine kleinere Bandbreite an Farben. Besonders beliebt sind Steine in gelblich grünem Pistaziengrün, die auch als Pistazit bezeichnet werden. Fundorte liegen in Österreich, Sri Lanka, Alaska und Peru. In der Heilkunde wird der Epidot wegen seiner standhaften, stützenden Energie geschätzt.

Farbe: pistaziengrün, grün, braun, schwarz

Glanz: Glasglanz, matt

Mohshärte: 6–7

System: monoklin

Merkmale und Pflege

- Dunkelgrüner Epidot wird geschnitten und geschliffen, andere Typen werden als Trommelsteine angeboten.
- Withamit nennt man eine leuchtend rote bis hellgelbe Varietät.
- Epidot ist selten transparent. Die seltenen Steine von Schmuckqualität werden für Juwelierarbeiten verwendet.

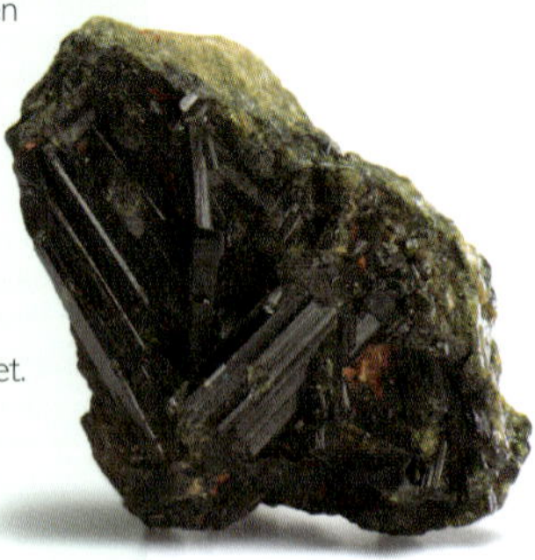

Natürlicher Epidot-Kristall

Magische Eigenschaften

- Baut auf, entwickelt, stützt.
- Zeigt praktische Wege zum Erfolg auf.

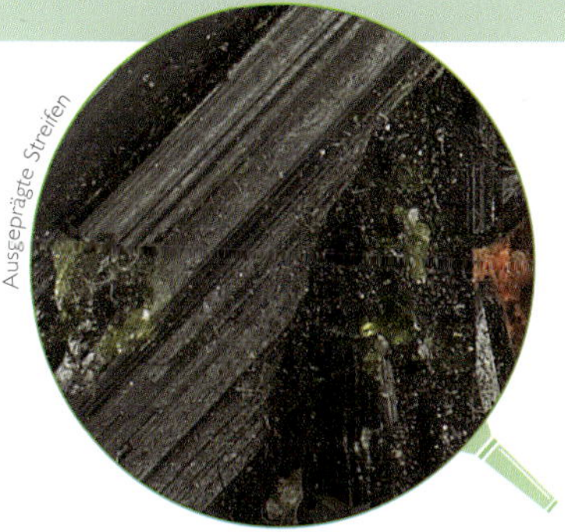

Stichworte

Sammelnd

Stärkend

Praktisch

Heilwirkung

- Stärkt mit seiner praktischen, erdenden Energie das Gerüst des Körpers (Knochen, Knorpel, Sehnen und Muskeln).
- Stabilisiert Gefühle.
- Ermutigt, Ziele zu erreichen.
- Hilft, auf allen Ebenen Kräfte zu bündeln.

Anwendung

- Um ein Ziel zu erreichen, Epidot in die Mitte der Stirn legen und einen in jede Hand nehmen.
- Um praktischen Fortschritt zu erzielen, Epidot zwischen die Füße und Citrin auf den Solarplexus legen.

Ähnliche Steine

Turmalin ist Epidot in der Form sehr ähnlich und daher schwer zu unterscheiden, kommt aber in weniger Farben vor.

Vesuvianit bildet Kristalle mit weniger sauberen Kanten.

Aktinolith hat einen seidigen Glanz und dünne, nadelartige Kristalle.

Augit bildet kantige, schwarze Prismen.

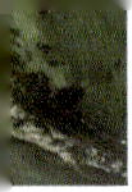

Jade (Jadeit: $Na(Al,F^{3+})(Si_2O_6)$; Nephrit: $Ca_2(Mg,Fe)_5Si_8O_{22}(OH)_2$)

Jade kommt in zwei Formen vor: als Nephrit (ein Aktinolith) und als Jadeit (ein Pyroxen). Nephrit, dessen Name von seiner angenommenen Heilwirkung für die Niere herrührt, ist zwar nicht das härteste Mineral, aber das am wenigsten spröde, das heißt, es bricht nicht so leicht. Jadeit ist körniger als Nephrit – geschliffen hat es leichte Dellen.

Jade wird in so vielen Kulturen verehrt und die ihr zugeschriebenen Eigenschaften sind so ähnlich, dass ihre Verwendung wahrscheinlich eine sehr lange Tradition hat. Generell gilt sie als wichtiger Heilstein, besonders für alle Belange der Ahnengeister und für den Schutz der Toten.

Jade kommt in einer Vielzahl von Farben vor. Hellblaue Jade beispielsweise wurde in Kalifornien gefunden. Wenn Jade mit den Toten begraben wird, verändert sie die Farbe, oft zu Brauntönen.

Merkmale und Pflege

Jade-Imitationen, etwa aus Bowenit, Grossular und Prehnit, sind häufig.

Farbe: grün, weiß, grau, bläulich

Glanz: Fettglanz

Mohshärte: 6,5–7

System: monoklin, mikrokristallin

Ähnliche Steine

Bowenit ist eine Serpentin-Varietät, die im Gegensatz zu Jade mit dem Messer eingekerbt werden kann.

Grossular wird oft als Afrikanische Jade oder Transvaal Jade gehandelt.

Ebenso: **Chrysopras, Prehnit, Aventurin**

Stichworte
Zugehörigkeit
Stabilität
Instinkt

Magische Eigenschaften

- Steht für Langlebigkeit.
- Hilft beim Kontakt der Lebenden mit ihren verstorbenen Vorfahren, schützt die Geister der Toten.

Heilwirkung

- Wirkt ausgleichend auf das Herzchakra, das unsere Beziehungen verbessern hilft.
- Verstärkt Zugehörigkeitsgefühle.
- Verstärkt die Fähigkeit, angemessen und effektiv zu handeln.
- Sorgt für tiefe Entspannung, beschleunigt Heilungsprozesse.

Anwendung

Wenn Sie den Eindruck haben, den Kontakt zu Ihrer Vergangenheit oder Ihrem Zuhause verloren zu haben, legen Sie Jade an das Wurzelchakra oder auf das Sakral- oder Kehlchakra.

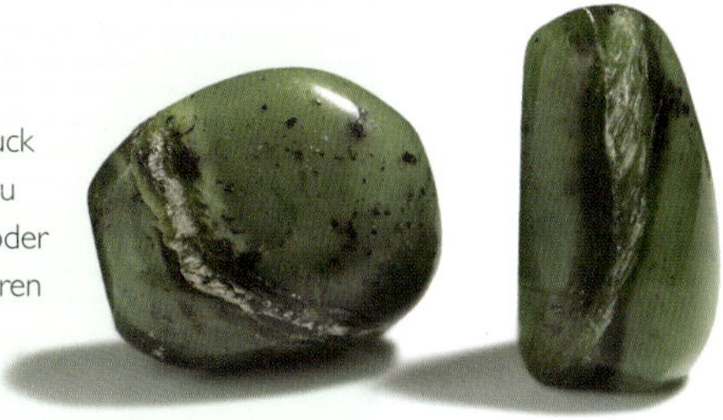

Trommelsteine aus Jade

Sphen ($CaTiSiO_5$)

Farbe: gelbgrün, grünbraun, braunrot

Glanz: Diamantglanz

Mohshärte: 5–5,5

System: monoklin

Sphen (vom altgriechischen *sphen* = Keil) ist die transparente, edelsteinartige Varietät des Minerals Titanit und kommt häufig in Rissen von kristallinem Schiefer mit Quarz, Chlor und Feldspat vor. Sphen hat eine schmutzige, durchscheinende, olivgrüne Farbe und bildet eigenartig aussehende, abgeflachte, keilförmige Kristalle aus. Als Keil kann der Sphen tatsächlich verwendet werden – etwa um die Tür zu einer neuen Wahrnehmungsebene oder zu tief verwurzelten Dingen zu finden. Dies macht ihn zu einem wichtigen Heilstein.

Merkmale und Pflege

- Seine Farbe ist selten „sauber" – normalerweise braungrün, manchmal mit roten Einfärbungen – aber dennoch strahlend.
- Die flachen, tafeligen Kristalle sind oft leicht geriffelt.
- Sphen wird manchmal als Ersatz für wertvollere Steine wie Topas, Heliodor oder Olivin verwendet.

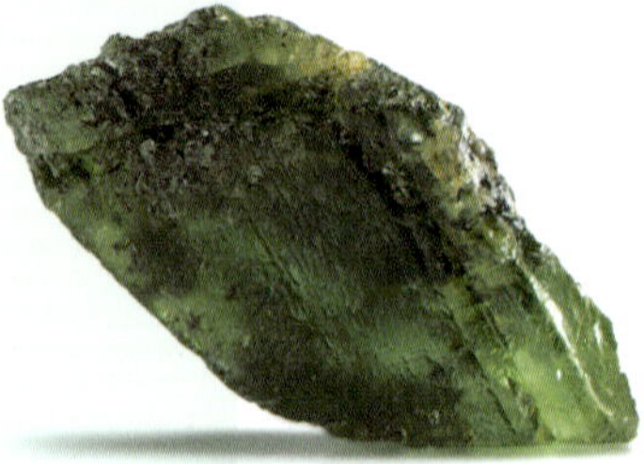

Sphen-Kristall

Magische Eigenschaften

- Klärt neue Perspektiven.
- Eröffnet neue Lösungen bei Problemen.
- Regt das laterale Denken an.

Heilwirkung

- Regt sanft die körperliche Aktivität an.
- Hilft, Gefühle zu verstehen.
- Macht offen für neue Ideen und Konzepte.
- Bringt die Energiekörper in Einklang.

Anwendung

- Für geistige Klarheit legen Sie Sphen rings um den Kopf aus oder auf das Stirnchakra.
- Um Energie und Konzentration zu steigern, legen Sie den Stein auf die Oberlippe oder direkt unter die Unterlippe.
- Platzieren Sie einen Sphen und einen Rosenquarz auf dem Herzchakra, um emotionale Belastungen zu reduzieren.
- Mit Citrin auf den Solarplexus gelegt, verstärkt Sphen die Fähigkeit zur Abgrenzung.
- Mit Granat am Wurzelchakra erhöht Sphen Motivation und Antrieb.

Stichworte

Klärend

Ordnend

Erkundend

Ähnliche Steine

Olivin besitzt ein klareres Grün, seine Kristalle sind weniger flach.

Peridot (siehe unten) ist transparent und apfelgrün.

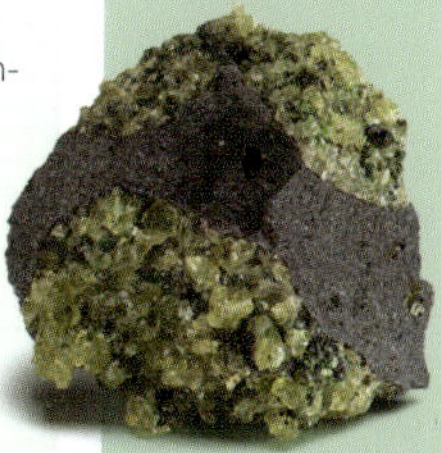

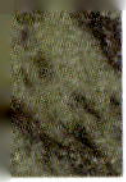

Serpentin ($Mg_6(OH)_8Si_4O_{10}$)

Der Serpentin (Schlangenstein) erhielt seinen Namen durch den früheren Glauben, er sei eine Medizin gegen Schlangenbisse. Dies hat seinen Ursprung vielleicht in der geschlängelten Maserung oder der Färbung, die an Schlangenhaut erinnert. Er ist metamorph (siehe Seite 20) und entsteht in olivinreichen Gesteinen. Eine faserige Varietät des Serpentins ist der Chrysotil, eine Asbestart, der nicht verwendet werden sollte, da sein Staub ernsthafte Lungenkrankheiten wie das Emphysem erzeugen kann. Die massigen Formen des Serpentins sind aber ungefährlich.

Farbe: Grüntöne, gelb, rot und braun

Glanz: Wachs-, Glasglanz

Mohshärte: 3–4

System: monoklin, mikrokristallin

Merkmale und Pflege

- Serpentin fühlt sich rutschig und seifig an.
- Bowenit ist eine blass gefärbte Varietät.
- Die Oberfläche des Serpentins kann leicht von anderen Steinen angekratzt werden, daher sollten Sie ihn einzeln aufbewahren.

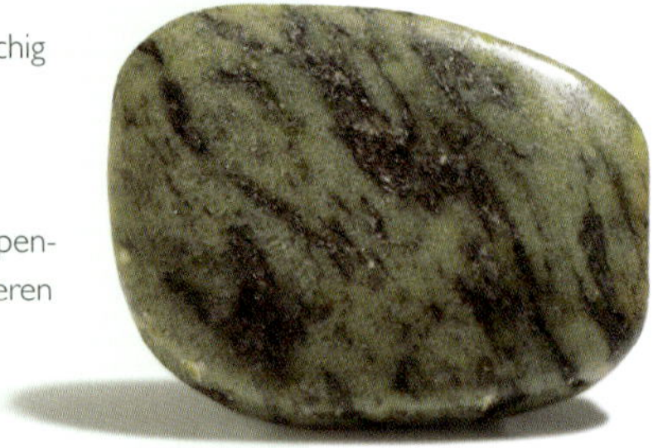

Serpentin

Magische Eigenschaften

- Wehrt Schaden ab.
- Mindert Ängste.
- Hilft, hellseherische Fähigkeiten zu entwickeln.

Heilwirkung

- Ermöglicht die Aufnahme von Prana (Lebensenergie) im ganzen Körper.
- Beruhigt und stabilisiert den Geist.
- Erhöht die Wahrnehmung.
- Gut geeignet für Meditation und die harmonische Integration neuer Bewusstseinszustände.

Anwendung

- Verwenden Sie Serpentin bei Ängsten und Sorgen. Albträume, Schlaflosigkeit, Verfolgungswahn und Angst vor dem Unbekannten können durch das Tragen oder Berühren des Serpentins gemindert werden.
- Um einen rastlosen Geist zu beruhigen, platzieren Sie Serpentin auf Kehl- und Herzchakra, einen Karneol auf dem Sakralchakra, Rauchquarz unterhalb der Füße und einen Amethyst oberhalb des Kopfes.

Stichworte

Beruhigend

Fließend

Erleuchtend

Ähnliche Steine

Epidot fühlt sich härter an und wirkt weniger farbig, wenn er als Trommelstein geschliffen wurde.

Jade ist härter und enger gekörnt.

Malachit ($Cu_2CO_3(OH)_2$)

Malachit ist ein sekundäres Mineral aus Kupfererzlagerstätten und wird oft neben Azurit gefunden. Einzelne Kristalle sind selten, Malachit bildet Verwachsungen mehrerer Kristalle zu Knollen oder strahligen Massen. Malachit enthält etwa 60 % Kupfer, daher ist er ein nützliches Erz. Sein Name stammt aus dem Griechischen, *malache* heißt Malve – deren Blätter das gleiche weiche, tiefe Grün besitzen. Aufgrund seiner auffallenden konzentrischen Muster wurde Malachit als starker Schutz gegen den „bösen Blick" verwendet.

Farbe: grün mit dunkelgrünen oder schwarzen konzentrischen Bändern

Glanz: Seidenglanz, matt

Mohshärte: 3,5–4

System: monoklin

Merkmale und Pflege

- Geschliffene Stücke, Scheiben, Knollen und körnige Massen sind leicht erhältlich. Malachit kommt häufig in Verbindung mit Azurit vor.
- Malachit hat einen hellgrünen Strich.

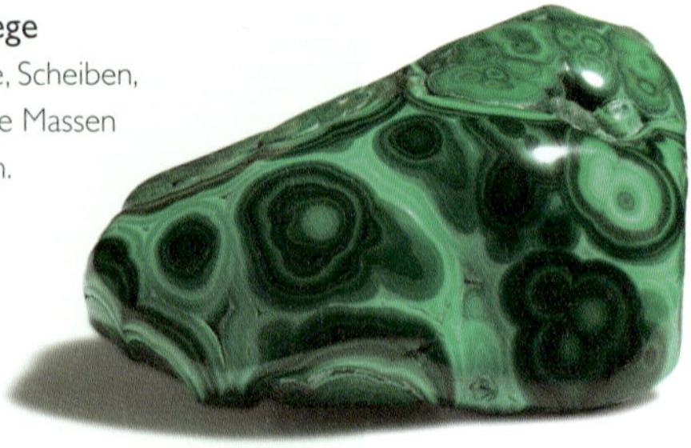

Malachit-Trommelstein

- Malachit ist sehr weich und empfindlich, daher sollte man ihn vor Abrieb durch andere Steine und vor korrosiven Stoffen wie Salz und Öl schützen.

Magische Eigenschaften

Steht für Wachstum und Fülle.

Heilwirkung

- Lindert Schmerzen und unterstützt die Erholung nach einer Anstrengung.
- Spürt emotionales Ungleichgewicht auf und korrigiert dieses.
- Unterstützt die Entwicklung neuer Ideen.
- Macht Mut in schwierigen Lebenssituationen.
- Nimmt Umweltgifte auf.

Anwendung

- Zum Schutz vor elektromagnetischer Bestrahlung in jeder Hand einen Malachit halten.
- Ein Stück Malachit über schmerzende Körperstellen halten. Bei Störungen des Gleichgewichts sind eventuell auch mehrere Steine notwendig. Danach gründlich reinigen.

Stichworte
Ausgleichend
Lindernd
Entgiftend
Absorbierend

Ähnliche Steine

Serpentin ist weniger regelmäßig gemasert und eher gelbgrün gefärbt.

Chrysokoll ist eher hellbau-türkis und weist keine regelmäßigen Bändermuster auf.

Rosasit bildet grüne oder blaue botryoidale Krusten. Sein Strich ist blassblau.

Pseudomalachit hat einen blaugrünen Strich.

Moldavit (Glas/Silikat, SiO_2)

Farbe: durchscheinend grün, braungrün

Glanz: Glasglanz

Mohshärte: 5

System: amorph

Diese Tektit-Art kommt nur in einer Region Tscheсhiens vor. Moldavit ist 15 Millionen Jahren alt, aber seine Entstehungsgeschichte ist ein Geheimnis. Vielleicht entstand er durch Meteoriteneinschlag, der das umgebende Gestein schmelzen ließ; vielleicht ist er ein Meteoritengestein. Jedenfalls enthält er nicht die typischen Einschlüsse vulkanischen Gesteins. Dem Moldavit wurde von jeher eine spezielle Bedeutung zugeschrieben. Mittelalterliche Quellen, die den Heiligen Gral als einen Stein, der vom Himmel fiel, bezeichnen, führten manche zu der Annahme, Moldavit sei die begehrte Reliquie.

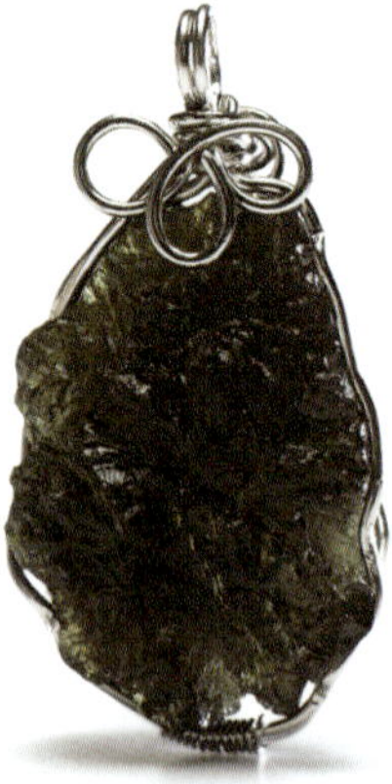

Ein Anhänger aus naturbelassenem Moldavit

Merkmale und Pflege

- Moldavit ist der einzige grün-transparente Tektit, alle anderen sind schwarz oder braun.
- Größere Stücke sind selten. Die meisten Moldavite sind an der Oberfläche porös, gewellt oder tief gefurcht und haben eine Strang-, Tränen- oder Kieselform.

Magische Eigenschaften

- Verbindet kosmische und irdische Energien, weitet das Bewusststein für das Universum.

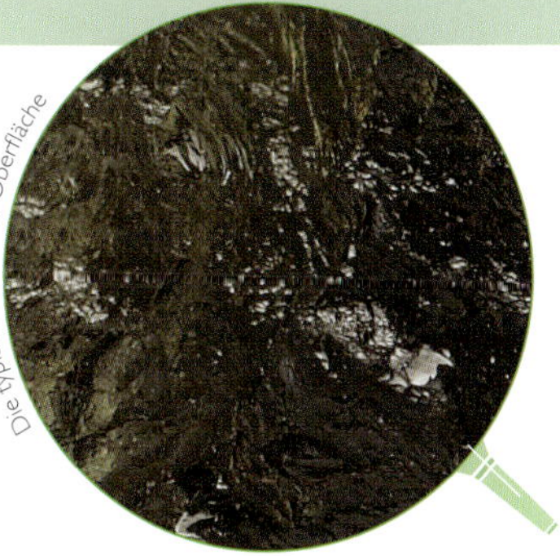

Stichworte

Wandelnd

Ausdehnung

Verstärkend

- Steht für Transformation, evolutionäre Prozesse und spirituelles Wachstum.

Heilwirkung

- Verstärkt die Eigenschaften anderer Steine.
- Stärkt das Immunsystem.
- Intensiviert die Liebe zur Schöpfung.

Anwendung

Unterstützen Sie Erneuerungsprozesse und erforschen Sie Ihr wahres Potenzial: Legen Sie sich auf ein grünes Tuch. Über dem Kopf und neben jede Hand platzieren Sie einen Celestit, neben jede Schulter und zwischen die Füße einen Moldavit. Nach der Anwendung sollten Sie sich mit Hämatit oder Turmalin erden.

Ähnliche Steine

Andere **Tektite** ähneln dem Moldavit, aber ihnen fehlt die kräftige grüne Farbe.

Verdelith (grüner Turmalin) erinnert an geschnittenen Moldavit, ist aber weicher und nicht dichroitisch.

Peridot ist in der Regel eher gelbgrün.

Moosachat (SiO_2)

Moosachat ist ein durchscheinender Chalcedonquarz mit grünen und braunen Einschlüssen aus Manganoxid, Hornblende und Eisen. Die Küste des Roten Meeres im Jemen besitzt alte Moosachat-Vorkommen; dort wurde er Mokkastein genannt, wegen der nahe liegenden Handelsstadt Mokka. Eine Scheibe Moosachat wirkt wie die konzentrierte Energie der Natur: Sie gleicht einem Schnitt durch einen Farnwald, der Aussicht eines Vogels über eine Flussmündung oder dem Blick auf die Erde aus dem All.

Farbe: farblos mit grünen und braunen Einschlüssen

Glanz: Glasglanz

Mohshärte: 6,5

System: trigonal, mikrokristallin

Merkmale und Pflege

Im Moosachat sind Farn-, Moos- und Blattmuster zu sehen; dichtere Steine müssen Sie möglicherweise gegen das Licht halten.

Magische Eigenschaften

- Verbindet mit der Natur.
- Steht für Zuverlässigkeit und stabilen Fortschritt.

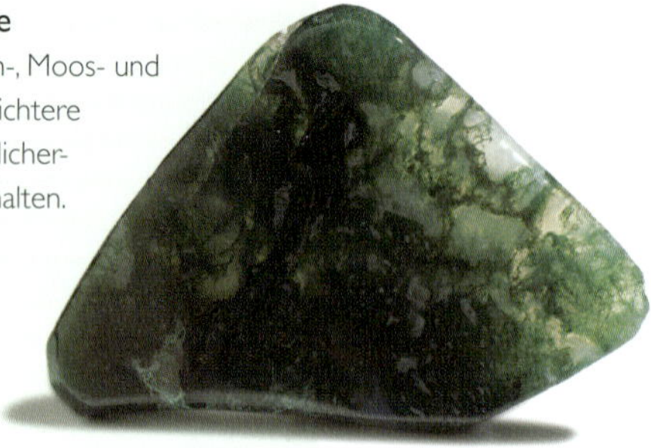

Moosachat-Trommelstein

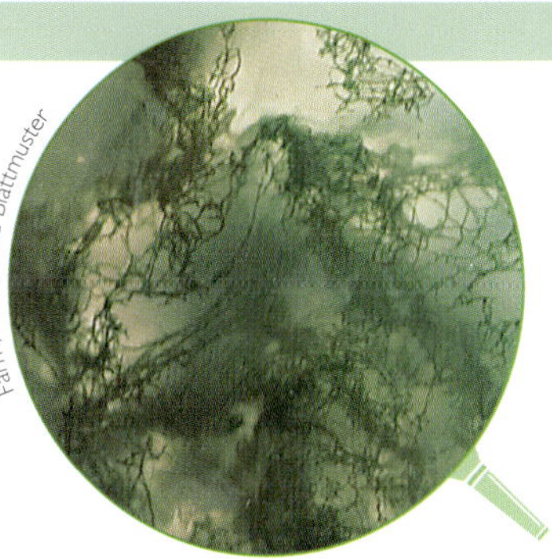

Stichworte

Gefühl von Weite

Optimismus

Öffnung

Heilwirkung

- Hilft zu entspannen, öffnet Verengungen und Stauungen – zum Beispiel im Kreislauf oder Lymphsystem.
- Setzt aufgestaute Gefühle frei.
- Sorgt für Optimismus.
- Stärkt unseren Sinn für das eigene Potenzial.

Anwendung

Wenn Sie Anspannung oder Blockaden lösen wollen, vor allem im Bereich persönlicher Beziehungen, legen Sie fünf Moosachate auf den Körper: einen auf die obere Brust, einen auf das Herzchakra, einen auf den Unterbauch, je einen rechts und links neben den Herzchakra-Stein.

Ähnliche Steine

Baumachat ist ein milchweißer Quarz und kaum durchscheinend.

Grüner Jaspis ist völlig opak.

Dendrit-Sandstein/ -Kalkstein besitzt Einschlüsse wie Moosachat; diese befinden sich aber in gekörntem, opakem Gestein, nicht in Quarz.

Türkis $(CuAl_6(PO_4)_4\ (OH)_8 \cdot 4\text{-}5H_2O)$

Die Europäer nannten diesen Stein *pierre turquoise* (Türkischer Stein), weil sie glaubten, er käme aus Kleinasien. Dies war aber einfach der Ort, an dem die Europäer erstmals mit Steinen aus den Wüstenregionen Iran, Sinai und Tibet handelten. Türkis wird aus der Reaktion von Wasser mit Aluminium und Kupfer gebildet, was dem Stein seine blaue Farbe verleiht. Grüntöne stammen hingegen von Verunreinigungen durch Eisen. Der Stein ist von jeher als schützender Talisman beliebt. In vielen Kulturen wird der himmelblaue Türkis mit erdig roten oder orangefarbenen Steinen wie Koralle oder Karneol kombiniert, um sich mit dem Schutz des Himmels und der Erde zu wappnen.

Farbe: türkis, türkisgrün, hellblau

Glanz: Wachs-, Glasglanz

Mohshärte: 5–6

System: triklin, mikrokristallin

Merkmale und Pflege

- Türkis-Kristalle sind selten und in der Regel klein. Hauptsächlich bildet Türkis massige oder knollige Aggregate aus.
- In der Sonne wird Türkis blass. Die meisten Steine werden mit Wachs oder Harz behandelt, um die Farbe zu erhalten.

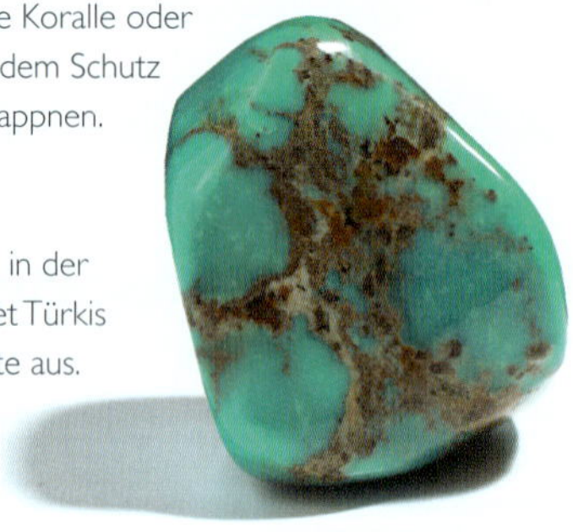

Türkis-Trommelstein

- Türkis ist sehr porös und kann durch Fett und Öl ausbleichen.

Magische Eigenschaften

- Stärkt und betont die Aura.
- Verbindet mit der Geisterwelt.

Heilwirkung

- Stärkt alle Organe.
- Bringt alle Chakren ins Gleichgewicht, vor allem Herz- und Kehlchakra.
- Neutralisiert negative Umwelteinflüsse.
- Besänftigt Emotionen.
- Beruhigt überaktives Denken.
- Fördert Intuition und hellseherische Fähigkeiten.

Anwendung

Um Verletzungen zu heilen und Hindernisse aus dem Weg zu räumen: Platzieren Sie einen Türkis oberhalb des Kopfes; einen unterhalb der Füße, einen neben jede Hand, einen neben jede Schulter. Um die Wirkung zu verstärken, legen Sie sich für diese Anwendung auf ein gelbes Tuch.

Stichworte

Stärkend

Schützend

Fördernd

Ähnliche Steine

Howlith ist ein weißgrauer, amorpher Stein, der oft eingefärbt als Türkisimitat zu finden ist.

Amazonit ist weniger blau und hat farbige Bänder.

Ebenso: **Larimar, Chrysokoll**

Aquamarin ($Be_3Al_2Si_6O_{18}$)

Der Aquamarin, eine Beryll-Varietät, ist einer der beliebtesten Edelsteine. Eisen-Beimengungen bestimmen seine Farbe, die von fast farblos bis zu tiefem Meergrün reicht. Hochwertiger Aquamarin ist sehr begehrt und wird oft durch blauen Topas, gefärbtes Glas oder hitzebehandelte minderwertige Steine imitiert. Aquamarin kommt in Pegmatit vor, einem grobkörnigen Typ magmatischen Gesteins.

Farbe: fast farblos, blassblau oder türkis

Glanz: Glasglanz

Mohshärte: 7,5–8

System: hexagonal

Merkmale und Pflege

- Aquamarin bildet hexagonale stiftförmige Kristalle aus.
- Grünliche Steine sind in der Regel preiswerter.
- Die Farbe von Trommelsteinen reicht von reinem milchigem Blau bis hin zu einem perlig glänzenden Türkisgrün.
- Parallel verlaufende Streifungen fangen das Licht und die Farbtiefe ein.
- Die Kristalle sind dichroistisch – aus manchen Blickwinkeln erscheinen sie farblos.

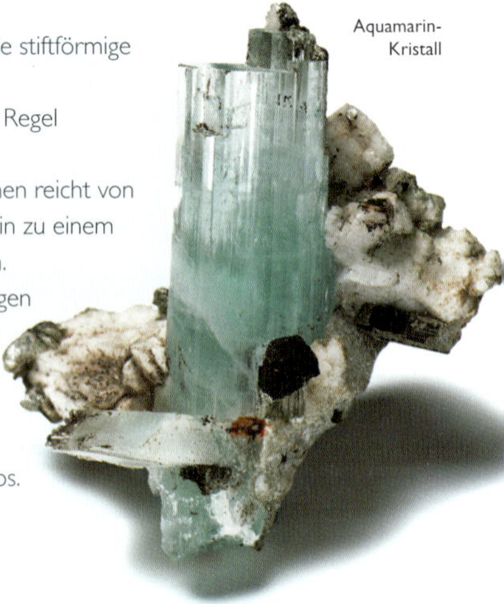

Aquamarin-Kristall

- Die Kristalle enden flach oder als facettierte Haube.

Magische Eigenschaften

- Schützt vor Unheil.
- Sorgt für eine sichere Reise, vor allem auf See.

Heilwirkung

- Stärkt das Immunsystem, bringt das Kehlchakra ins Gleichgewicht.
- Klärt festgefahrene Gefühle.
- Sorgt für Optimismus.
- Befähigt zum kreativen Ausdruck.
- Fördert einzigartige Fähigkeiten.
- Sorgt für Inspiration und regt die Fantasie an, in der Regel mit konkreten Ergebnissen.

Anwendung

- Bei Energiemangel und Infektanfälligkeit: Tragen Sie einen Aquamarin-Anhänger, idealerweise auf der Brust genau zwischen Kehl- und Herzchakra.
- Aquamarin im Legesystem mit Rosenquarz, beruhigt und entspannt.

Stichworte

Kühlend

Reinigend

Besänftigend

Aufhellend

Ähnliche Steine

Blauer Topas besitzt ein stärkeres, eher metallisches Blau.

Sibirischer Quarz ist nicht dichroistisch.

Aqua-Aura ist ein bedampfter und dadurch blau gefärbter, irisierender Bergkristall.

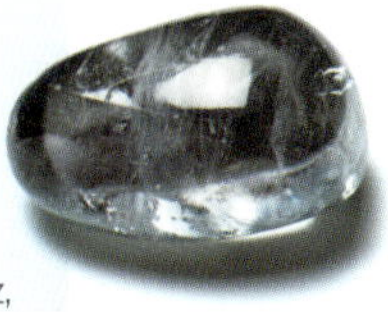

Aquamarin-Trommelstein

Amazonit ($KAlSi_3O_8$)

Dieser beliebte Edelstein ist eine Varietät des häufig vorkommenden Minerals Feldspat. Amazonit bildet sehr schöne, schwere, prismatische Kristalle von blaugrüner Farbe aus. Der Stein ist nach dem Fluss Amazonas benannt, obwohl er in dieser Region bisher nicht gefunden wurde. Amazonit ist relativ weich und daher leicht zu bearbeiten. Im alten Ägypten war er sehr beliebt. Die Grüntöne des Amazonits werden traditionell mit Fruchtbarkeit, Schutz und den Geistern der Toten in Verbindung gebracht.

Farbe: blasstürkis bis tiefmittelgrün, mit helleren Bändern

Glanz: Glasglanz

Mohshärte: 6–6,5

System: triklin

Merkmale und Pflege

- Er kommt in vielen Grüntönen vor, aber geschliffener Amazonit kann in der Regel an seiner feinen streifigen Struktur und den eingestreuten Punkten mit tieferer oder kräftigerer Färbung erkannt werden.
- Die Oberfläche kann irisierend (schimmernd wie Perlmutt) aussehen.
- Als Schmuckstein wird Amazonit häufig zu Cabochons (glatte, runde oder ovale Schliffform) verarbeitet.

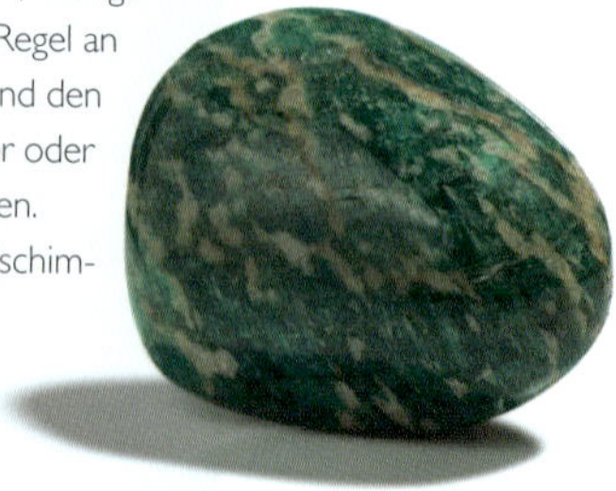

Amazonit-Trommelstein

Magische Eigenschaften

- Erleichtert den Zugang zu fernen Erinnerungen, sogar zu früheren Leben.
- Ermöglicht den Zugriff auf Energien der Vorfahren.

Heilwirkung

- Lindert Beschwerden der Ohren, Nase, des Halses und des Nervensystems.
- Fördert die Kreativität und den Ausdruck der Persönlichkeit.
- Löst blockierte Emotionen.
- Fördert die Kommunikation.
- Verstärkt hellseherische Fähigkeiten.

Anwendung

- Für die Stärkung von Identität und Persönlichkeit: Einen Amazonit auf das Solarplexuschakra platzieren, einen unterhalb des Steißbeins und einen an jeden Fuß.
- Für den Zugang zu verschütteten Erinnerungen: Legen Sie einen Amazonit auf das Herzchakra und einen unterhalb des Hinterkopfs.

Stichworte

Stimulation

Kommunikation

Erinnerung

Ähnliche Steine

Türkis ist gleichmäßiger gefärbt, hat keine Bänder und ist in der Regel von einem kräftigeren Blau.

Aventurin hat keine Bänder.

Smaragd ist durchscheinender und wirkt gläsern.

Ebenso: **Chrysokoll**

Chrysokoll ($Cu_2H_2Si_2O_5(OH)_4$)

Das Erscheinungsbild des Chrysokoll lässt oft an himmlische Landschaften oder an die Oberflächen ferner Planeten denken. Der Stein bildet sich, wenn Kupfer Luft und Wasser ausgesetzt ist. Das Mineral ist selten rein. Er kommt oft in Verwachsung mit anderen Kupfermineralen vor, zum Beispiel Azurit, Malachit, Cuprit und Türkis.

Farbe: grün und türkis bis zu hellem Mittelblau

Glanz: Glas-, Wachsglanz

Mohshärte: 2–4

System: monoklin oder orthorhombisch, mikrokristallin

Merkmale und Pflege

- Reiner Chrysokoll ist sehr weich, sofern er nicht (auf natürlichem oder künstlichem Wege) mit Mineralen wie Quarz, Chalcedon oder Opal gemischt ist. Hochwertiger Chrysokoll hat oft stark abgegrenzte blaue und grüne Flächen, die ihn wie die Oberfläche der Erde aussehen lassen.
- Eilatstein aus Israel ist eine Verwachsung mit gleichen Teilen von Türkis und Malachit. Er hat eine gleichmäßigere Färbung als die meisten Chrysokoll-Typen.

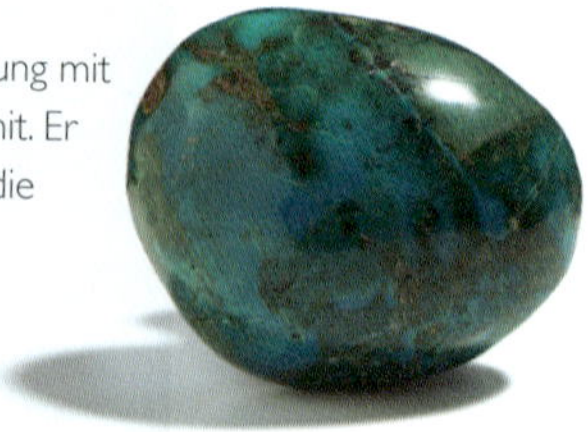

Chrysokoll-Trommelstein

Magische Eigenschaften

Sorgt für Veränderung, Erfolg und Frieden.

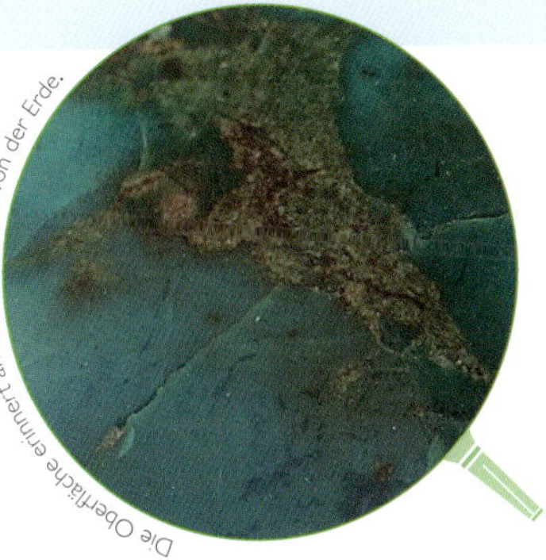

Stichworte

Aufnahme

Kommunikation

Entspannung

Heilwirkung

- Heilsam bei Hals- und Lungenbeschwerden.
- Entspannt Körper und Seele.
- Fördert den kreativen Fluss.
- Unterstützt die Kommunikation.

Anwendung

- Verbessert die Ausdrucksfähigkeit und beruhigt die Atmung: einen Chrysokoll auf dem Kehlansatz und einen zu beiden Seiten des Brustkorbs.
- Für den Zugang zu unterbewusstem Wissen: einen Chrysokoll auf das Kehlchakra und einen über die Schädelbasis.
- Gleicht den Energiefluss in der Wirbelsäule aus: einen Chrysokoll ans untere Ende der Wirbelsäule und einen zwischen Hals und Hinterkopf.

Ähnliche Steine

Larimar besitzt weiße Adern und ist oft härter.

Türkis ist härter und gleichmäßiger gefärbt.

Amazonit ist härter.

Blauer Spitzenachat ist härter, blauer und enthält keine Grünfärbung.

Larimar ($Ca_2NaSi_3O_8(OH)$)

Diese auffallende Abart des Minerals Pektolith ist sanft türkisblau und besitzt weiche, weiße Adern – seine Farbe erinnert an tropische Meere. Der Larimar kommt nur in den Bergen der Dominikanischen Republik vor. Er bildet strahlenförmige und massige Kristall-Aggregate, die in den Hohlräumen und Spalten von Basalt vorkommen. Nach einer Legende sollen die karibischen Inseln Teil des untergegangenen Kontinents Atlantis sein und einen blauen Heilstein hervorbringen. Daher wird er auch Atlantis-Stein genannt.

Farbe: helltürkis, hellblau, weiß

Glanz: Seiden-, Glasglanz

Mohshärte: 4–5,5

System: triklin

Merkmale und Pflege

- Echter Larimar ist selten und somit recht teuer.
- Larimar wird auch als „Delfin-Stein" verkauft.
- Larimar ist weich, daher muss er von hartem Gestein und scharfen Kanten ferngehalten werden.

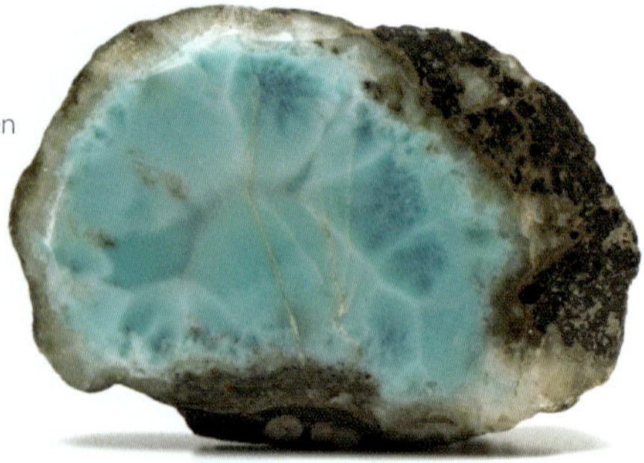

Larimar in Basalt

Heilwirkung

- Unterstützt den Fluss des Prana (Lebensenergie) im Oberkörper und löst Verspannungen in diesem Bereich.
- Beruhigt extreme Gefühle.
- Stärkt den Sinn für die persönliche Sphäre.
- Entspannt das aktive Bewusstsein.
- Erweitert die Wahrnehmung von Zeit und Raum.
- Hilft, den eigenen Platz im großen Ganzen zu erkennen.

Anwendung

- Zur Entspannung und Erweiterung des Bewusstseins: Platzieren Sie einen Larimar auf der Stirn, zwei Bergkristallspitzen neben dem Kopf, auswärts zeigend, und einen erdenden Stein zwischen den Füßen.
- Für Ruhe und Zufriedenheit einen blauen Stein auf das Kehlchakra und einen Larimar auf das Herzchakra legen, dann je zwei Bergkristallspitzen zu jeder Körperseite; einen Citrin auf das Solarplexuschakra und einen Rauchquarz zwischen die Beine.

Stichworte

Weite Horizonte

Gelassenheit

Anerkennung

Ähnliche Steine

Hemimorphit (Calamin) besitzt einen seidigeren Schimmer.

Ebenso: **Türkis,** vor allem blasse Varietäten

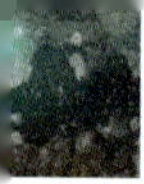

Smithsonit ($ZnCO_3$)

Viele Sammler verehren den Smithsonit wegen seines ungewöhnlich seidigen, perligen Schimmers. Aber er besticht auch durch seine typische botryoidale Form, die an leuchtende Weintrauben erinnert. In früheren Zeiten diente Smithsonit als Zinklieferant, aus dem zusammen mit Kupfer Messing hergestellt wurde. Seine Fähigkeit, sich leicht zu verbinden, spiegelt auch seine Kraft wider, denn er erhöht die Kreativität und mildert Übergangsphasen. Der Stein wurde nach dem britischen Mineralogen und Chemiker James Smithson benannt.

Farbe: rosa, blau, grün, blaugrün, grau

Glanz: Glasglanz, Perlglanz

Mohshärte: 4,5

System: trigonal

Merkmale und Pflege

- Große Kristalle sind selten. Smithsonit bildet in der Regel runde (botryoidale) Aggregate und Krusten auf anderem Gestein. Er erinnert an das zauberhafte Innere von Kalksteinhöhlen.
- Seine Farbe variiert, aber in der Regel ist Smithsonit pastellfarben, blau, rosa, grün oder grau. Rosa Kristalle stammen aus Namibia, blaugrüne aus New Mexico und gestreifte Stalaktiten von Sardinien.
- Smithsonit wurde früher auch Kalamin genannt.

Ähnliche Steine

Chalcedon kommt häufig in ähnlichen Farben und Formen vor, ist aber wesentlich härter.

Calcit-Kristalle haben einen ähnlichen Glanz und eine vergleichbare Härte, zeigen aber glatte Bruchflächen.

Hemimorphit ist leichter und wirkt faseriger und seidiger.

Stichworte
Vermischend
Verbindend
Glättend

Magische Eigenschaften

- Gibt Sicherheit in neuen Beziehungen.
- Verleiht Selbstvertrauen in Zeiten des Wandels.

Heilwirkung

- Regt das Immunsystem an.
- Stabilisiert die Gefühle und mindert Stress.
- Hilft, loszulassen, den richtigen Weg zu finden und sich neuen Seinszuständen zu öffnen.
- Klärt den Geist, stärkt die Konzentration.

Anwendung

- Wenn Sie sich in einer neuen Beziehung unsicher fühlen, tragen Sie einen Smithsonit bei sich.
- Zur Vorbereitung auf wichtige Besprechungen: Legen Sie einen Smithsonit auf das Kehlchakra oder den oberen Brustkorb (in der Nähe der Thymusdrüse); einen Rosenquarz-Kristall auf das Herz und Amethyst auf das Solarplexuschakra.

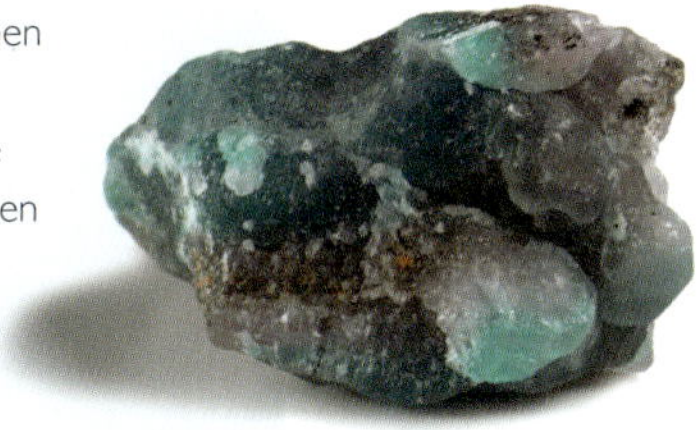

Blaugrüner Smithsonit aus New Mexico

Blauer Spitzenachat (SiO_2)

Achat kann in der Natur alle Farben annehmen, aber diese Varietät ist eine der schönsten. Seine zarten, wie Spitze wirkenden Bänder aus Blau, Weiß und Grau vermitteln den Eindruck von Feinheit, Ruhe und Frieden. Seine Muster erinnern an entfernte Wolkenlandschaften. Diese farbigen Schichten, die Quarz-Mikrokristalle enthalten, machen aus dem Chalcedon-Typ einen Achat. Blauer Spitzenachat ist eine der selteneren und daher teureren Achat-Varietäten.

Farbe: blaue Bänder, weiß und grau

Glanz: Glas- bis Fettglanz

Mohshärte: 6,5

System: trigonal, mikrokristallin

Merkmale und Pflege

- Blauer Spitzenachat kommt in der Regel als Trommelstein, Scheibe oder Druse in den Handel.
- In Ausnahmefällen bildet er Kristallspitzen im zentralen Hohlraum der Druse aus.
- Charakteristisch ist das weiche Blauviolett in zarten Bändern.

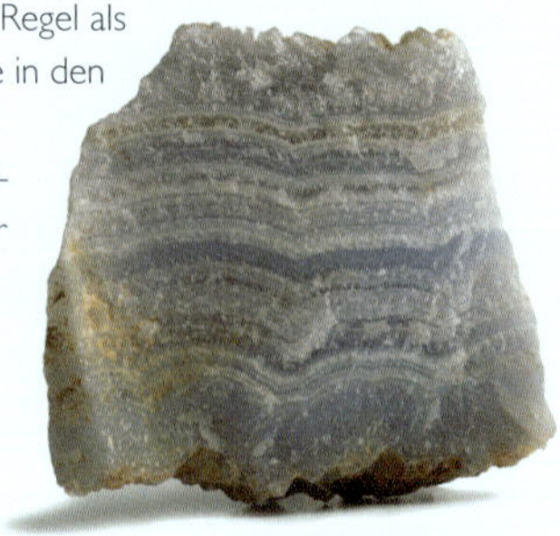

Ein natürlicher blauer Spitzenachat

Magische Eigenschaften

- Sorgt für Frieden, Verständigung und Wohlbehagen.

- Fördert die Beschäftigung mit den subtileren Ebenen des Lebens.
- Übermittelt versteckte Botschaften.

Heilwirkung

- Kühlt und beruhigt alle Körperregionen, in denen sich zu viel Energie angesammelt hat.
- Nährt und beruhigt die Seele auf sanfte Weise.
- Beruhigt einen überaktiven Geist.
- Fördert das Gefühl, einen Platz in der Welt zu haben.

Anwendung

- Legen Sie einen großen Trommelstein neben das Bett, um das Einschlafen zu erleichtern.
- Zur Entspannung der Augen und des Geistes betrachten Sie die landschaftartigen Muster einer polierten Achatscheibe.
- Zur Erleichterung von Veränderungen: Legen Sie blauen Spitzenachat auf das Kehlchakra, Amethyst auf das Stirn- oder über das Kronenchakra, Rosenquarz auf das Herz- und Solarplexuschakra und Rauchquarz an die Füße.

Stichworte

Leicht kühlend

Nährend

Beruhigend

Ähnliche Steine

Blauquarz hat keine farbigen Bänder.

Botswana-Achat besitzt graue, rosa, beigefarbene und braune Bänder.

Ebenso: **Chrysokoll** (siehe unten)

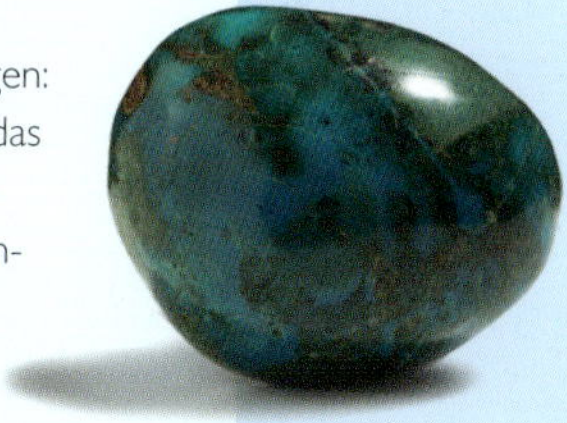

Celestit ($SrSO_4$)

Celestit (auch: Coelestin) ist hellgrau oder blau und wird in der Herstellung von Keramik, Glas, Fackeln und Feuerwerk verwendet. In Indien streut man Celestit-Pulver in heilige Feuer, um durch das darin enthaltene Strontium eine spektakuläre rote Flamme zu erzeugen. Celestit bildet sich häufig bei sehr hohen Temperaturen in Granit und magmatischem Gestein, kristallisiert aber auch bei der Verdunstung von Salzwasser. Wunderbare himmelblaue Exemplare wurden in Italien, Deutschland und Madagaskar gefunden.

Farbe: klar, graublau oder himmelblau

Glanz: Glas- bis Perlglanz

Mohshärte: 3–3,5

System: orthorhombisch

Merkmale und Pflege

- Celestit ist verhältnismäßig schwer.
- Verwachsungen mehrerer Kristalle (Aggregate) kommen häufiger vor als einzelne Kristalle, die dick und keilförmig aussehen.
- Celestit ist anfällig für Kratzer; Trommelsteine sind robuster.

Magische Eigenschaften

- Eröffnet neue Blickwinkel.
- Enthüllt grundlegende Energien der Realität.

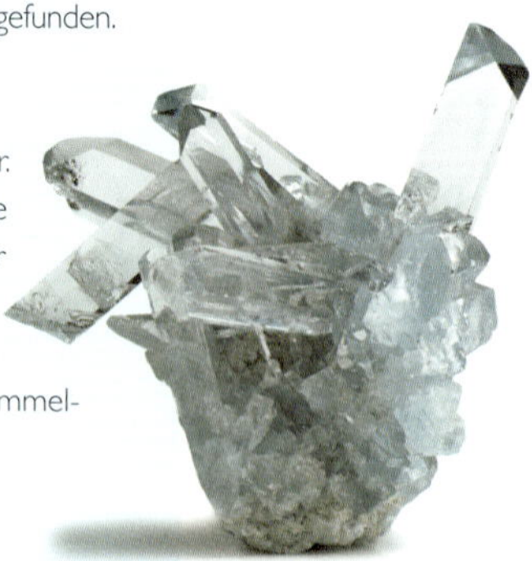

Celestit-Aggregat

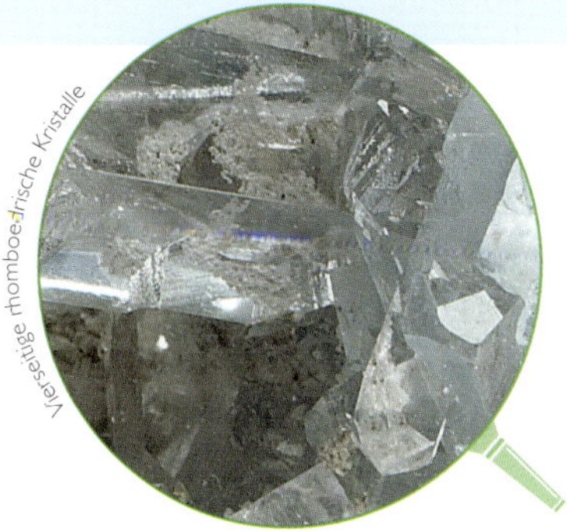

Stichworte

- Atherisch
- Enthüllend
- Glückselig
- Erhebend

Heilwirkung

- Fördert Kommunikation und Ausdruck.
- Hebt die Stimmung.
- Öffnet den Geist für neue Ideen.
- Fördert glückselige Stille, Inspiration, meditative Zustände und schärft die Intuition.

Anwendung

Für eine Stärkung der Inspiration und eine Atempause vom Alltag platzieren Sie je eine Celestit-Stufe über dem Kopf, eine neben jeder Schulter, eine neben jeder Hand und eine neben jedem Knöchel. 10 bis 15 Minuten wirken lassen. Steigern Sie den Effekt, indem Sie sich auf ein weißes Tuch legen. Platzieren Sie erdende Steine in der Nähe, für die Rückkehr in die Realität.

Ähnliche Steine

Aqua-Aura (ein behandelter Quarz) hat einen sechsseitigen Querschnitt, der Celestit ist vierseitig.

Blauer Topas ist deutlich härter und hat in der Regel Streifungen.

Blauquarz (SiO_2)

Dieser Stein vereint die ausgewogene Reinheit des Quarzes mit der friedlichen Kühle der Farbe Blau. Blauquarz ist meist massig (eine Ansammlung aus Mikrokristallen). In dieser Form wird seine Farbe von Rutil- oder Crocidolith-Einschlüssen verursacht, die das einfallende Licht ins blaue Spektrum streuen. Hin und wieder werden große Doppelender gefunden. Blauquarz stammt meistens aus den USA, Brasilien oder Österreich.

Farbe: dichtes Mittelblau, graublau, lavendelblau

Glanz: Glasglanz

Mohshärte: 6–7

System: trigonal

Merkmale und Pflege

- In der massigen Form ist Blauquarz kaum vom blauen Aventurin zu unterscheiden, obwohl dieser stärker glitzert.
- Blauquarz-Kristalle sind durchsichtig bis durchscheinend blau. Sie werden leicht mit dem künstlich gefärbten Aqua-Aura verwechselt (siehe Seite 274). Aqua-Aura zeigt ein fast metallisch glänzendes Blau auf allen Oberflächen, ohne Varianten.

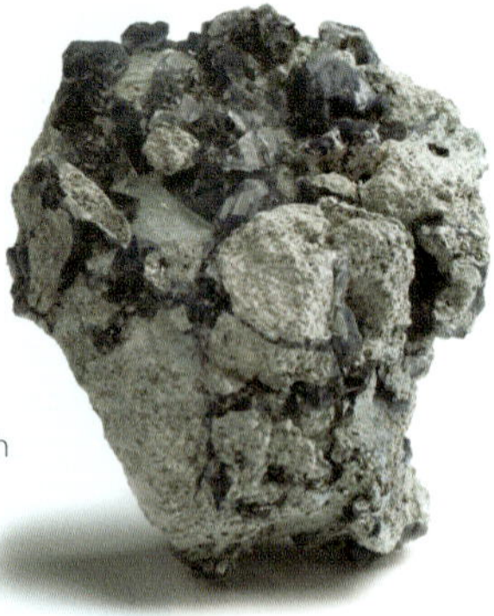

Ein Blauquarz-Aggregat auf einer Sandsteinmatrix

Magische Eigenschaften

- Beruhigt aufgewühlte Emotionen.
- Schützt vor negativen Einflüssen.
- Hilft bei der effektiven Vermittlung von Informationen.

Heilwirkung

- Stärkt Herz, Lunge, Hals und Rachen.
- Kurbelt das Immunsystem an.
- Sorgt für Zufriedenheit und Optimismus.
- Beseitigt grundlegende Kommunikationsblockaden.
- Bricht eingefahrene Verhaltensmuster auf.

Anwendung

- Tragen Sie einen Blauquarz-Anhänger, um Ihr Immunsystem zu stärken und Ihre kommunikativen Fähigkeiten zu stärken.
- Gegen Ängste und Sorgen helfen ein Blauquarz auf der Stirn und ein Rosenquarz auf dem Herzen.
- Um Ihr spirituelles Potenzial zu wecken, legen Sie einen Blauquarz auf die Stirn und umschließen Sie je einen mit jeder Hand.

Stichworte

Schutz

Zufriedenheit

Kommunikation

Ähnliche Steine

Celestit ist vierseitig, nicht sechsseitig.

Angelit ist weicher und hat eine weichere Farbe.

Dumortierit ist blau mit dunkelblauen, braunen oder orangefarbenen Bereichen.

Saphir ist intensiver gefärbt und dichroistisch (die Farbe variiert je nach Blickwinkel).

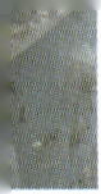

Angelit ($CaSO_4$)

Farbe: hellblau, weiß, grau, violett

Glanz: Glas- bis Perlglanz

Mohshärte: 3,5

System: orthorhombisch

Der Angelit ist ein Anhydrit, ein recht häufiges Sedimentmineral, das massige Gesteinsschichten bildet. Anhydrit entsteht, wenn Gips Wasser verliert; dadurch schrumpft die Gesteinsschicht, und es bilden sich Hohlräume. Es entsteht aber auch bei der Verdunstung von Meerwasser oder durch Verwitterung von Pyrit. Der beste Angelit stammt aus Peru und Mexiko. Seine Heilwirkung liegt hauptsächlich in der Fokussierung der Stille. Der Kristall verlangsamt die alltäglichen Denkprozesse und erlaubt Ihnen, auch für die leiseren Erfahrungen wachsam zu sein. Fälschlicherweise wird oft angenommen, der Angelit trage seinen Namen aufgrund seiner engelhaft pudrig blauen Farbe; in Wahrheit wurde er aber nach der Ehefrau des Entdeckers benannt, die mit Vornamen Angela hieß.

Merkmale und Pflege

- Anhydrit bildet gipsähnliche Kristalle, wird aber nur in seiner massigen blauen Varietät Angelit genannt.
- Manche Exemplare fluoreszieren, wenn sie ultraviolettem Licht ausgesetzt sind.

Ähnliche Steine

Celestit ist schwerer als Angelit, mit transparent blauen Kristallen.

Blauer Calcit ist härter als Angelit.

Blauer Topas wirkt glasartiger.

Blauquarz ist härter und in der Regel nicht lichtdurchlässig.

- Angelit ist sehr weich und wasserempfindlich. Geschliffene Steine sollten vorsichtig behandelt werden, damit die Farbe erhalten bleibt.

Magische Eigenschaften

- Ermöglicht friedliche Stille.
- Verbessert die Fähigkeit, Zwischentöne in der Kommunikation wahrzunehmen.
- Enthüllt verborgene Aspekte der Wirklichkeit.

Heilwirkung

- Lindert Engegefühl im Hals und Nackensteifigkeit.
- Mildert Gefühlsverwirrung.
- Sorgt für kreativen Austausch.
- Öffnet für eine feinstoffliche Verbindung mit der Schöpfung.

Anwendung

Für eine Erholung von Übererregung und Verwirrung halten Sie einfach mehrere Minuten lang einen Angelit in der Hand, dann einen Bergkristall, dann einen leicht energetisierenden Stein wie Karneol oder roten Jaspis.

Stichworte
Beständigkeit
Kühle
Achtsamkeit

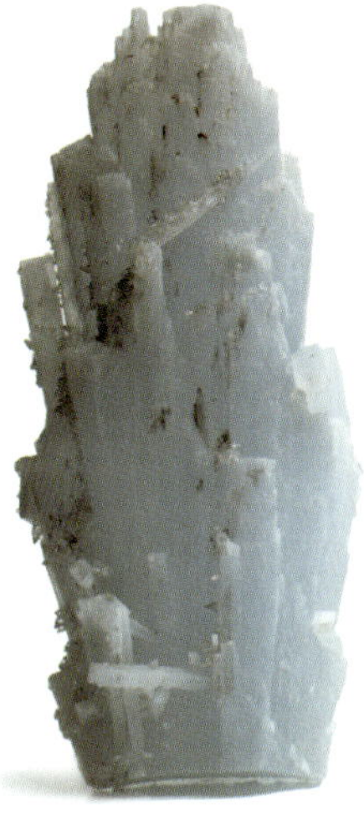

Angelit-Aggregate

Apatit ($Ca_5(PO_4)_3(F,Cl,OH)$)

Der Apatit tritt in vielen Farben und Formen auf und ähnelt häufig anderen Kristallen (griechisch *apate* = Betrüger). Tatsächlich wurde der Apatit erst im 18. Jahrhundert als eigenständiges Mineral identifiziert. Er kommt in den meisten Gesteinen vor, aber am auffälligsten ist er in Sedimentgestein, wo er sich möglicherweise aus den Überresten von Meeresorganismen gebildet hat. Apatit ist auch Hauptbestandteil des menschlichen Zahnschmelzes. In seiner Heilwirkung wird der Apatit mit Vielseitigkeit und Wandlungsfähigkeit in Verbindung gebracht.

Farbe: blau, gelb oder grün

Glanz: Glasglanz bis matt

Mohshärte: 5

System: hexagonal

Merkmale und Pflege

- Apatit ist gewöhnlich blau oder grün (diese Exemplare werden auch Spargelstein genannt).
- Kristalle haben eine glatte Oberfläche, sehen im Inneren aber rissig aus.
- Apatit kann sehr matt aussehen, ungeachtet der verschiedenen Farbtöne jedes Kristalls.
- Apatit ist sehr spröde und zerkratzt leicht.

Magische Eigenschaften

Bringt Festgefahrenes in Bewegung.

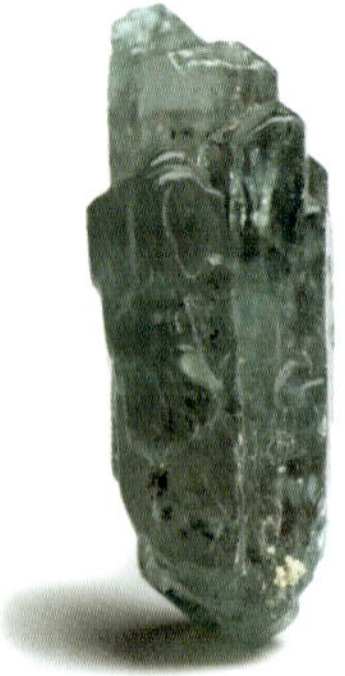

Ein Apatit-Kristall

Heilwirkung

- Stärkt die Struktur der Knochen, Zähne und Muskeln.
- Unterstützt den persönlichen Ausdruck und den kommunikativen Fluss.
- Fördert die Flexibilität im Verhalten.
- Aktiviert den Geist und erhöht die Intelligenz.
- Verfeinert die Wahrnehmung und Aufmerksamkeit.
- Hilft, Strukturen zu schaffen.
- Unterstützt das Ordnen von Lebensbereichen, die Aufmerksamkeit benötigen.

Anwendung

- Für eine größere Flexibilität verwenden Sie drei Apatit-Kristalle: Platzieren Sie einen auf dem Kehlchakra, je einen rechts und links vom Brustbein unterhalb der Schlüsselbeine.
- Um die Energie zu steigern, benötigen Sie acht Apatite. Platzieren Sie je einen rechts und links vom Kopf, neben die Ohren; einen auf den Hals, unter die Mitte der Wirbelsäule, je einen neben jede Niere (in Höhe der Ellenbogen) und einen neben die Daumen.

Stichworte

Ordnung

Flexibilität

Stärke

Ähnliche Steine

Kyanit besitzt ein ähnliches Blau, aber die Kristalle sehen tafelig aus und sind selten durchscheinend.

Beryll hat dieselbe hexagonale Form, sieht aber nicht rissig aus.

Topas ist an den Seiten deutlich gerillt und hat keilförmige Enden.

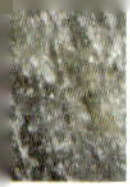

Tansanit ($Ca_2Al_3(SiO_4)_3(OH)$)

1967 in den Merelani-Bergen in Tansania in der Nähe des Kilimandscharo entdeckt, besticht der Tansanit durch seine ätherisch wirkende Optik, die spirituelle Assoziationen wachruft. Er ist ein gutes Beispiel für das Außergewöhnliche, das aus dem Gewöhnlichen hervorgeht: Die sehr seltene Varietät des häufig vorkommenden Minerals Zoisit unterscheidet sich von diesem nur in wenigen Atomen seiner Kristallstruktur, die für ihre besondere Färbung sorgen. Er erinnert an den Saphir, besitzt aber einen violetteren Ton, der von Strontiumatomen erzeugt wird. Er ist pleochroistisch, das bedeutet, dass er drei verschiedene Farben hat – dunkelblau, braungelb und rot-violett – je nachdem, aus welchem Blickwinkel man ihn betrachtet. Seine blaue Farbe kann durch Brennen intensiviert werden.

Farbe: kräftig blau, pleochroistisch (rot, blau und braun)

Glanz: Glasglanz

Mohshärte: 6–6,5

System: orthorhombisch

Merkmale und Pflege

- Edelsteinqualität ist selten und teuer.
- Splitter oder Stücke von geringerer Qualität sind leichter erhältlich.
- Die rosafarbene Varietät des Zoisit heißt Thulit (siehe Seite 220–221).

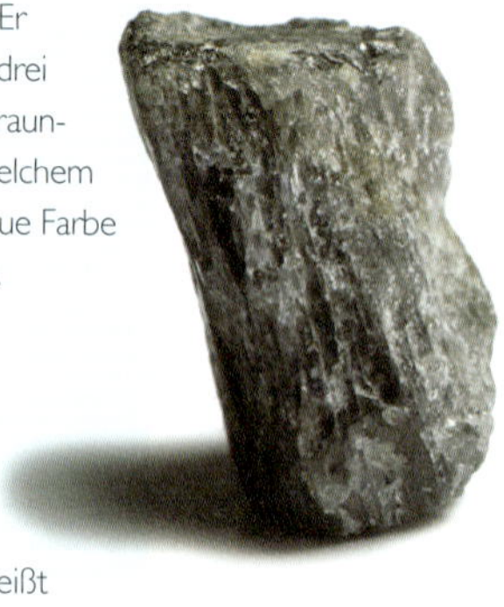

Ein ungeschliffener Tansanit

- Tansanit ist sehr spröde und muss deshalb vorsichtig behandelt werden.

Magische Eigenschaften

- Enthüllt das Besondere im Gewöhnlichen.
- Steht für Wandel und Offenbarung.
- Kann die wahre Natur von Dingen verschleiern.

Heilwirkung

- Konzentriert heilende Energie dort, wo er platziert wird; sehr wirksam im Rachenbereich.
- Löst rasch starke, angestaute Gefühle.
- Fördert die Intuition und hellseherische Fähigkeiten.
- Bringt Energie und Wissen aus verschiedenen Quellen zu einem neuen Ganzen zusammen.

Anwendung

- Kombiniert mit anderen Steinen aktiviert und verstärkt der Tansanit deren Energien.
- Um den Sinn für Spirituelles zu sensibilisieren, legen Sie einen Tansanit auf den Scheitel oder auf die Stirn und einen dunklen, erdenden Stein an die Füße.

Stichworte

Belebend

Wandelnd

Erweiternd

Ähnliche Steine

Saphir hat nur selten den violetten Farbstich des Tansanits.

Amethyst ist in der Regel von einem matteren Blau als Tansanit.

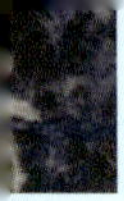

Sodalith ($Na_4Al_3Si_3O_{12}Cl$)

Der Sodalith ist in der Regel tief königsblau mit weißen Adern. Er ist allochromatisch, was bedeutet, dass seine Farbe durch die enthaltenen Unreinheiten hervorgerufen wird. Es gibt ihn daher auch in Blau, Grün, Gelb, Rosa, Weiß und Grau. Wenn Sodalith neben Lasurit vorkommt, bildet er eine wichtige Komponente des Lapsilazuli (siehe Seite 186–187). Sodalith findet man in magmatischem Gestein, vor allem in Bolivien, Brasilien, Ecuador und Grönland. Der Stein bewirkt Stille und Stabilität; er beruhigt auf allen Seinsebenen.

Farbe: in der Regel blau mit weißen Adern

Glanz: Glas- bis Fettglanz

Mohshärte: 5,5–6

System: kubisch

Merkmale und Pflege

- Sodalith bildet zwölfflächige Kristalle, kommt aber eher als massige Form vor.
- Polierter Sodalith ist schwer vom wertvolleren Lapislazuli zu unterscheiden.

Magische Eigenschaften

- Verbessert Kontakt und Verständigung mit anderen.

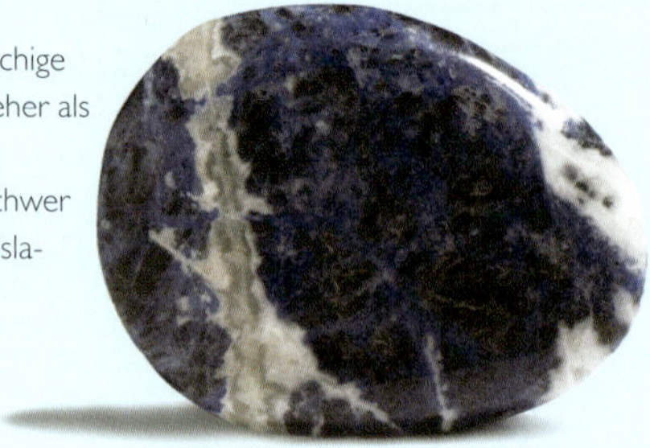

Geschliffener Sodalith

- Hilft bei der Übermittlung von Botschaften über weite Distanzen.

Heilwirkung

- Reinigt das lymphatische System, stärkt das Immunsystem.
- Stabilisiert die Seele.
- Sorgt für eine klare Wahrnehmung.
- Erweitert das Bewusstsein in der Meditation.
- Fördert Frieden und Wohlbefinden.

Anwendung

- Um unbewusste Blockaden zu lösen, legen Sie Sodalith auf Stirn-, Kehl- und Sakralchakra.
- Um Ängste und innere Konflikte zu lösen, legen Sie einen Herkimer Diamanten auf das Stirnchakra, einen Sodalith auf das Kehlchakra und einen Karneol auf das Sakralchakra.
- Um lang andauernde Beschwerden zu lindern, kombinieren Sie Sodalith und Malachit, entweder auf der betroffenen Stelle oder auf dem Kehl- und Herzchakra.

Stichworte

Meditation

Kontakt

Frieden

Ähnliche Steine

Lapislazuli ist von einem intensiveren leuchtenden Blau und besitzt weiße Regionen, aber keine Adern. Anders als Sodalith enthält Lapislazuli Pyrit.

Dumortierit ist gefleckt und matter violettblau.

Saphir (Al_2O_3 (+ Fe und Ti))

Der Saphir soll magisches Wirken fördern und hat schon viele Sammler verzaubert. Zwar kennt man ihn generell als blauen Stein, aber es gibt diese Korund-Varietät in vielen verschiedenen Farben. Roten Korund nennt man Rubin (siehe Seite 86–87). Nach dem Diamanten ist Saphir das härteste bekannte Mineral. Die meisten Saphire stammen aus Sri Lanka, die edelsten kommen aber aus Kaschmir. Die Farben und Formen von Rubin und Saphir haben etwas Solides, Schlichtes und Beruhigendes. Sie fördern die Besinnung auf dauerhafte Werte.

Farbe: blau oder blauviolett; viele andere Farben, darunter schwarz, grün und gelb

Glanz: Diamantglanz bis Glasglanz

Mohshärte: 9

System: trigonal

Merkmale und Pflege

- Minderwertige Saphire werden oft als Trommelsteine oder als Scheiben aus hexagonalen Kristallen angeboten.
- Reine kornblumenblaue Kristalle sind die wertvollsten; schwarzblaue Exemplare sind weniger wert.
- Sternsaphire besitzen Rutil-Einschlüsse, die einen sternförmigen Lichteffekt erzeugen (Asterismus).

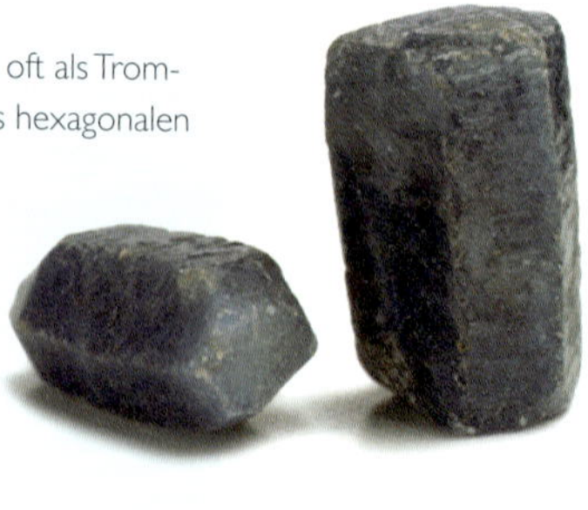

Sechseckige Saphir-Kristalle

Magische Eigenschaften

- Verleiht spirituelle Kräfte.
- Schützt vor Neid und Unheil.
- Zieht gute Geister und Segen an.
- Fördert Weisheit und Prophetie.
- Hilft, Siege zu erringen (Sternsaphir).

Heilwirkung

- Reguliert das Hormonsystem und zügelt überaktive Energien.
- Beruhigt, reguliert und reduziert Spannung im Solarplexus, die durch Angst und Nervosität erzeugt wird.
- Stärkt die Ausdruckskraft, wirkt positiv auf das Herz- und Kehlchakra.
- Stimuliert das höhere Bewusstsein.

Anwendung

Zur spirituellen Entwicklung sechs Saphire auf und um den Körper herum auslegen: auf die Stirn, den Solarplexus, in jede Handfläche und zwei unterhalb der Füße.

Stichworte

Schutz

Einsicht

Kraft

Ähnliche Steine

Apatit hat eher eine „rissige", durchscheinende Struktur.

Rubin sieht ungeschliffen ähnlich aus, hat aber eine andere Farbe.

Geschliffener **blauer** und **klarer Topas** sind ähnlich.

Beryll-Kristalle verschmälern sich nicht an den Enden.

Lapislazuli $((Na,Ca)_8(AlSi)_{12}O_{24}(S,SO_4))$

Die Geschichte des Lapislazuli reicht über 5000 Jahre zurück. Die Pharaonen schätzten ihn und ließen daraus Skarabäen und augenförmige Amulette herstellen. Lapislazuli stand im Ruf, Melancholie und Fieberschübe zu heilen sowie geistige Klarheit und Intuition zu fördern. Lapislazuli ist eher ein Gestein als ein Kristall, sein Hauptbestandteil ist der blaue Lasurit. Manchmal enthält er Sodalith, in der Regel Pyrit, und oft besitzt er eine Calcit-Matrix.

Farbe: dunkelblau mit weißen und goldenen Sprenkeln

Glanz: Glas- bis Fettglanz

Mohshärte: 5,5

System: kubisch

Merkmale und Pflege

- Die wertvollsten Exemplare sind intensiv blau gefärbt und haben kleine goldene Pyritsprenkel.
- Echter Lapislazuli leuchtet unter ultraviolettem Licht weißlich.
- Imitationen bestehen aus Glas mit Metallsprenkeln.
- Minderwertige Lapisstücke werden auch zerkleinert, mit Kunststoff oder Harz wieder verbunden, eingefärbt und dann zu einem höheren Preis verkauft.

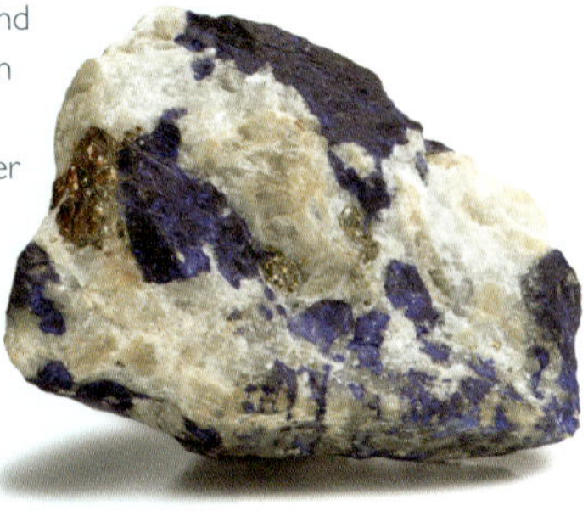

Ein unbearbeiteter Lapislazuli

Magische Eigenschaften

- Steht für Wahrheit, Ausgleich und Gerechtigkeit.
- Fördert Standhaftigkeit und Mut.

Heilwirkung

- Stärkt Rachen und Bronchien.
- Bringt Ängste ans Licht.
- Erleichtert die Verständigung und die Meditation.
- Schenkt Einsicht und geistige Klarheit.

Anwendung

- Um tiefe Einsichten und das Abrufen von Erinnerungen zu fördern, einen Lapislazuli an die Stirn halten.
- Um Verständnis, Wahrheit und Klarheit zu erreichen, legen Sie sieben Lapislazuli und fünf Bergkristalle bereit. Legen Sie einen Lapislazuli über den Kopf, neben jede Schulter und neben Hände und Füße. Die Bergkristalle platzieren Sie neben die Ohren, zu beiden Seiten des Solarplexus und zwischen die Füße. Wenn Sie auf einem blauen Tuch liegen, verstärkt sich die Wirkung.

Stichworte

Wahrheit

Erinnerung

Erkenntnis

Ähnliche Steine

Sodalith ist geädert und weniger intensiv blau.

Dumortierit ist mattblau mit dunklen Sprenkeln und rosa und braunen Bereichen.

Swiss Lapis ist blau gefärbter Jaspis.

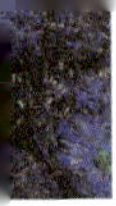

Azurit ($Cu_3(CO_3)_2(OH)_2$)

Wegen seiner eindrucksvollen dunkelblauen Farbe ist der Azurit ein beliebter Stein. Azurit wird durch die Oxidation von Kupfererzen gebildet. Seine chemische Struktur ähnelt der des grünen Malachits (siehe Seite 152–153). Im Mittelalter wurde Azurit-Pulver als Pigment zum Malen und Färben verwendet. Weil es sehr leicht Feuchtigkeit aus der Umgebung annimmt, oxidierte das Pulver mitunter zu Malachit; deshalb sieht der Himmel auf manchen frühen Renaissancewerken grün aus. Die beiden Minerale sind auch in Kombination als Azurit-Malachit zu finden; dieser eignet sich sehr gut zum Klären tief verwurzelter Emotionen.

Farbe: blau bis dunkelblau

Glanz: Glas- bis Fettglanz

Mohshärte: 3,5–4

System: monoklin

Merkmale und Pflege

- Kleine Kristalle sind pudrig blau gefärbt und wie kleine runde Knollen geformt.
- Große Exemplare sind oft sehr dunkel und glänzend, mit einer leuchtend blauen Bruchkante.
- Der Azurit ist sehr weich und muss vorsichtig behandelt werden.
- Knollen nicht in Wasser reinigen.

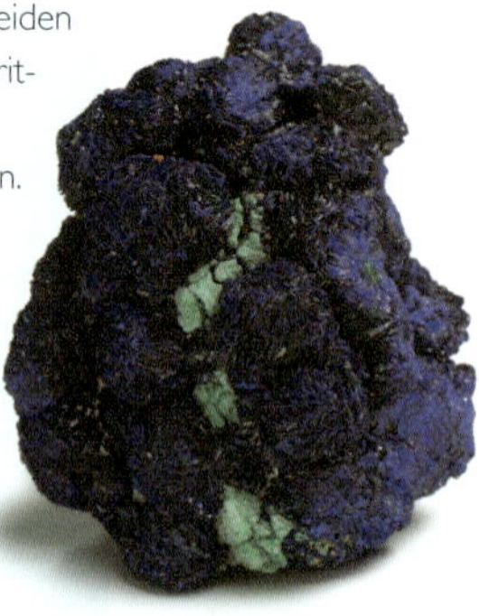

Natürlicher Azurit aus China

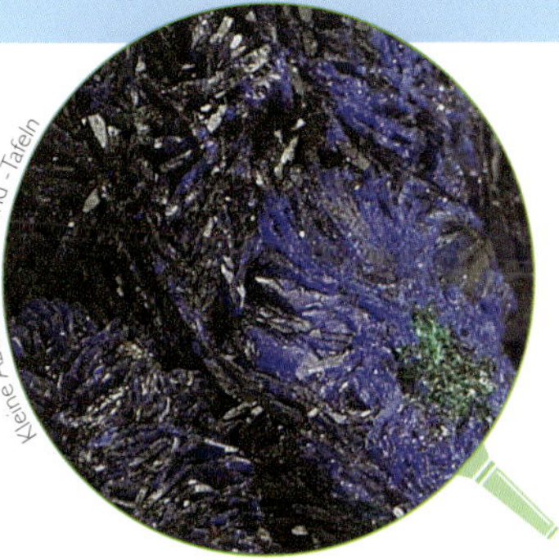

Kleine Azurit-Nadeln und -Tafeln

Stichworte

Tiefe Befreiung

Frühe Erinnerungen

Vervollständigung

Magische Eigenschaften

- Hilft, rasch Ergebnisse zu erzielen.
- Deckt Geheimnisse auf.
- Übermittelt Botschaften aus fremden Welten.

Heilwirkung

- Schafft Zugang zu tiefen Schichten des Körperbewusstseins.
- Bringt Erinnerungen und alte Belastungen ans Tageslicht und heilt sie.
- Verbessert Kommunikation und Kreativität.

Anwendung

Zur Erweiterung des Bewusstseins je einen Azurit über dem Kronenchakra, zu jeder Seite des Kopfes und auf dem Solarplexus platzieren.

Ähnliche Steine

Saphir, sofern nicht von Edelsteinqualität, ist weniger intensiv blau. Er wirkt außerdem eher wie Glas und ist durchscheinend.

Azurit-Malachit hat klar abgegrenzte grüne und blaue Flächen.

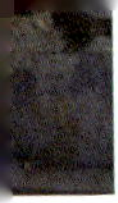

Dumortierit ($Al_7(BO_3)(SiO_4)_3O_3$)

Farbe: hellblau bis dunkelblau oder violett, meist mit dunklen Flecken und rosa und braunen Bereichen

Glanz: Seidenglanz

Mohshärte: 7

System: orthorhombisch

Der Dumortierit ist ein ungewöhnlicher und attraktiver Stein. Seine fleckige Färbung lässt an einen mühelosen Wechsel zwischen den Gegensätzen denken. Dumortierit kommt in aluminiumreichen metamorphen Gesteinen und in einigen Pegmatiten vor. Er ist oft mit Quarz durchwachsen. Der Stein bildet selten große Kristalle aus, deshalb wird er meist in Cabochons und Ornamente geschliffen. Dumortierit schmilzt nicht (und wird deshalb in der Industrie zur Auskleidung von Öfen verwendet). In der Heilkunde hilft er uns, im Gleichgewicht zu bleiben.

Merkmale und Pflege

- Die Kristalle bilden flache, tafelige radialstrahlige Aggregate. Das Mineral wird in der Regel als Trommelstein verkauft.
- Dumortierit ähnelt anderen blauen Steinen stark, aber in der Regel ist er an seinen Flecken und den vielseitigen Blau-, Braun- und Lilatönen zu erkennen.

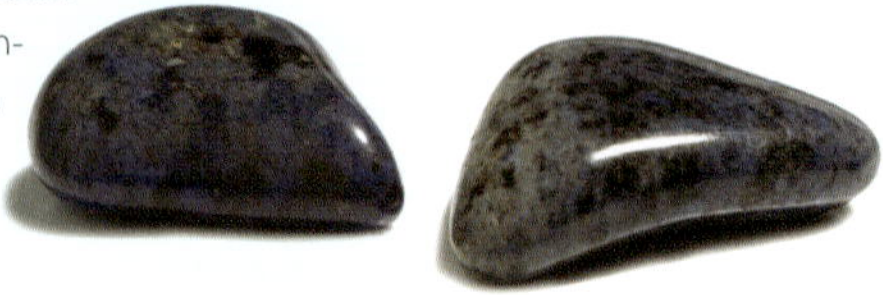

Dumortierit-Trommelsteine

- Er hat eine erdigere Ausstrahlung als Sodalith, Lapislazuli oder Azurit.

Magische Eigenschaften

Vereint unterschiedliche Standpunkte.

Heilwirkung

- Verlangsamt reizbare und nervöse Energien.
- Schult die Geduld.
- Erzeugt die Fähigkeit zur Abgrenzung, um im Gleichgewicht zu bleiben.
- Hilft, Spiritualität auszudrücken und verborgene Bedeutungen zu verstehen.
- Regt die Kommunikation zwischen den verschiedenen Körpersystemen an.
- Fördert das Erspüren und den Fluss feinstofflicher Energien.

Anwendung

- Dumortierit beruhigt, ohne die Energie zu stark zu schwächen: Tragen Sie einen Stein bei sich, damit es im Alltag rundläuft.
- Legen Sie einen Stein auf das Kehlchakra, um den Austausch mit anderen anzuregen.

Stichworte

Verständnis

Einigung

Gleichgewicht

Ähnliche Steine

Blauquarz und **blauer Aventurin** wirken körniger als der Dumortierit und haben weiße oder metallische Bereiche.

Kyanit hat ähnliche tafelige Kristalle, glänzt aber stärker.

Lapislazuli besitzt ein strahlenderes Blau, mit weißen und goldenen Pyrit-Flecken.

Sodalith ist von einem tieferen Blauviolett und hat weiße Adern.

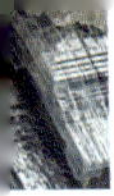

Kyanit (Al_2SiO_5)

Die dünnen, tafeligen Kristalle des Kyanit, die oft strahlenförmig von einem Zentrum ausgehen, stammen aus metamorphem Gestein. Die weiße oder graue Varietät heißt Rhaeticit. Das Besondere an Kyanit ist, dass seine Härte davon abhängt, aus welcher Richtung Druck auf das Gestein ausgeübt wird (daher auch sein anderer Name Disthen, das bedeutet „zwei Stärken“). Kyanit hat selten Edelsteinqualität, aber er ist von Nutzen für die Industrie, weil er sehr hitzebeständig und ein schlechter Leiter ist. In der Heilkunde hingegen leitet Kyanit die Lebensenergie hervorragend.

Farbe: meist blau bis schwarzblau, manchmal gestreift; auch weiß, grau oder grün

Glanz: Perlglanz bis Glasglanz

Mohshärte: 4–7 (abhängig von der Druckrichtung)

System: triklin

Merkmale und Pflege

- Kyanit kommt in der Regel in fein tafeligen Aggregaten vor; er ist glasartig, aber nicht lichtdurchlässig.
- Geschliffener Kyanit in Edelsteinqualität erinnert an Apatit oder Saphir.
- Typisch sind parallele Streifungen mit Querrillen.

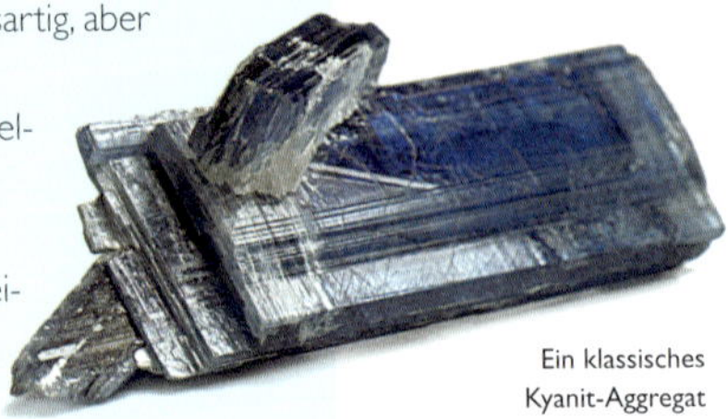

Ein klassisches Kyanit-Aggregat

- Sehr dünne Stücke müssen vorsichtig behandelt werden; dickere Kristalle sind recht robust.

Magische Eigenschaften

- Schafft rasche Verbindungen zwischen allen Dingen.
- Unterstützt eine rasche Kommunikation.

Heilwirkung

- Bringt das ganze Leben ins Gleichgewicht.
- Beruhigt und befreit blockierte Emotionen.
- Erzeugt Ruhe und Gelassenheit.
- Erleichtert die Meditation und den Zugang zu anderen Bewusstseinsstufen.

Anwendung

- Legen Sie einen Kyanit-Kristall auf jede Körperregion, die Ihrem Gefühl nach zu viel oder zu wenig Energie hat.
- Ein Kristall auf der Stirn beruhigt das Denken und fördet einen klaren Verstand.
- Legen Sie einen Kyanit-Kristall auf die Stirn, je einen auf den Puls und einen Rauchquarz zu den Füßen, um Sorgen zu vertreiben.

Stichworte

Verbindend

Fließend

Befreiend

Ähnliche Steine

Apatit hat eine eher rissige, durchscheinende Struktur.

Indicolit hat in Edelsteinqualität eine ähnliche Farbe, ist aber nicht so flach.

Saphir ist härter und hexagonal.

Sillimanit (Fibrolit) hat einen identischen Aufbau, ist aber orthorhombisch mit weißen, nadelartigen Kristallen.

Preseli-Dolerit (verschiedene Zusammensetzungen)

Dieser Dolerit stammt aus den Preseli-Bergen von Pembrokeshire in Wales. Er ist etwa 480 Millionen Jahre alt und besteht hauptsächlich aus Calcium-Feldspat und Augit mit Spuren von Kupfer und Pyrit. Vor 5000 Jahren transportierten die britischen Steinzeitmenschen 19 riesige Dolerite, jeder einzelne bis zu vier Tonnen schwer, von Wales aus über mehr als 300 Kilometer bis in die Ebene von Salisbury, um dort den inneren Ring von Stonehenge zu errichten. Die Legende besagt, dass der Zauberer Merlin seine magischen Kräfte benutzte, um die Steine durch die Luft zu tragen. Der Preseli-Dolerit hat eine machtvolle Aura; er verleiht Konzentration und Sicherheit und verbindet mit der Energie der Erde.

Farbe: blaugrau, blaugrün mit Einschlüssen

Glanz: matt, wenn unpoliert

Mohshärte: variiert

System: keins

Merkmale und Pflege

- Ungeschliffen ist der Stein blaugrau, geschliffen blaugrün.
- In geschliffenen Stücken wirken die grauen Feldspat-Einschlüsse wie Sterne am Himmmel.

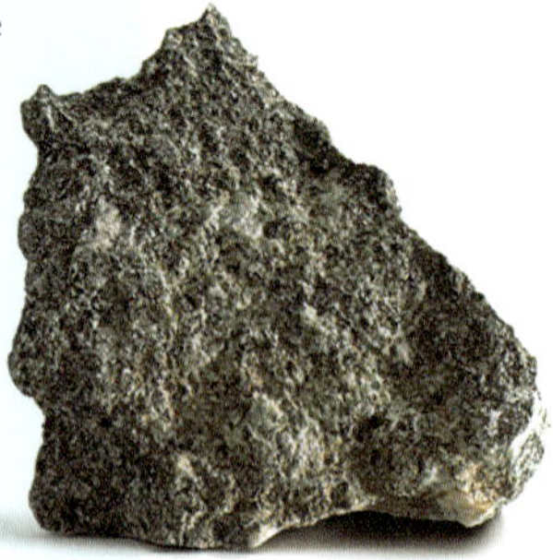

Ungeschliffener Preseli-Dolerit

Magische Eigenschaften

- Verbindet mit der fernen Vergangenheit.
- Verstärkt die Wirkung ritueller Musik und Tänze.
- Ist eine Pforte zu anderen Dimensionen.

Heilwirkung

- Entspannt und regt gleichzeitig an.
- Konzentriert die Heilkräfte auf Ohren, Nase und Rachen.
- Kappt emotionale Verstrickungen, fördert geerdete Zufriedenheit.
- Beruhigt das Denken, fördert geistige Klarheit.

Anwendung

- Um die tiefsten Schichten des Geistes und entfernte Erinnerungen zu erreichen, platzieren Sie einen Dolerit oberhalb des Stirnchakras, an den Haaransatz. Zwei weitere Dolerite oder andere blaue Kristalle legen Sie neben die Ellenbogen. Legen Sie die Hände auf den Solarplexus.
- Für tiefe Ruhe je einen Dolerit auf die Stirn und an die Schädelbasis legen.

Stichworte

Reinigend

Erdend

Zeitlos

Ähnliche Steine

Basalt ist weniger körnig und hat eine gleichmäßigere Oberfläche.

Granit ist körniger, hat große Kristalle und ist selten dunkel gefärbt.

Seraphinit hat ein ähnliches Lichtspiel, ist aber weicher.

Dumortierit ist hellblau und gefleckt.

Blauquarz und **blauer Aventurin** sind dichter und gleichmäßiger blau.

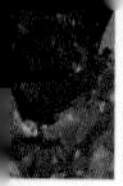

Amethyst (SiO_2)

Seit der Antike gilt der Amethyst als ein Stein, der ungehöriges Benehmen mäßigt und einen klaren Geist und die Spiritualität fördert. Sein Name kommt aus dem Griechischen und bedeutet „nicht betrunken". Er ist als Heilstein rundum einsetzbar. Amethyst ist eine Quarzvarietät und erhält seine violette Farbe durch Eisen. Sie reicht von blassem Lila zu dunklem Purpur und kann durch Hitze braun, gelb oder grün werden. Der Kristall bildet sich vorrangig in Geoden, Hohlräumen im Gestein, die von vulkanischen Gasblasen erzeugt werden.

Farbe: violett

Glanz: Glasglanz

Mohshärte: 7

System: trigonal

Merkmale und Pflege

- Amethyst ist dichroistisch – je nach Blickwinkel sieht er blaulila oder rotlila aus.
- Häufig ist der Kristall an der Spitze stark und an der Basis milchig gefärbt.
- Die meisten Amethyste sind prismatische Kristalle mit kurzen Seiten.
- Mexikanischer Amethyst ist in der Regel blass und hat lange, schmale Prismen.
- Chevron-Amethyst zeigt lila und weiße Bänder.

Ähnliche Steine

Fluorit ähnelt sowohl in den violetten Formen wie auch als „Blue John"-Varietät dem Amethyst oder dem Chevron-Amethyst. Beide Kristalle sind aber kubisch und von geringerer Härte.

Ametrin ist eine Mischung aus violettem und gelbem Quarz, der natürlich entsteht oder synthetisch erzeugt wird.

Magische Eigenschaften

- Sorgt für Ausgeglichenheit in jeder Situation.
- Bringt Gegensätze zusammen.

Heilwirkung

- Fördert die Selbstkontrolle.
- Beruhigt bei Gereiztheit.
- Fördert die Verwirklichung von Fantasien.
- Erleichtert Meditation und Schlaf.

Anwendung

- Zur Förderung heilender Kräfte einen Stein oberhalb des Kopfes, einen unterhalb der Füße und sechs Steine gleichmäßig um den Körper herum (alle nach innen zeigend) legen. Ein violettes Tuch verstärkt den Effekt.
- Das obige Legesystem erzeugt einen sicheren Raum, in dem Sie Ihre Wahrnehmung schärfen können. Um die Eigenschaften anderer Kristalle zu spüren, legen Sie diese abwechselnd auf die Stirn. Beenden Sie den Prozess mit einem erdenden Stein, etwa einem schwarzen Turmalin.

Stichworte

Integration

Spirituelle Gelassenheit

Heilung

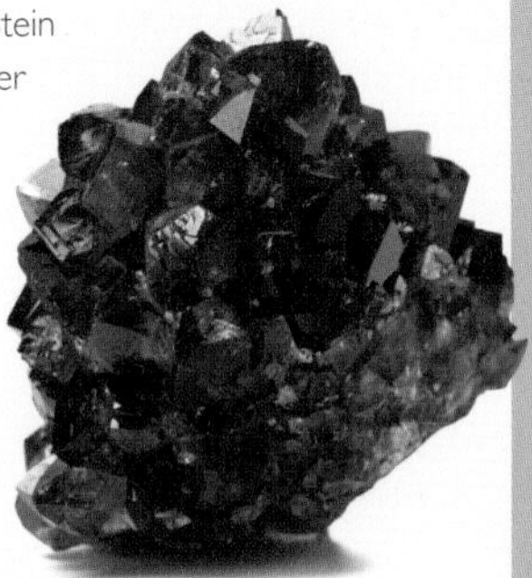

Amethyst-Aggregat

Fluorit (CaF_2)

Der Fluorit kommt in vielen Farben vor, die häufigste ist aber ein sattes Violett. Fluorit war das erste Mineral, dessen Fluoreszenz entdeckt wurde, daher ist er Namensgeber für dieses Phänomen. Der Fluorit bildet faszinierende Formen aus: einander durchdringende kubische Kristalle, oft von anderen Kristallen wie Calcit, Quarz oder Pyrit umschlossen. Fluorit ist ein wichtiger Bestandteil in vielen industriellen Fertigungsprozessen, etwa bei der Herstellung von Glas und Stahl.

Farbe: violett, blau, grün, gelb oder farblos

Glanz: Glasglanz

Mohshärte: 4

System: kubisch

Merkmale und Pflege

- Fluorit-Kristalle bilden stufige Würfel, die wie Miniaturstädte aussehen.
- Einzelne achteckige Kristalle treten natürlich auf, aber die meisten verkauften Steine sind synthetisch.

Magische Eigenschaften

- Fördert Innovationen und Erfindungen.
- Hilft bei der Einteilung von Reserven.

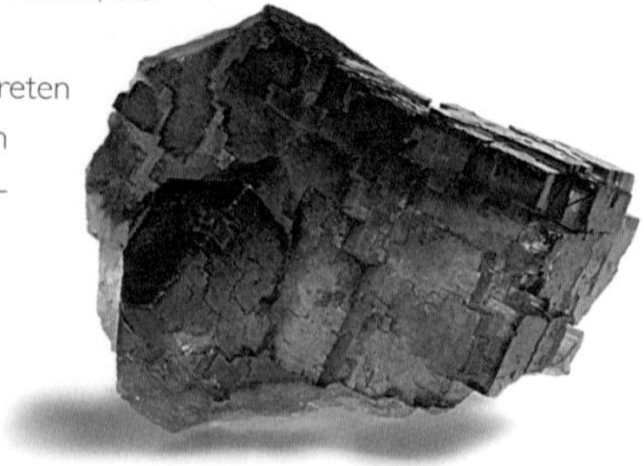

Fluoritwürfel

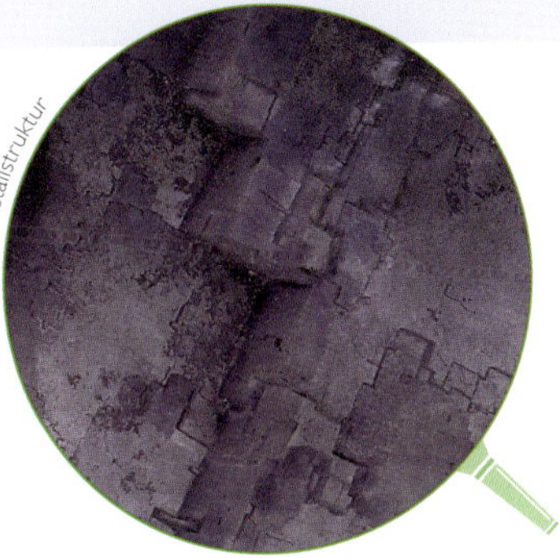

Stichworte

Koordination

Erneuerung

Inspiration

Heilwirkung

- Hält Knochengewebe und Organe gesund.
- Hilft, körperliche Belastungen zu meistern, und verbessert Geschicklichkeit und Gleichgewicht.
- Fördert das Selbstwertgefühl.
- Ermöglicht die Aufnahme neuer Ideen und fördert eine schärfere Aufmerksamkeit.

Anwendung

- Legen Sie einen großen Fluorit-Kristall oder ein Aggregat an Ihren Arbeitsplatz, dann fällt es Ihnen leichter, Ordnung zu halten.
- Ein Fluorit neben dem Bett fördert Ideenreichtum und Problemlösung im Schlaf.
- Tragen Sie einen Fluorit am Oberkörper, um Ihre Koordination zu verbessern.

Ähnliche Steine

Amethyst besitzt keine Spaltbarkeit und ist härter als Fluorit.

Halit hat eine ähnliche Form, ist aber weicher, glänzt nicht und ist nicht transparent.

Galenit hat eine ähnliche Form, glänzt aber mattsilber, ist schwerer und giftig.

Calcit sieht ähnlich aus, hat aber in der Regel nur eine Farbe.

Sugilith $(KNa_2(Fe_{2+},Mn_{2+},Al)_2Li_3Si_{12}O_{30})$

Sugilith bildet sich im vulkanischen Gestein Syenit. Er wurde im frühen 20. Jahrhundert in Japan entdeckt, und nachdem weitere Vorkommen in anderen Regionen, vor allem Südafrika, zum Vorschein gekommen waren, firmierte der Sugilith unter Handelsnamen wie Royal Azel und Luvulith. Sugilith kommt vor allem in körniger, massiger Form vor, mit dunkelvioletter Farbe und dunkleren Adern. Durch diese Optik eignet er sich ideal zum Schleifen und Polieren. Violett gilt als magische, spirituelle Farbe; durch seine massige Mineralform steht er für eine erdgebundene, gelassene Annäherung an feinstoffliche Erfahrungen.

Farbe: rosa, violett, purpur

Glanz: Glasglanz bis Harzglanz

Mohshärte: 5,5–6,5

System: hexagonal

Merkmale und Pflege

- Der Sugilith hat unterschiedlichste Färbungen, von leuchtend violett bis fast schwarz.
- Er ist sehr begehrt, daher sind häufig Imitationen zu finden, vor allem in Form von gefärbtem Howlith.

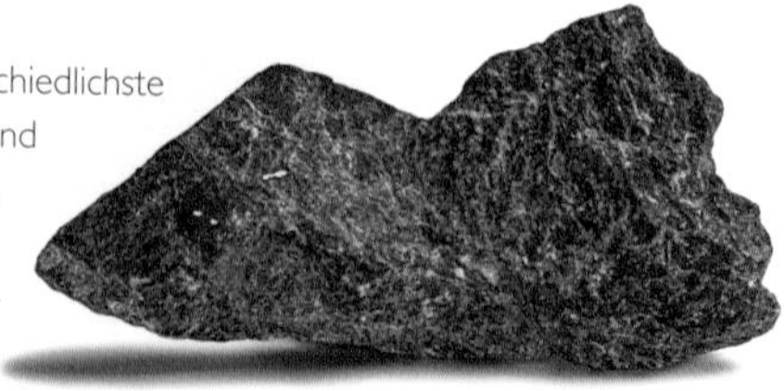

Unbearbeiteter Sugilith

Magische Eigenschaften

- Hilft, spirituelle Ziele zu erreichen.
- Verbindet Feinstoffliches mit dem Materiellen.

Heilwirkung

- Harmonisiert die rechte und linke Gehirnhälfte und regt den Energiefluss zwischen den Nervenzellen an. Daher kann er Lernschwierigkeiten und Ungeschicklichkeit verbessern.
- Verringert die Kluft zwischen Wünschen und erreichbaren Zielen.
- Versöhnt Sensible mit ihrer Umgebung.
- Bietet einen Fokus für spirituelle Energien.

Anwendung

- Um sich entspannt auf Ihr spirituelles Ich einzulassen, legen Sie einen Sugilith auf die Stirn, einen Türkis auf das Kehlchakra und ein Tigerauge auf das Sakralchakra.
- Um Entfremdung und Ausgeschlossensein entgegenzuwirken, legen Sie einen Bergkristall über das Kronenchakra, einen Sugilith auf das Kehlchakra, einen Moldavit auf das Herzchakra und einen Rauchquarz an die Füße.

Stichworte

Einbindung

Sensibilität

Spirituelles Vertrauen

Ähnliche Steine

Purpurit hat eine weichere, faserigere Oberfläche als Sugilith.

Charoit hat verschiedene Schattierungen, oft in Kurven angelegt.

Gefärbter Howlith hat eine leuchtendere, gleichmäßigere Färbung als Sugilith.

Charoit $((K,Sr,Ba)(Ca,Na)_2(Si,Al)_4O_{10}(OH,F))$

Charoit stammt aus der Region des Flusses Tschara in Sibirien, wo er in magmatischem Gestein vorkommt. Geschliffen zeigt er wirbelartige violette und weiße wolkige Muster, unterbrochen von durchscheinenden Bereichen und Einschlüssen aus schwarzem Aegerin (einem Pyroxen). Die Essenz des Charoit ist Bewegung und Fluss, er sorgt für tiefe Harmonie. Wie die meisten violetten Steine hilft er dabei, verschiedene Aspekte des Lebens in Einklang zu bringen, indem er rote Energie (Pragmatismus, Aktivität und Engagement) mit blauer Energie (Stille, Introversion und Frieden) vereint.

Farbe: violett-purpurfarben mit Weiß, Rosa und Gold

Glanz: Glasglanz, matt

Mohshärte: 5–6

System: triklin

Merkmale und Pflege

- Charoit ist sehr dekorativ und wird oft als Cabochon, Kugel oder Scheibe angeboten.
- Seine welligen Fasern unterscheiden ihn sichtbar von anderen opaken violetten Mineralen.

Magische Eigenschaften

- Fördert das Verständnis.
- Hilft, Veränderungen anzunehmen.
- Bringt Ausgleich in unruhige Verhältnisse.

Ähnliche Steine

Sugilith ist körnig und massig und hat keine kristallinen Einschlüsse.

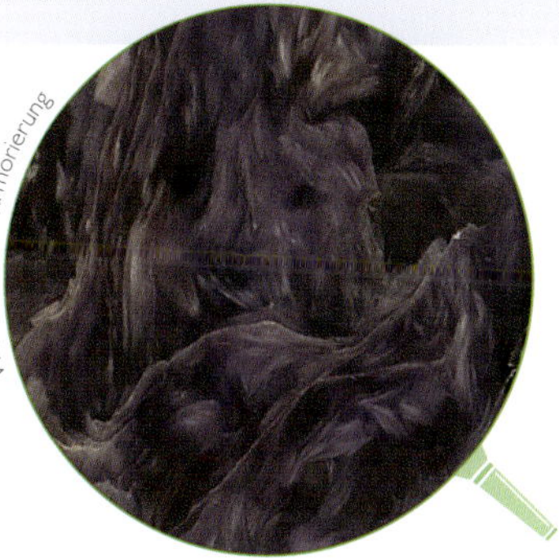

Stichworte

Gelassenheit

Flexibilität

Aufmerksamkeit

Heilwirkung

- Besänftigt Anspannung.
- Beruhigt das Nervensystem.
- Verhilft zu einer persönlichen Sicht auf gemeinschaftliche Probleme.

Anwendung

- Um sich auf eine neue Situation einzustellen, legen Sie einen Charoit auf das Herzchakra und ringsum grüne Turmaline sowie zu Ihren Füßen einen erdenden Stein.
- Um das Nervensystem zu beruhigen, legen Sie Charoit über das Kronenchakra sowie je einen Mondstein auf das Kehl- und das Solarplexuschakra.

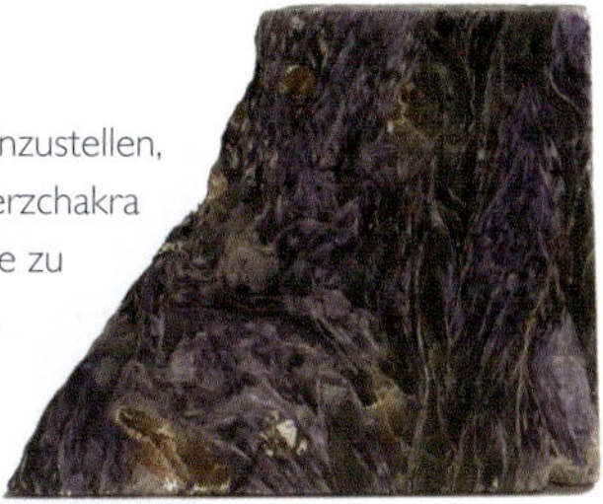

Polierte Charoit-Scheibe

Iolith ($Mg_2Al_3(AlSi_5O_{18})$)

Farbe: violett, violettblau, braun oder blaugrau

Glanz: Fett- bis Glasglanz

Mohshärte: 7

System: orthorhombisch

Der Iolith, auch Cordierit, wird auch als Wassersaphir verkauft und ähnelt – ebenso lichtdurchlässig und violettblau – tatsächlich dem Saphir, aber aus einigen Blickwinkeln wirkt er bräunlich gelb oder blassblaugrau. Er ist häufig anzutreffen und entsteht in Sedimentgneis. Die besten Iolithe kommen aus Sri Lanka und Myanmar. Als ein Stein, der je nach Blickwinkel eine andere Farbe aufweist, repräsentiert der Iolith die Öffnung für neue Sichtweisen.

Merkmale und Pflege

- Iolith ist häufig in massigen, körnigen oder in kurzen säuligen Aggregaten anzutreffen.
- Hämatit-Einschlüsse färben einige Varietäten rot.
- Ein unbearbeiteter Iolith ist körnig und teilweise durchscheinend.
- Graue Varietäten können an Jade erinnern und werden zum Schnitzen verwendet.

Magische Eigenschaften

- Hilft, einen Umstand aus allen Blickwinkeln zu erfassen.

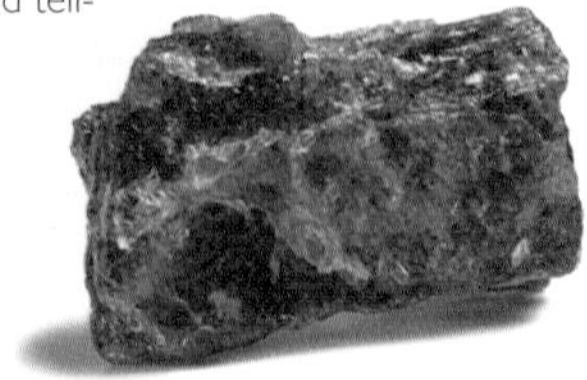

Unbearbeiteter Iolith

- Verbindet Wissenschaft und Magie, Logik und Fantasie.

Heilwirkung

- Regt das Nerven- und Hormonsystem an.
- Verstärkt Sympathie und Mitgefühl – sowohl für andere als auch in anderen Menschen für die eigene Person.
- Hilft herauszufinden, ob eine andere Person Hilfe benötigt.
- Fördert das Annehmen und Begreifen der Dualität des Lebens.

Anwendung

- Steht eine schwierige Entscheidung an, legen Sie einen Stein auf die Stirn und die anderen zu beiden Seiten des Kopfs (alternativ halten Sie je einen in den Händen).
- Wenn Sie Probleme in einer Beziehung oder starke Gefühle einer Person gegenüber klären wollen, legen Sie einen Iolith auf Ihr Herz und einen auf den Solarplexus. Platzieren Sie einen Granat unterhalb der Füße.

Stichworte

Klares Denken

Mitgefühl

Entscheidungsfreude

Ähnliche Steine

Blauer Topas ist einheitlich gefärbt.

Indicolit (blauer Turmalin) zeigt nur einen leichten Dichroismus (Farbveränderung je nach Blickwinkel).

Saphir (siehe unten) hat einen metallischen Glanz; Iolith hingegen ist eher graublau.

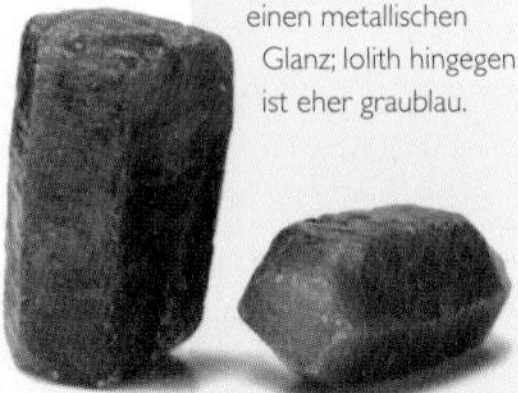

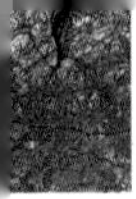

Purpurit $((Mn^{3+},Fe^{3+})(PO_4))$

Der Purpurit sieht kaum wie ein Mineral aus, aber an seinem weichen, seidigen Glanz und seinen dicht angeordneten, faserigen Kristallen ist er leicht zu erkennen. Er ist recht selten (mit Vorkommen in Ruanda, Namibia und den USA), aber sein dekoratives Äußeres hat ihm einen Platz auf dem Sammlermarkt eingebracht. Purpurit kann ein nützlicher Heilstein sein, vor allem zur Linderung von Schmerzen und zur behutsamen Heilung seelischer oder körperlicher Wunden. Seine seidige Qualität sorgt dafür, dass die feinstofflichen Energien mühelos fließen.

Farbe: dunkelviolett bis dunkelrot

Glanz: matt bis Seidenglanz

Mohshärte: 4,5

System: orthorhombisch

Merkmale und Pflege

- Die Oberfläche des Purpurit wirkt weich und seidig.
- Manchmal wird er in Form von Cabochons angeboten, die seine kräftige Farbe und angenehme Textur zeigen.

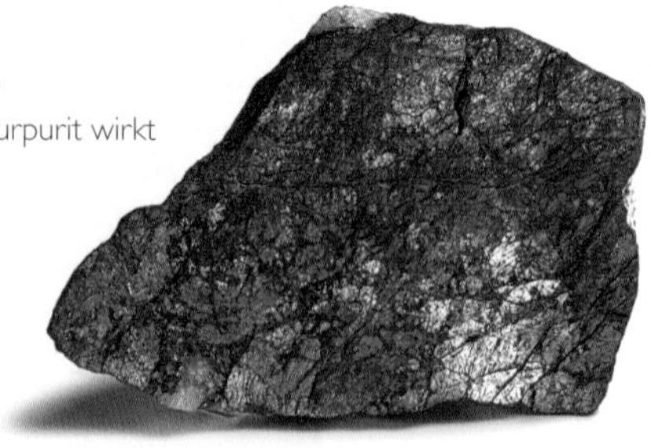

Naturbelassener Purpurit

Magische Eigenschaften

- Hilft bei der Vereinigung gegensätzlicher Eigenschaften, Gedanken und Ideen.
- Hilft beim Bereinigen von Fehlern.

Heilwirkung

- Verbessert die Nährstoffaufnahme des Körpers und dadurch die Energiegewinnung.
- Entspannt und beruhigt den Geist.
- Stärkt die Intuition.
- Fördert die Akzeptanz.

Anwendung

- Um Körper, Seele und Geist in Einklang zu bringen, Purpurit über das Kronenchakra, auf das Herz und an das Wurzelchakra legen.
- Um Stress und Frustration aufzulösen, legen Sie Purpurit auf die Stirn und schwarzen Turmalin zwischen die Füße.

Stichworte

Zufriedenheit

Akzeptanz

Konzentration

Ruhe

Ähnliche Steine

Sugilith hat eine glänzendere, weniger faserige Oberfläche als Purpurit.

Rosenquarz (SiO_2)

Der Rosenquarz ist eine der wertvollsten Quarzvarietäten. Die Fremdbeimengungen von Titan und Mangan sorgen für die zartrosa Färbung und verhindern gleichzeitig die Ausbildung einzelner großer Kristalle; man findet den Stein also in der Regel in massiger Form. In der Heilkunde wirkt der Stein herzöffnend, vertrauensbildend und lässt die Liebe in unser Leben ein.

Farbe: pink, rosa, pfirsichfarben, violettrosa

Glanz: Glasglanz

Mohshärte: 7

System: trigonal

Merkmale und Pflege

- Große, einzelne Spitzen werden aus größeren Stücken in Form geschliffen.
- Unpolierter Rosenquarz hat scharfe Kanten.
- Die meisten Rosenquarzstücke sind durchscheinend und haben viele Risse; Edelsteine sind lupenrein und durchsichtig.
- Beim Sternrosenquarz erzeugen Rutil-Kristalle einen sternförmigen Lichteffekt (Asterismus). Er ist sichtbar, wenn ein Lichtstrahl auf die polierte Oberfläche fällt.

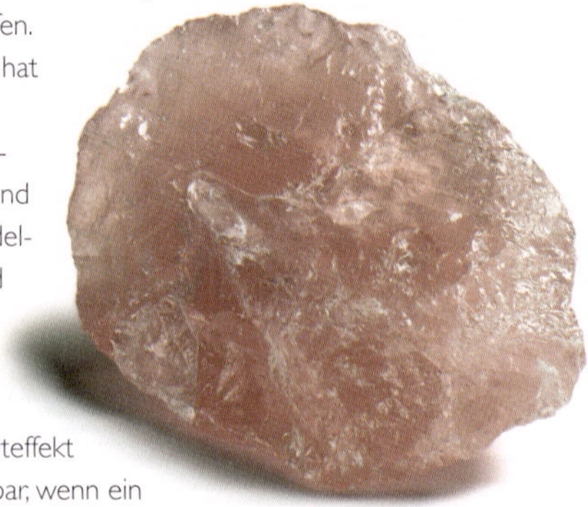

Massiger Rosenquarz

Magische Eigenschaften

- Fördert den Sinn für das Schöne.
- Weckt Liebe und Freundschaft.

Heilwirkung

- Befreit rasch von emotionalen Belastungen – die Wirkung ist so stark, dass sie unangenehm sein kann. (In diesem Fall den Rosenquarz mit erdenden Steinen verbinden.)
- Deckt ursächliche Gründe von Problemen auf, zum Beispiel ein negatives Selbstbild.

Anwendung

- Um emotionale Belastungen zu beseitigen, legen Sie ein Tigerauge auf das Sakralchakra und erdende Steine zu den Füßen. Platzieren Sie dann einen Rosenquarz auf dem Herzen, umringt von vier Bergkristallen (nach außen zeigend).
- Um Ihr Selbstwertgefühl zu steigern, platzieren Sie zwölf Rosenquarze in gleichmäßigen Abständen rings um den Körper. Die Wirkung wird verstärkt, wenn Sie auf einem rosa oder violetten Tuch liegen.

Stichworte

Liebe

Gefühl

Befreiung

Ähnliche Steine

Rosenquarz in Edelsteinqualität ähnelt sehr stark **Morganit**, **Topas** und **Kunzit**.

Kunzit ($LiAlSi_2O_6$)

Dieser wunderschöne rosa Kristall ist nach dem amerikanischen Edelsteinspezialisten G. F. Kunz benannt. Das Mineral ist der begehrteste Spodumen (zu dieser Familie gehört auch der zarte grüne Hiddenit). Kunzit bildet lange, gefurchte Prismen, die opak sein können, aber oftmals tief durchscheinend oder völlig durchsichtig sind. Der Kunzit ist von der Seite betrachtet blass, blickt man aber über die Längsachse in den Kristall, vertieft sich die Farbe zu einem attraktiven Rosaviolett. Hin und wieder enthalten Spodumen-Kristalle gleichzeitig rosa und grüne Anteile.

Farbe: rosa, violettrosa (Hiddenit ist grün)

Glanz: Glasglanz

Mohshärte: 6,5–7,5

System: monoklin

Merkmale und Pflege

- Kunzit-Kristalle besitzen parallel verlaufende Streifungen.
- Nach dem Abbau dunkelt der Stein nach.

Magische Eigenschaften

- Stärkt das Herz und stimmt uns auf die universelle Liebe ein.
- Wirkt Aggressionen entgegen.
- Hilft, andere zu verstehen.
- Fördert Konfliktlösungen.

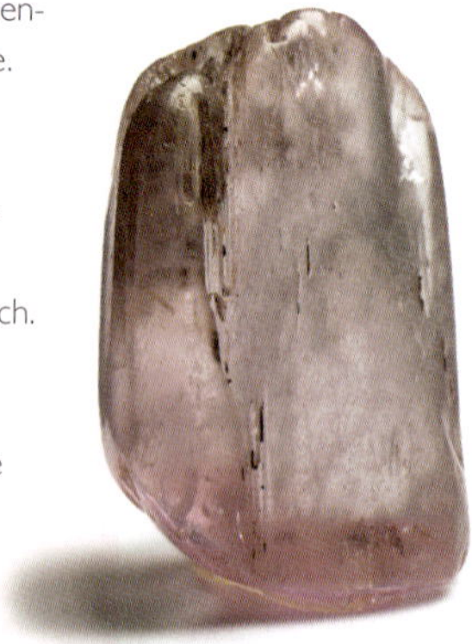

Trommelstein aus Kunzit

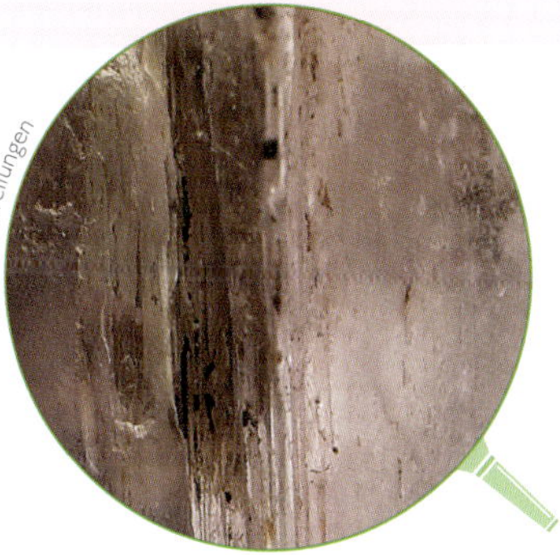

Stichworte

Liebe

Unterstützung

Verständnis

Frieden

Heilwirkung

- Unterstützt das Herz-Kreislauf-System und die Schilddrüsenfunktion.
- Stärkt das Selbstbewusstsein.
- Hilft, negative, schädliche Denkmuster zu überwinden – schützt intensiv.
- Schafft einen Raum für die Meditation.

Anwendung

- Zur Heilung und zum Schutz bei fehlender Liebe platzieren Sie einen Kunzit auf das Herz und je einen nach außen zeigenden Bergkristall über den Kopf, unterhalb der Füße sowie rechts und links neben die Körpermitte.
- Ein Kunzit- oder Hiddenit-Anhänger ist ein wertvoller Schutz in aufwühlenden Zeiten.

Ähnliche Steine

Rosenquarz von hoher Qualität sieht ähnlich aus, hat aber keine Streifungen.

Morganit und **blasser Rubellit (rosa Turmalin)** zeigen keine vom Blickwinkel abhängigen unterschiedlichen Farbtiefen.

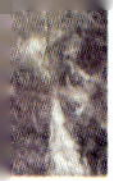

Lepidolith $(K(Li,Al)_3(Si,Al)_4O_{10}(OH,F)_2)$

Dieser Stein bildet Massen von abgerundeten Scheiben oder kleine, flache Platten. Am häufigsten aber sieht man ihn als mikrokristallinen Stein mit violettrosa Farbe und einer glitzernden Oberfläche. Lepidolith ist eine Varietät des Glimmer, seine Farbe verleiht ihm Lithium. In der Industrie wird Glimmer zur Isolierung verwendet; in der Heilkunde schirmt der Lepidolith das Herz vor Verletzungen ab. Halten Sie Ausschau nach Lepidolith mit rosa Turmalineinschlüssen – sie sind recht häufig zu finden. Diese Kombination verleiht dem sanften Lepidolith Kraft und vergrößert seine Fähigkeit, seelische Schmerzen zu heilen und beim Ausdruck von Wünschen zu helfen.

Farbe: rosa, violett, grau

Glanz: Perlglanz

Mohshärte: 2,5–3

System: monoklin

Merkmale und Pflege

- Trommelsteine aus Lepidolith sind kräftig oder blass rosa, oft mit rosa Turmalineinschlüssen.
- Trommelsteine glitzern mitunter kaum.

Magische Eigenschaften

- Führt Feinde in die Irre.
- Bringt wahre Gefühle ans Licht.

Ähnliche Steine

Rubellit (rosa Turmalin) sieht als Trommelstein sehr ähnlich aus, hat aber in der Regel Streifungen.

Thulit glitzert nicht.

Stichworte
Erfüllung
Sicherheit
Instinkt

Heilwirkung

- Bringt Nerven und Muskeln ins Gleichgewicht, befreit von zu starker Körperspannung.
- Vermittelt ein Gefühl von innerer Sicherheit und wendet Schaden ab.
- Hilft, Vertrauen in die eigenen Instinkte zu gewinnen und andere Sichtweisen einzuschätzen.
- Ermutigt sanft, das volle Potenzial auszuschöpfen.

Anwendung

- Um Mut, Kraft und Selbstbewusstsein zu sammeln, legen Sie einen Lepidolith auf Kehle, Thymus und Herz, einen Citrin zwischen Solarplexus und Nabel und einen Sternrubin zu den Füßen.
- Um tiefe Entspannung zu erreichen, legen Sie einen Lepidolith auf den Solarplexus und stellen Sie sich vor, wie Ihr Atem durch den Stein in den Körper fließt und ihn wieder verlässt.

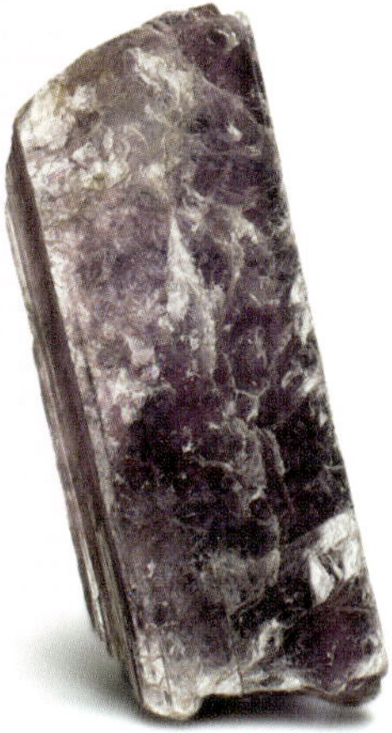

Lepidolith-Tafel

Morganit ($Be_3Al_2Si_6O_{18}$)

Die rosa Farbe des Morganit, die durch das enthaltene Lithium, Mangan und Cäsium erzeugt wird, macht ihn zu einer der selteneren Varietäten des Beryll (Smaragd und Aquamarin sind die beiden anderen bekanntesten Varietäten). Wie alle rosa Steine eignet er sich gut für die Lösung aller Probleme im Bereich Selbstwert und Identität. Trägt man Morganit als Anhänger in der Nähe des Herzchakras, kann er tiefe emotionale Konflikte und schmerzhafte Erinnerungen aufdecken und beseitigen. Dies sollte allerdings schrittweise geschehen. Morganit besitzt außerdem starke, schützende Energie; er vermindert Aggressionen und fördert die Toleranz in unserer Umgebung.

Farbe: rosa

Glanz: Glasglanz

Mohshärte: 8

System: hexagonal

Merkmale und Pflege

- Trommelsteine können fast farblos und durchsichtig oder milchig trüb und weiß sein.
- Achten Sie auf Streifungen, diese sind typisch für Beryll.
- Morganit ist oft stärker poliert als Quarz.

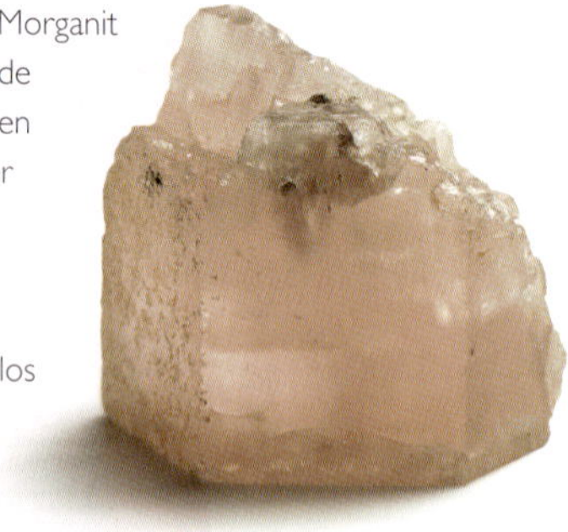

Hexagonaler Morganit-Kristall

Magische Eigenschaften

- Steht für Klarheit, Frieden und Offenheit.
- Beseitigt Einschränkungen.
- Scheint alles möglich zu machen.

Heilwirkung

- Wirkt auf das Sakralchakra; beruhigt und stärkt die Fortpflanzungsorgane.
- Hilft, Konflikte mit anderen zu durchschauen und zu bereinigen; vor allem, wenn sich kleinere Störungen zu großen aufbauen.
- Unterstützt einen realistischen Blick auf das Leben und hilft, Prioritäten zu setzen.
- Ideal als Meditationsobjekt; er verbindet uns mit der Schöpfungsenergie.

Anwendung

- Platzieren Sie einen Morganit am Sakralchakra, um sexuelle Probleme, emotionale Blockaden, tiefe Traumata und Verlusterlebnisse zu behandeln.
- Wenn ein Chakra von Problemen beeinflusst wird, platzieren Sie einen Morganit neben dieses Chakra, um Lösungswege zu finden.

Stichworte

Befreiung

Vereinfachung

Liebe

Ähnliche Steine

Rosenquarz, Rubellit, rosa Topas und **Kunzit** sind als Trommelsteine oder geschliffen nur schwer vom Morganit zu unterscheiden.

Rhodonit ($MnSiO_3$)

Farbe: rosa mit braunen oder schwarzen Bereichen

Glanz: Glasglanz

Mohshärte: 5,5–6,5

System: triklin

Rhodonit erhielt seinen Namen vom griechischen Wort für Rose: *rhodon*. Seine Kristalle sind plattenförmig mit abgerundeten Kanten; in der Regel bildet der Rhodonit aber massige Formen. Eine hochwertige polierte Scheibe sieht mitunter aus wie das pinkfarbene Fleisch einer reifen Wassermelone. Andere Stücke sind lachsrosa und haben von Unreinheiten erzeugte braune oder schwarze Adern. Rosa verbindet uns mit der Energie der Schöpfung, während Braun oder Schwarz uns eine praktische Anwendung dieser feinstofflichen Kräfte erlauben.

Merkmale und Pflege

Rhodonit in Edelsteinqualität ist durchscheinend und teilweise kristallin.

Magische Eigenschaften

- Lässt tiefliegende Bedürfnisse in Erscheinung treten.
- Hilft, sich Gehör zu verschaffen, Kommunikationskanäle zu verbessern und gegenseitiges Verständnis zu entwickeln.
- Steht von jeher für weiße Magie.

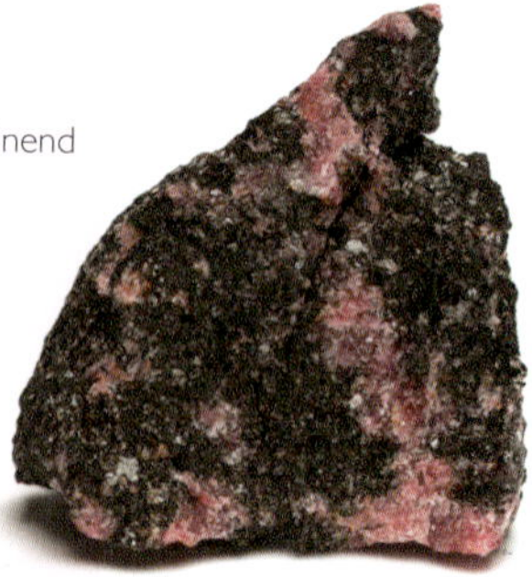

Naturbelassener Rhodonit

Heilwirkung

- Unterstützt uns in Zeiten des Wandels, vor allem, wenn dieser unfreiwillig geschieht.
- Ermöglicht den Ausdruck starker, aufrichtiger Gefühle.
- Lenkt die Gefühle in Richtung des Ziels.
- Beseitigt negative geistige Zustände, Verwirrung und Angst.
- Verstärkt die Wirkung und Sinnlichkeit einer Mantra-Meditation.

Anwendung

- Rhodonit stimmt auf die feinstofflichen Schwingungen ein, also tragen Sie während der Meditation einen Stein bei sich.
- Um sich mehr Gehör zu verschaffen, platzieren Sie einen Rhodonit auf Sakralchakra und Kehlchakra.
- Um blockierte Kommunikationskanäle zu öffnen, legen Sie einen Rhodonit auf das Kehlchakra und über das Kronenchakra.
- Um Hellhörigkeit zu entwickeln, legen Sie einen Rhodonit auf das Sakralchakra und einen dicht neben jedes Ohr.

Stichworte

Klang

Leidenschaft

Motivation

Kommunikation

Ähnliche Steine

Rhodochrosit in Edelsteinqualität kann den einfarbigen Kristallen des **Rhodonit** sehr ähneln.

Erdbeerquarz kann Rhodonit von minderer Qualität ähneln.

Thulit in unbearbeiteter Form erinnert an Rhodonit, glitzert aber stärker.

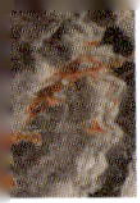

Rhodochrosit ($MnCO_3$)

Farbe: rosa, rotbraun, grau

Glanz: Glasglanz

Mohshärte: 3,5–4,5

System: trigonal

Oft erinnert Rhodochrosit an blauen Spitzenachat, der rot, orange und rosa eingefärbt wurde. Seine Farben erhält er vom Mangan, die konzentrischen Farbbänder werden sichtbar, wenn man die botryoidale Form zu Scheiben oder Cabochons schleift. Die dunkelrosa gefärbten Bereiche enthalten häufig kleine rhomboedrische Kristalle. Große einfarbige Kristalle haben eine intensive, transparente Pinkfärbung und sind sehr selten. Manche Rhodochrosite lassen an sanfte Wellen auf einem rosenblattbedeckten Teich denken. Dieses friedliche Bild symbolisiert die Eigenschaft des Steins, Stress und Anspannung zu lindern, vor allem im Bereich von Solarplexus und Unterleib. Seine Farbpalette, von intensivem Pink über Blassrosa und Orange bis hin zu Beige, harmonisiert Wurzel-, Sakral- und Solarplexuschakra gleichermaßen.

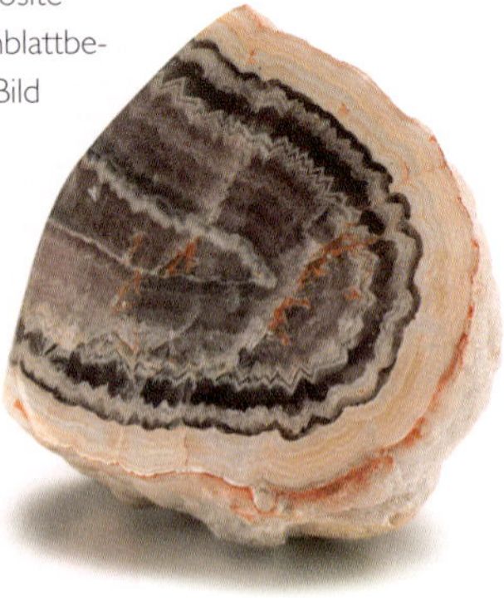

Polierter Querschnitt eines kugelförmigen Rhodochrosits

Merkmale und Pflege

- Kristalle sind selten und teuer. Sie bilden rhomboedrische Formen.

- Für Heilzwecke sind Trommelsteine, Carbochons und Scheiben erhältlich.

Heilwirkung

- Lindert Beschwerden der Verdauungs- und Geschlechtsorgane.
- Erhöht das Selbstwertgefühl.
- Lindert durch Angst bedingte Anspannung.
- Lindert Störungen der Aura, die durch Traumata erzeugt wurden.
- Vertreibt Schmerz und Wut.

Anwendung

- Gegen Unterleibsschmerzen hilft ein aufgelegter Rhodochrosit. Dies gilt vor allem für Energieblockaden durch Zweifel, Angst oder fehlendes Selbstbewusstsein. Die Wirkung verstärkt sich, wenn Sie einen Herkimer Diamanten an das Sakralchakra legen.
- Legen Sie je einen Rhodochrosit an den Puls am Handgelenk. Dies verstärkt Ihre Selbstwahrnehmung und befähigt Sie, Ihre Ziele zu erreichen.

Stichworte

Selbstbewusstsein

Leichtigkeit

Kompetenz

Ähnliche Steine

Koralle ist tiefer rosaorange gefärbt.

Rhodonit hat braune oder schwarze Adern.

Kirschopal (siehe unten) hat durchscheinend weiße Bereiche.

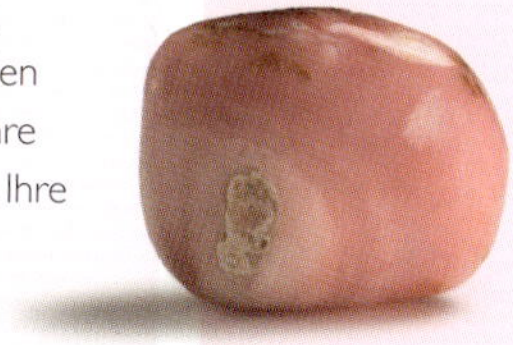

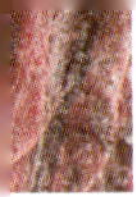

Thulit $(Ca_2Al_2OH(SiO_4)_3)$

Thulit war im alten Norwegen als Schnitzwerkzeug für Ornamente bekannt. Es handelt sich um eine massige Varietät des Minerals Zoisit. Thulit kommt in metamorphem Kalkstein und magmatischem Gestein vor, wenn sich deren ursprüngliche mineralische Bestandteile verändert haben. Der rosa Stein kann auch Grün enthalten, das charakteristisch für andere Zoisite ist. Er wurde nach der mythischen Insel Thule benannt, dem Land hinter dem Nordwind, und versinnbildlicht den äußersten Rand der Welt. Thulit verleiht das Selbstvertrauen, die eigenen Grenzen zu überschreiten.

Farbe: rosa, rosarot, grau

Glanz: Glas- bis Perlglanz

Mohshärte: 6–6,5

System: orthorhombisch

Merkmale und Pflege

- Thulit bildet körnige Aggregate und wird als Cabochon oder in Scheibenform angeboten.
- Er ist gleichmäßig pink gefärbt.
- Minderwertige Exemplare enthalten grauweiße Bereiche und mitunter grünen Zoisit.

Magische Eigenschaften

Gibt uns den Mut, Dinge zu erforschen; treibt uns ins Unbekannte.

Ähnliche Steine

Grobe **Rhodonit**-Stücke ähneln dem Thulit farblich, haben aber dunkle Adern.

Erdbeerquarz-Trommelsteine haben stärkeren Glasglanz.

Heilwirkung

- Verbessert die Funktionen des Nervensystems, erleichtert die Kommunikation zwischen dem Gehirn und dem restlichen Körper.
- Unterstützt das Loslassen wiederkehrender, unproduktiver Gefühlszustände.
- Hilft, in Phasen von Selbstzufriedenheit und Faulheit aktiv zu werden.

Stichworte
Erforschung
Selbstbestätigung
Motivation

Anwendung

- Um die Nerven zu beruhigen, legen Sie einen Thulit auf den Solarplexus.
- Um die Selbstsicherheit zu stärken, legen Sie einen Thulit auf das Sakralchakra, einen grünen Aventurin auf das Herzchakra und einen blauen Spitzenachat auf das Kehlchakra.
- Um Ängste zu lindern, legen Sie vier Thulite aus, je einen über dem Kopf und unterhalb der Füße und je einen neben die Ellenbogen. Konzentrieren Sie sich dann auf den Umstand, der Sie mit Angst erfüllt. Das wird Ihre Sorgen verringern.

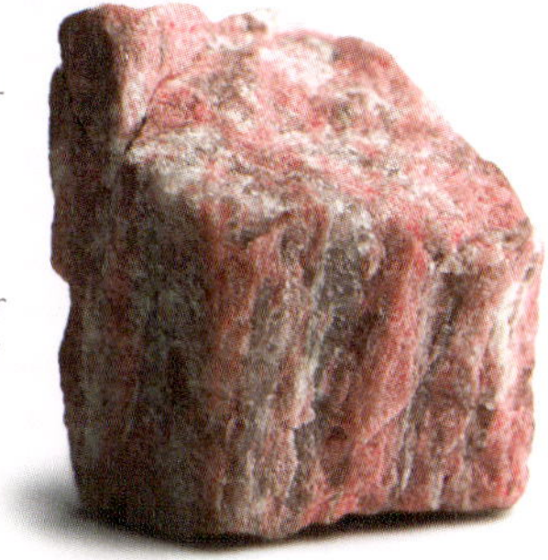

Ungeschliffener Thulit

Mondstein ($KAlSi_3O_8$)

Farbe: perlweiß, beige, gelb, blau

Glanz: Glasglanz

Mohshärte: 6–6,5

System: monoklin

In der Mineralogie heißt dieser Stein Adular, aber der Name Mondstein passt sehr gut zu dieser Feldspatvarietät – sein weicher, perliger Glanz erinnert an das Mondlicht. Große Kristalle sind selten; Mondstein kommt in der Regel in mikrokristalliner massiger Form vor. Die wichtigsten Mondsteinvorkommen befinden sich in Sri Lanka. In Indien wird der Mondstein als der perfekte Schmuckstein für Frauen verehrt, er ist der archetypische Stein der Mondenergie und der Weiblichkeit und fördert feminine Eigenschaften.

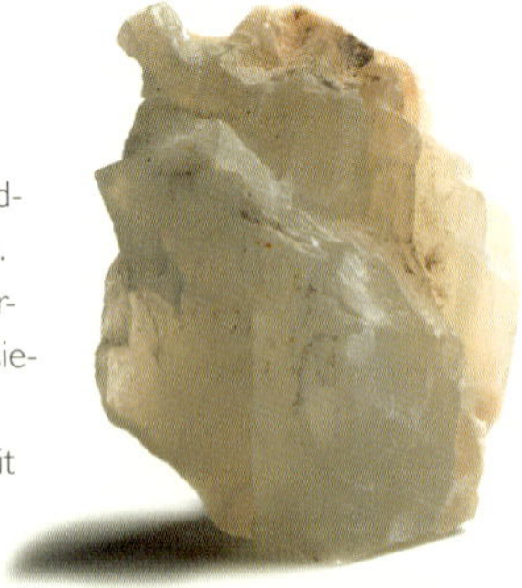

Natürlicher Mondstein

Merkmale und Pflege

- Der charakteristische Glanz des Mondsteins kann strukturabhängig variieren. Durch Lichtreflexionen an seiner internen Struktur kann er opaleszieren, irisieren und schillern.
- Wo er wechselnde Schichten aus Albit und Orthoklas besitzt, kann er blau oder milchweiß schillern.
- Mondstein von geringerer Qualität kann grau, braun, gelb oder orange sein.

Magische Eigenschaften

- Vermittelt die Zyklen der Natur.
- Macht die Kräfte des Mondes und des Wassers nutzbar.
- Symbolisiert Fruchtbarkeit, Wachstum und Entwicklung.

Heilwirkung

- Reguliert das (dem Element Wasser zugeordnete) Blut- und Lymphsystem.
- Wirkt gegen Menstruationsschmerzen und andere Frauenbeschwerden.
- Lindert Verdauungsbeschwerden, vor allem stressbedingte.
- Stabilisiert die Seele und löst Verspannungen.
- Fördert die Empathie.
- Stärkt Intuition und Fantasie.

Anwendung

Zur Entspannung von Körper, Geist und Seele legen Sie je einen Mondstein oberhalb des Kopfs, auf beide Schultern über den Achseln und auf beide Hüftknochen. Die Wirkung wird verstärkt, wenn Sie auf einem dunkelblauen Tuch liegen.

Stichworte

Ausgeglichenheit

Entlastung

Mitgefühl

Weiblichkeit

Ähnliche Steine

Andere **Feldspate**, zum Beispiel **Albit**, können niederwertigem Mondstein ähneln.

Spektrolith (Regenbogen-Mondstein) ähnelt eher dem Labradorit, ist aber weiß, mit lebhaft irisierenden Bereichen.

Zeolithe (Komplexe Calcium-, Kalium- und Natriumsilikate)

Verschiedene Zeolithe wachsen häufig zusammen auf einer Matrix. Die einzelnen Varietäten sind für den Steinheiler von geringem Interesse, aber als Ganzes besitzen sie eine starke kollektive Energie, die für Harmonie und Zusammenarbeit sorgt.

Farbe: weiß, grauweiß, gelb, rot

Glanz: Glas- bis Perlglanz

Mohshärte: 3–5

System: meist monoklin

Merkmale und Pflege

Zu den Zeolithen gehören:

- **Stilbit** (Desmin) besteht aus einem Büschel von Zwillingskristallen mit Perlglanz.
- **Heulandit** bildet weiße oder rote tafelige Kristalle.
- **Phillipsit** bildet kugelförmige oder radialstrahlige Aggregate oder kleine, ineinander verflochtene Kristalle von weißem, perligem Glanz.
- **Chabasit** bildet weiße oder rote rhomboedrische oder würfelartige Kristalle.
- **Natrolith** ist der häufigste Zeolith. Die häufig durchscheinenden nadelförmigen Kristalle bilden kugelförmige Aggregate und Gruppen.

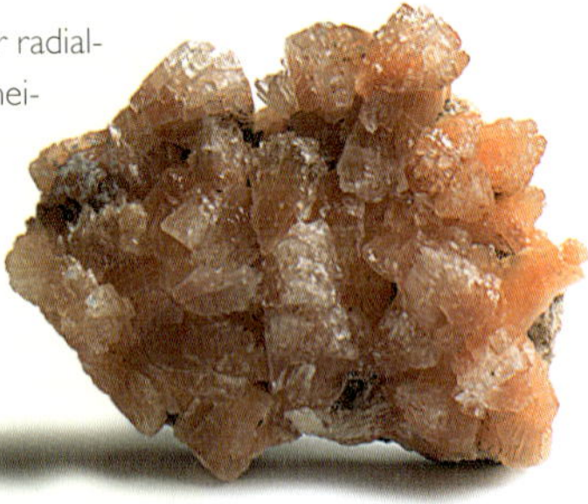

Heulandit-Aggregat

- Zeolith-Kristalle sind am häufigsten in Verbindung mit Apophyllit und Okenit zu sehen.
- Zeolithe sind weich und sollten daher vorsichtig gereinigt und separat aufbewahrt werden.

Magische Eigenschaften

- Erneuerung, Humor und Unterstützung werden gefördert.
- Stärkt den Zusammenhalt von Gruppen.
- Ermöglicht den Zugriff auf das kollektive Bewusstsein.

Heilwirkung

- Harmonisiert die Körperfunktionen.
- Verleiht Mut und Antrieb, um Neues zu wagen.
- Vermittelt eine großzügigere, optimistischere Einstellung.

Anwendung

Um das Bewusstsein für die bedeutsamen Beziehungen zwischen allen fühlenden Wesen zu schärfen, platzieren Sie eine Zeolith-Varietät über das Kronenchakra, Celestit auf das Kehlchakra, Jade auf das Herz und Magnetit zu den Füßen.

Stichworte

Zusammenwirken

Vielfalt

Erneuerung

Ähnliche Steine

Calcit hat keinen Perlglanz, seine Oberflächen reflektieren das Licht.

Albit und andere Feldspate sehen mitunter ähnlich aus, sind aber härter und kommen mit magmatischen Gesteinen und Kristallen vor.

Milchquarz (SiO_2)

Farbe: weiß

Glanz: Glasglanz

Mohshärte: 7

System: trigonal

In Bergregionen kommt der Milchquarz häufig vor; seine Adern bahnen sich ihren Weg über freiliegende und erodierte Gesteinsoberflächen. Der Stein reflektiert Licht aus großer Entfernung; er kennzeichnet daher seit Jahrtausenden heilige Orte. Milchquarz ist reinweiß, trüb oder durchscheinend; seine Farbe erhält er von winzigen eingeschlossenen Luft- oder Wasserblasen. Auch Bergkristall ist aus dem gleichen Grund an der Basis oft stark milchig. Manchmal können diese Schleier beseitigt werden, indem man den Kristall in der Hand hält – die Wärme treibt dann die Bläschen durch mikroskopisch kleine Risse nach außen. Wenn Verunreinigungen wie Eisen den Kristall nur leicht färben, wird der Stein als gewöhnlicher Quarz bezeichnet.

Merkmale und Pflege

- Manche farbigen Varietäten des Quarzes haben eigene Namen, zum Beispiel der rosabraune Erdbeerquarz.
- Milchquarz ist in der Regel massig, aber es kommen auch voll entwickelte Kristalle vor.

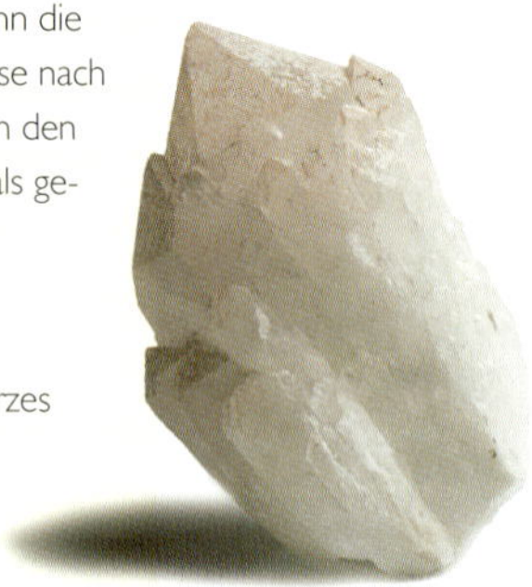

Milchquarz-Kristall mit ausgebildeter Spitze

Magische Eigenschaften

- Symbolisiert die Mondenergie.
- Steht für Klärung und Reinheit.
- Verleiht die Kraft des Lichts.

Heilwirkung

- Löst blockierte Energie schrittweise auf.
- Setzt behutsam schwierige Gefühle frei.
- Zerstreut negative Gedanken.
- Beruhigt den überaktiven Geist.
- Hilft, sich dem universellen Fluss anzuvertrauen.

Anwendung

Um den Kontakt zu sich selbst und zur Welt zu verbessern, verwenden Sie sechs Milchquarz-Trommelsteine und sechs schwarze Turmaline und platzieren Sie sie wie folgt: Milchquarz neben die Schultern, neben die Hände, neben jeden Fuß; Turmalin oberhalb des Kopfes, unterhalb der Füße, neben den Ellenbogen und den Knien. Der Effekt verstärkt sich, wenn Sie auf einem rosa Tuch liegen.

Stichworte

Zerstreuend

Lindernd

Entspannung

Ähnliche Steine

Marmor (Gestein aus Kalkstein oder Dolomit, bestehend aus Calcit-, Calcium- und Magnesiumsilikaten) ist eher trüb und körnig.

Selenit ($CaSO_4 \cdot 2H_2O$)

Wegen seines strahlenden, mondartigen Glanzes ist der Selenit nach der griechischen Mondgöttin Selene benannt. Selenit ist eigentlich Gips in Edelsteinqualität. Gips bildete sich bei der Verdunstung der urzeitlichen Meere und Salzwasserseen. Der Selenit erinnert mit seiner wasserklaren Schönheit und seiner Löslichkeit an diese Herkunft.

Farbe: weiß, farblos (selten gelb, braun, rot oder blau)

Glanz: Glas- bis Perlglanz

Mohshärte: 2

System: monoklin

Merkmale und Pflege

- Selenit bildet häufig Kristallzwillinge mit einer charakteristischen „Schwalbenschwanzform".
- Faserige, durchscheinend weiße, massige Selenite heißen Satinspat.
- Runde, rosettenartige Gebilde aus Selenit heißen Wüstenrosen.
- Selenit ist sehr weich und kann leicht mit dem Fingernagel angekratzt werden.
- Das Mineral ist sehr wasser- und feuchtigkeitsempfindlich. Es lässt sich mit den Händen verbiegen und teilt sich im Wasser.

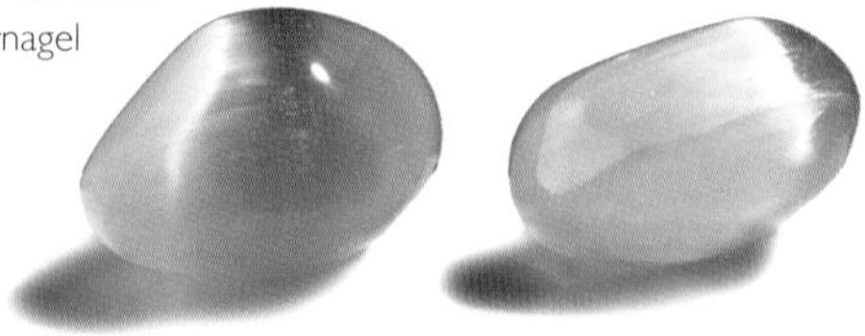

Trommelsteine aus Selenit

Magische Eigenschaften

- Vertreibt Dunkelheit und Schatten.
- Hilft, Schwierigkeiten zu vermeiden.
- Schützt vor Anschuldigungen und Schaden.

Stichworte

Ausdehnung

Befreiung

Kühle

Heilwirkung

- Bringt mit seiner fließenden, kühlen Energie sehr schnell stockende Energien in Bewegung.
- Verwandelt negative Gefühle wie lang anhaltenden Ärger.
- Klärt den Geist.
- Erweitert das Bewusstsein.

Ähnliche Steine

Ulexit (siehe unten), auch als Fernsehstein bekannt, besitzt dem Selenit ähnliche Streifungen, aber auch eine dem Selenit nicht eigene Bildleitfähigkeit.

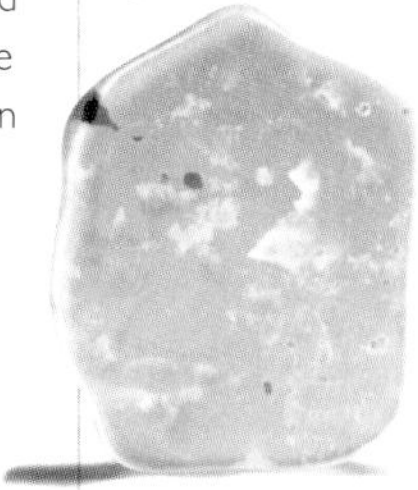

Anwendung

- Durch das Halten eines natürlichen Selenit-Stabs können Sie die Anspannung des Tages und schmerzhafte Erinnerungen ausleiten. Stellen Sie sich vor, durch Ihren Scheitel ein- und durch den Stab auszuatmen. Visualisieren Sie dabei, wie Ihre neutralisierten und jetzt unschädlichen Gefühle durch den Stein hinausfließen.
- Alternativ legen Sie Selenit auf das Sakralchakra, um Stress, Traumata und hartnäckige Störungen zu beseitigen.

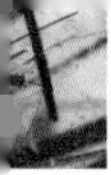

Turmalinquarz

(SiO_2 mit $Na(Mg,Fe,Li,Mn,Al)_3Al_6(BO_3)Si_6O_{18}(OH,F)_4$)

Quarz und Turmalin kristallisieren oft gemeinsam und bilden dadurch Turmalinquarz, der dünne Turmalinnadeln in seinem Inneren einschließt. Diese bestehen in der Regel meist aus schwarzen Schörl-Kristallen, es können aber auch andere Turmaline enthalten sein. Turmalinquarz schenkt uns sowohl die belebende Energie des Quarzes als auch die erdenden Eigenschaften des Turmalins – eine machtvolle Verbindung.

Farbe: weiß oder wolkig mit schwarzen Einschlüssen

Glanz: Glasglanz

Mohshärte: 7

System: trigonal

Merkmale und Pflege

- Turmalinquarz bildet massige Knollen und ist als Trommelstein, Perle oder Cabochon erhältlich.
- Der Quarz kann klar oder verschleiert sein.

Magische Eigenschaften

- Bietet Schutz vor schädlichen Energien.
- Fördert das bewusste, wohldurchdachte, entschiedene Handeln.
- Hilft uns, die Erdenergie anzunehmen.

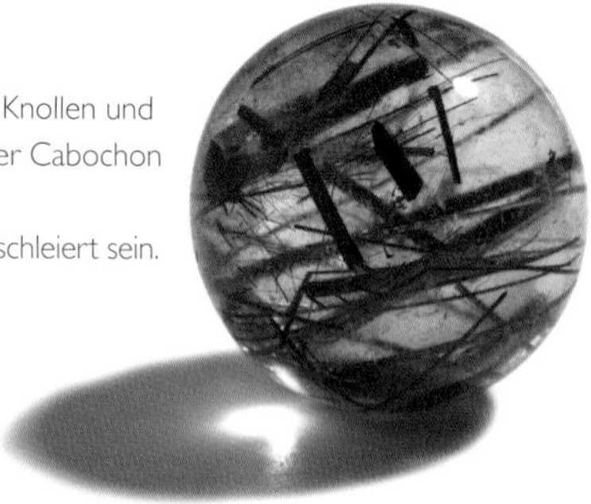

Turmalinquarz-Kugel aus Brasilien

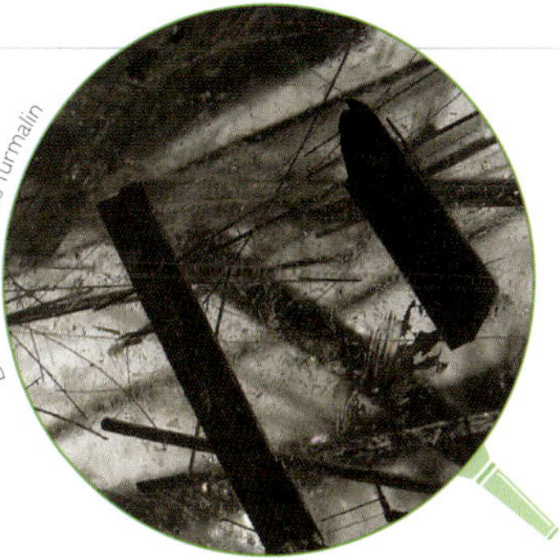

Stichworte

- Schützend
- Erdend
- Stärkend

Heilwirkung

- Stärkt alle Körperfunktionen.
- Lenkt störende Umwelteinflüsse ab.
- Verankert Gedanken und Gefühle in der Gegenwart.
- Hilft, unerwünschte Gedanken auszusortieren.
- Bringt die Energiekörper und alle Chakren in Einklang, korrigiert die Energieebenen.

Anwendung

- Legen Sie Turmalinquarz an das Kronen- oder Wurzelchakra, um die körperliche und spirituelle Energie in Einklang zu bringen.
- Ein Turmalinquarz auf die Thymusdrüse (im oberen Brustbereich) gelegt stärkt das Immunsystem und die Lebensenergie.

Ähnliche Steine

Rutilquarz enthält goldene, gelbe oder braune Nadeln und besitzt ein Farbspiel.

Quarz mit Goethit hat flache, messingfarbene Nadeln.

Aktinolithquarz enthält dünne grüne Nadeln.

Bergkristall (SiO_2)

Farbe: farblos, weiß

Glanz: Glasglanz

Mohshärte: 7

System: trigonal (auch hexagonal)

Dieser klare Quarz war die erste Substanz, die als Kristall bezeichnet wurde. Die alten Griechen bezeichneten den perfekt wasserklaren Stein als *crystalos*, das bedeutet „beständiges Eis", denn sie nahmen an, dass es sich um so fest gefrorenes Eis handelte, dass es nicht schmolz. Der Bergkristall ist der häufigste Kristall; er bildet mehr als ein Zehntel der Erdkruste. Als Türöffner zur Geisterwelt wird er von jeher von Heilern und Schamanen verehrt.

Merkmale und Pflege

- Bergkristalle sind recht leicht an ihrem hexagonalen Querschnitt, den langen Prismen und den sechsseitigen Spitzen zu erkennen.
- „Ausstrahlung", Reinheit, Brillanz und Dichte variieren je nach Quelle.
- Spitzen und Kanten sind sehr empfindlich und brechen leicht.

Magische Eigenschaften

- Verstärkt die Energie anderer in der Nähe befindlicher Steine.

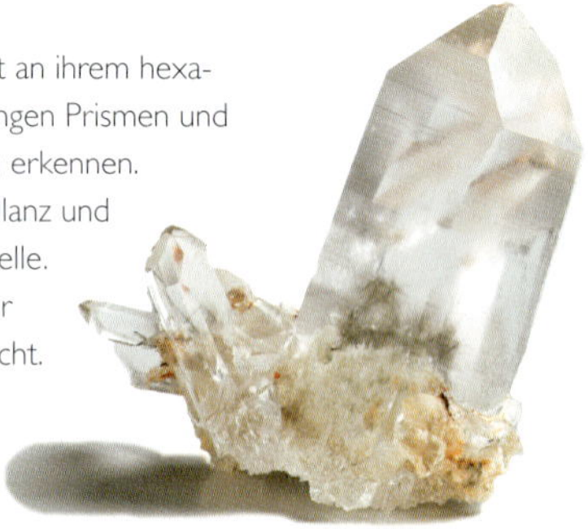

Bergkristall

- Enthüllt die Wahrheit.
- Wird für Prophezeiungen und Wahrsagerei verwendet.

Heilwirkung

- Verstärkt und kräftigt die ganze Aura.
- Reinigt und wandelt die Energie.
- Löst blockierte Emotionen und fördert Gelassenheit.
- Begünstigt klare Gedanken und eine scharfe Wahrnehmung.
- Schenkt spirituellen Frieden – ideal zur Meditation und Kontemplation.

Anwendung

Um Antrieb und Energie zu steigern und Blockaden in der persönlichen Entwicklung zu überwinden, legen Sie neun kleine Bergkristalle aus: einen oberhalb des Kopfes und den Rest in gleichmäßigen Abständen rings um den Körper, die Spitzen zeigen dabei nach außen. Eine verstärkte Wirkung wird erzielt, wenn Sie auf einem roten Tuch liegen.

Stichworte

Aufheiternd

Gestaltend

Verstärkend

Ähnliche Steine

Danburit-Spitzen sind typischerweise schärfer geformt.

Apophyllit-Spitzen haben vier, nicht sechs Seiten.

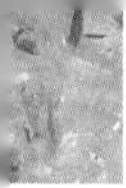

Apophyllit $(KCa_4Si_8O_{20}(F.OH).8H_2O)$

Dieses recht verbreitete Mineral findet man in Höhlungen von Vulkangestein, in Erzadern und Pegmatit. Es wird oft mit Quarz, Calcit und Prehnit in Zusammenhang gebracht. Früher nahm man an, dass es zur Zeolith-Familie gehörte. Reiche Vorkommen finden sich im indischen Poona, wo große, klare Kristalle sowie eine grüne Variante gefördert werden. Apophyllit kann klare, strahlende Pyramiden bilden, die sich ausgezeichnet als Konzentrationspunkt für Reinigungs- und Erneuerungsprozesse eignen.

Farbe: farblos, weiß, grau, grün, rosa

Glanz: Glasglanz, Perlglanz, manchmal Diamantglanz

Mohshärte: 4,5–5

System: tetragonal

Merkmale und Pflege

- Die Kristalle sind gewöhnlich nadel-, säulen- oder tafelförmig, oft mit vier Seiten, die pyramidenartig zu einer Spitze zusammenlaufen.
- Klare Kristalle besitzen stark glänzende Oberflächen.
- Die grüne Form (Fluor-Apophyllit) ist seltener.
- Vorsichtig behandeln. Apophyllit ist leicht, weich und hitzeempfindlich.

Magische Eigenschaften

- Stärkt die Fähigkeit zur feinen Wahrnehmung.

Ähnliche Steine

Danburit ist schwerer und härter, hat einen orthorhombischen Querschnitt und eine meißelförmige Spitze.

Bergkristall hat einen sechseckigen Querschnitt – an der Spitze treffen sechs Flächen (nicht vier) zusammen.

Klarer **Calcit** hat einen weniger brillanten Glanz.

- Die grüne Form stellt Verbindungen zu den Geistern der Natur her.

Heilwirkung

- Wirkt sanft reinigend auf Geist und Körper.
- Lindert Unsicherheit und schwierige Gefühle.
- Cluster fördern das klare Denken und eignen sich gut zur Meditation.

Anwendung

- Apophyllit auf das Sakralchakra legen, um die Reinigungswirkung voll auszuschöpfen.
- Den Stein über das Kronenchakra oder neben die Ohren legen, um eine feine Wahrnehmung und klares Denken zu fördern.
- Zur Beruhigung der Gedanken und zum Stärken des Bewusstseins für subtile Ebenen einen Kristall auf die Stirn legen.
- In einen Apophylliten schauen, um die Grenzen des normalen Bewusstseins von Zeit und Raum zu überschreiten.
- Ein grüner Apophyllit auf dem Herzen lindert Gefühle wie Hoffnungslosigkeit und Beengung.

Stichworte

Natur

Klarheit

Grenzüberschreitung

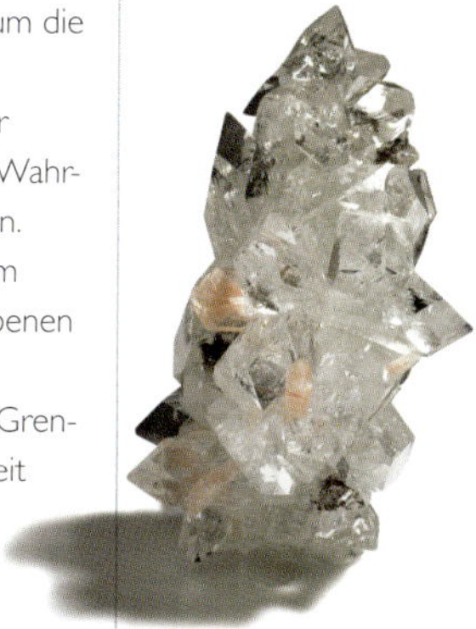

Apophyllit aus Indien

Danburit ($CaB_2Si_2O_8$)

Danburit ist ein seltenes, aber weitverbreitetes Mineral aus Dolomit-Ablagerungen. Sein Name verweist auf den Ort Danbury in Connecticut (USA), wo sich die größten Vorkommen befinden. Weitere Fundorte gibt es in aller Welt, vor allem in Mexiko, Myanmar, Italien, Japan, Madagaskar und der Schweiz. Der Stein ähnelt wasserhellem Topas, seltener sind Formen in Rosa oder Grün. Die schlanken Kristalle mit der meißelförmigen Spitze sind klar und funkeln brillant. Dieses Aussehen verweist auf ihre Wirkung: Wie ein Meißel beseitigt der Danburit Hindernisse und hilft, Ziele zu erreichen.

Merkmale und Pflege

- Die großen, meißelförmigen Danburit-Kristalle glitzern frostig.
- Danburit ist sehr hart, aber leicht und darum etwas zerbrechlich.

Magische Eigenschaften

- Verleiht allen Situationen positive Energie.
- Verhilft zu einer schnellen Lösung.

Farbe: farblos, gelegentlich golden oder grün

Glanz: Glasglanz

Mohshärte: 7

System: orthorhombisch

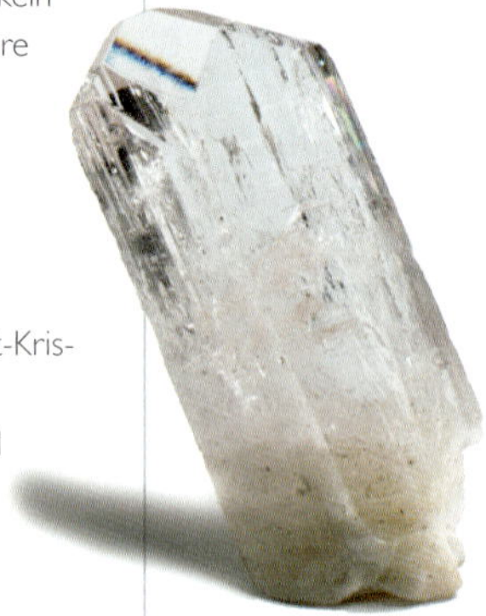

Danburit-Kristall

Heilwirkung

- Reinigt und aktiviert die körperlichen Energien.
- Hilft, Ursprung und Entwicklung unserer Emotionen zu verstehen.
- Beschleunigt Denkprozesse und stärkt die Intuition.
- Verstärkt unsere Wahrnehmung für die unsichtbaren Ebenen der Schöpfung.

Anwendung

- Zur Stärkung der Kreativität und des Ausdrucks Danburit auf den Halsansatz und das Sakralchakra (direkt unter dem Bauchnabel) legen.
- Zum Schutz vor negativen Einflüssen Selenit über den Kopf, Danburit auf den Hals, Kunzit auf das Herz, Karneol auf das Sakralchakra und schwarzen Turmalin an die Füße legen.
- Zur Stimmungsaufhellung Citrin an das Wurzel- und auf das Solarplexuschakra legen, Aventurin auf das Herz, blauen Spitzenachat auf den Hals und Danburit auf die Stirn.

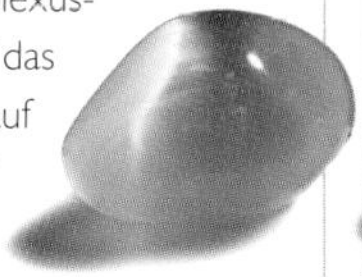

Stichworte

Klarheit

Transformation

Intuition

Ähnliche Steine

Apophyllit bildet pyramidenförmige Rhomboeder (Danburit hingegen meißelförmgie).

Klarer Topas ist härter, schwerer, hat eine höhere Dichte und weniger Brillanz.

Selenit (unten) ist weicher und glänzt matter. Man kann ihn mit dem Fingernagel zerkratzen.

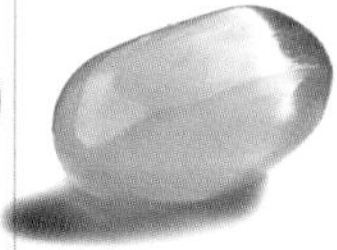

Diamant (C)

Kohlenstoff kommt in zwei grundverschiedenen Kristallformen vor: als härtestes bekanntes Naturmaterial – Diamant – und als eines der weichsten – Grafit. Ursprünglich fand man Diamanten im Sand von Flussufern und Stränden. Heute werden sie aus dem vulkanischen Gestein Kimberlit gefördert. Diamant ist sehr hart, aber spröde und leicht zu spalten. Darum können versierte Edelsteinschleifer sein hinreißendes Lichtspiel voll ausschöpfen. Traditionell werden Diamanten mit Mut, Reinheit und Unbesiegbarkeit assoziiert, und von jeher schreibt man ihnen die Kraft zu, Böses zu vertreiben und Glück zu bringen (sofern die Steine makellos sind).

Merkmale und Pflege

- Diamant-Kristalle von minderer Qualität sind achteckig, oft mit konvexen Seiten. Kleine Steine können mit Silikon oder Bienenwachs auf einer Kristallscheibe befestigt werden, um sie zu Heilzwecken zu nutzen.
- Auch geschliffene Diamanten können zu Heilzwecken verwendet werden, jedoch nicht, wenn sie in Schmuckstücken eingefasst sind.

Farbe: farblos, auch blau, grün, rosa, gelb

Glanz: Glasglanz bis Diamantglanz

Mohshärte: 10

System: kubisch

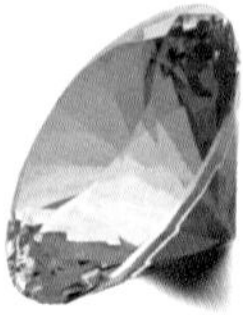

Geschliffener Diamant

Magische Eigenschaften

- Hilft, widrigen Umständen zu widerstehen.
- Steht für Ehre und ehrbare Absichten.
- Symbolisiert unbesiegbare Stärke.

Heilwirkung

- Harmonisiert Schädel, Kiefer und Wirbelsäule.
- Hat auf allen Ebenen eine stark entgiftende Wirkung – so stark, dass zum Ausgleich beruhigende Steine sinnvoll sein können.
- Beseitigt negative Stimmungen und emotionale Blockaden.
- Führt zu einer ganzheitlichen Sichtweise.
- Fördert Meditation und spirituelle Abenteuer.

Anwendung

- Diamant mit anderen Steinen kombinieren, um sein Licht besser zu lenken, zur Anregung zum Beispiel mit Rubin.
- Um die Wirkung eines kleinen Diamanten voll auszuschöpfen, eine Essenz herstellen. Einige Tropfen davon auf den Körperbereich geben, der einen Energieschub braucht.

Stichworte

Brillanz

Anpassung

Verbundenheit

Ähnliche Steine

Zirkon ist schwerer.

Herkimer Diamant (unten) und **Spinell** besitzen nicht das „Feuer" echter Diamanten.

Ebenso: klarer **Zirkon**

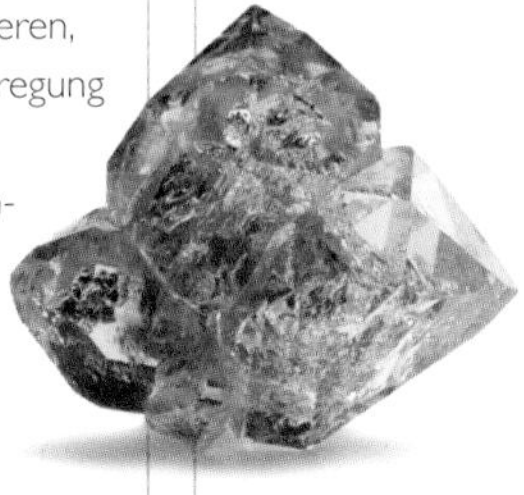

Ulexit ($NaCaB_5O_9.8H_2O$)

Dieses Mineral bildet sich in sedimentären Borax-Ablagerungen in trockenen Salzseen und unter trockenen Wüstenbedingungen. Klarer Ulexit wird manchmal als „Fernsehstein" bezeichnet. Legt man ihn auf ein Bild, leiten es die feinen Kristalle wie Glasfaserkabel an ihre Oberfläche weiter, als ob diese ein Bildschirm sei.

Farbe: klar, weiß

Glanz: Glas-, Seidenglanz

Mohshärte: 2,5

System: triklin

Merkmale und Pflege

- Ulexit kann Aggregate aus nadelfeinen Kristallen oder faserartige Aggregate bilden. Es gibt ihn auch granular und in massiver Form.
- Ulexit ist in Mineralienhandlungen leicht erhältlich. An der verblüffenden Übertragung von Licht und Bildern zwischen Ober- und Unterseite ist er gut zu erkennen.
- Ulexit ist weich und feuchtigkeitsempfindlich.

Magische Eigenschaften

- Erleichtert die direkte Kommunikation.
- Hilft, widersprüchliche Blickwinkel abzuwägen.

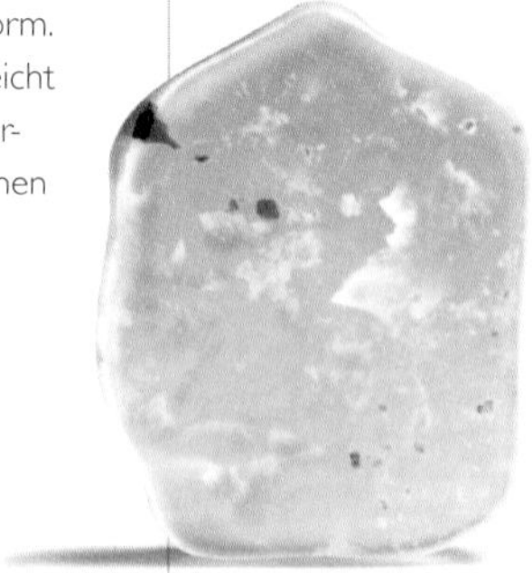

Ulexit-Scheibe

Heilwirkung

- Unterstützt den Transport von Neurotransmittern in alle Körperteile.
- Löst emotionale Blockaden.
- Fördert Einsicht.
- Liefert Inspiration.
- Hilft, Probleme klar und konzentriert anzugehen.
- Fördert visionäre Erfahrungen (Seelenreise, hellsichtige Träume, Fernwahrnehmung etc.).

Anwendung

- Mit blauen und indigoblauen Steinen kombinieren, um den Kommunikationsfluss zu verbessern oder den Geist zur Ruhe zu bringen.
- Um Zugang zu Informationen über ein früheres Leben zu ermöglichen, Lapislazuli auf die Stirn legen, Amazonit auf den Hals, Ulexit über den Kopf und Rauchquarz an die Füße.
- Für neues Wissen und Einsicht einen Ulexit zwischen zwei Fluorite auf die Stirn legen, Kyanit auf den Hals, Jade oder Wassermelonen-Turmalin aufs Herz und Jett an das Wurzelchakra legen.

Stichworte

Kommunikation

Klarheit

Visionen

Ähnliche Steine

Selenit sieht ähnlich aus, besitzt aber nicht den „Fernseheffekt".

Okenit hat einen weniger seidigen Glanz, und auf seinen Nadeln spielt das Licht nicht.

Zirkon ($ZrSiO_4$)

Dieser Stein bildet kleine pyramiden- oder prismenförmige Kristalle in Pegmatit und anderem vulkanischem Gestein. Er ist hart, erosionsbeständig und darum auch in Flussablagerungen und Sandstein zu finden. Die farblose Form wird als Schmuckstein verarbeitet, oft als Diamant-Imitation. Zirkone in Edelsteinqualität stammen aus dem Fernen Osten und Australien. Als Heilstein besitzt Zirkon das Potenzial, Wandlungen zu fördern und verborgene Wahrheiten ans Licht zu bringen.

Merkmale und Pflege

- Rotbraune Zirkone sind die meistverbreitete Form. Sie sind achteckig.
- Andersfarbige Varianten sind Hyazinth (Violett) und Jargon (gelb).
- Zirkon kann durch Hitzebehandlung klar, blau oder goldgelb werden. Intensiv gefärbte, geschliffene Zirkone wurden häufig so behandelt, um den Farbton zu vertiefen.
- Zirkone mit Facettenschliff funkeln schön, müssen aber vorsichtig behandelt werden, weil die Kanten leicht abstoßen.

Farbe: klar, fast alle Farben

Glanz: Glasglanz bis Diamantglanz

Mohshärte: 7,5

System: tetragonal

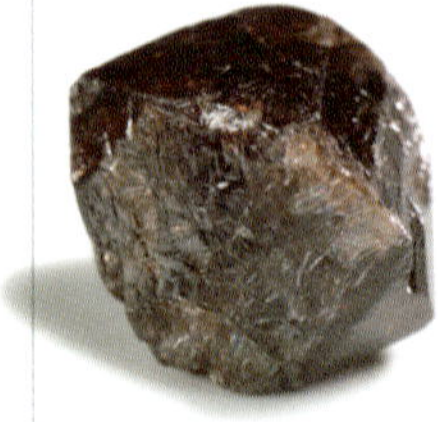

Roher Zirkon-Kristall

Magische Eigenschaften

- Begünstigt Wandlungsprozesse.
- Enthüllt verborgene Wahrheiten.

Heilwirkung

- Reinigt und reguliert das Verdauungs- und Drüsensystem.
- Unterstützt guten Schlaf.
- Lindert emotionale Überempfindlichkeit.
- Fördert Flexibilität.
- Reduziert Täuschungen und Irrglauben, zügelt die Fantasie.
- Stärkt das praktische, psychische Bewusstsein.

Anwendung

- Zirkon wirkt gut, wenn man ihn auf der Stirn oder am Kronenchakra anwendet.
- Zur Förderung der inneren Ausgeglichenheit Zirkon auf den Unterleib legen.
- Zur Verbesserung des Realitätssinns einen Zirkon auf die Stirn legen und einen in jede Hand nehmen. Wer Angst hat, „den Verstand zu verlieren", legt zwei weitere Zirkone auf die Füße.

Stichworte

Enthüllend

Wandelnd

Regulierend

Ähnliche Steine

Spinell sieht ähnlich aus, aber Zirkon hat oft eine längere, eher prismatische Form.

Magnetit glänzt eher metallisch und hat keinen Diamantglanz.

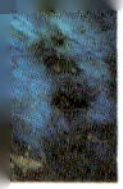

Labradorit ($(Na,Ca)Al_{1-2}Si_{3-2}O_8$)

Labradorit ist ein seltener Feldspat, benannt nach der kanadischen Region, in der er entdeckt wurde. Weitere Fundorte befinden sich in Australien, Finnland, Sizilien, Norwegen und der Ukraine.

Bekannt ist er wegen seines schönen Schillerns, das durch Lichtreflexe auf Magnetit-Einschlüssen verursacht wird. Diesen einzigartigen Effekt bezeichnet man als Labradoreszenz. In der Heilkunde betrachtet man das Schillern als reflektierenden Schild, der die Aura des Trägers schützt. Beziehungsprobleme zehren weniger von den Energiereserven, wenn man diesen Stein trägt. Eine häufige Begleiterscheinung der Wirkung besteht darin, dass die andere beteiligte Person an Ihnen Verhaltensänderungen wahrnimmt, Sie beispielsweise als distanziert oder unfreundlich empfindet. Das geht jedoch vorbei, wenn der Energiestrom zwischen Ihnen wieder ausgeglichen ist.

Farbe: grau, irisierend in Gelb, Grün, Orange und Pfauenblau

Glanz: Glasglanz

Mohshärte: 6–6,5

System: triklin

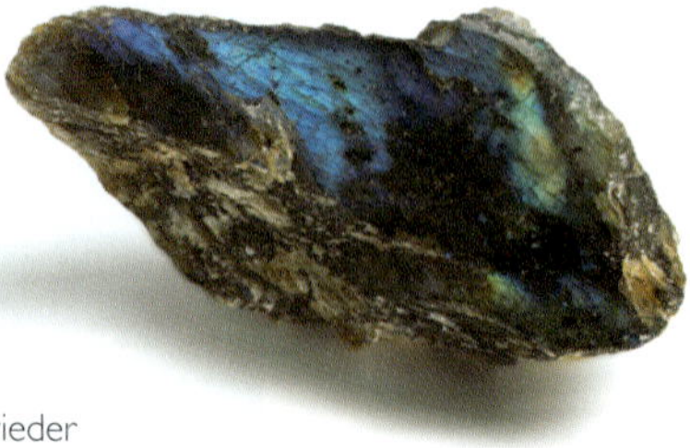

Labradorit

Merkmale und Pflege

Schwach irisierende Stücke sind mattgrau und leicht mit minderwertigem Heliotrop oder Beryll zu verwechseln.

Heilwirkung

- Verstärkt die Fähigkeit, sich auf persönliche Belange zu konzentrieren und äußere Einflüsse abzuwehren.
- Hilft, schwierige Stimmungen anderer Menschen zuzulassen.
- Macht Mut, neue Ideen und Gelegenheiten anzunehmen.
- Stärkt die Fähigkeit, die normalen Bewusstseinsgrenzen zu überschreiten.

Anwendung

Um negative Energie und Umweltstress aus dem Körper zu vertreiben, sieben Labradorit-Trommelsteine um den Körper auslegen: einen an den Kopf, einen an jeden Fuß, zwei in gleichen Abständen zu den Körperseiten und einen auf den Übergang zwischen Brust und Hals.

Stichworte

Offenheit

Flexibilität

Schutz

Ähnliche Steine

Larvikit, ein irisierender, dunkelgrauschwarzer Feldspat, hat ein puzzleartiges Muster.

Spektrolith schimmert ähnlich, aber seine Grundfarbe ist Weiß oder Klar (die von Labradorit hingegen Grau).

Chalkopyrit ($CuFeS_2$)

Chalkopyrit wird vielerorts in Europa, Südafrika, Australien und Amerika gefunden. Er ist eine verbreitete Form des Kupfererzes, meist oxidiert, die auch Buntkupfer genannt wird. Unverwitterte Kristalle haben einen messingähnlichen Farbton. Nachdem sie den Elementen ausgesetzt waren, bricht sich das Licht auf der unebenen Oberfläche und erzeugt – vor allem auf massiven Steinen – ein lebendiges Farbspiel in allen Schattierungen von Violett, Rot, Blau, Gelb und Rosa. Chalkopyrit enthält Kupfer, das Metall der Venus, und auch Eisen, das Metall des Mars. Darum steht er für die Einheit von Kraft und Schönheit.

Farbe: messinggelb (unverwittert), Blau-, Rot-, Violett- und Gelbtöne (verwittert)

Glanz: Metallglanz

Mohshärte: 3,5–4

System: tetragonal

Merkmale und Pflege

Chalkopyrit wird meist in massiver Form gefunden, einzelne Kristalle sind selten.

Magische Eigenschaften

- Fördert die Flexibilität in Zeiten des Wandels.
- Hilft, Unerwartetes vorauszukalkulieren.
- Stärkt Kreativität und Innovationsgeist.

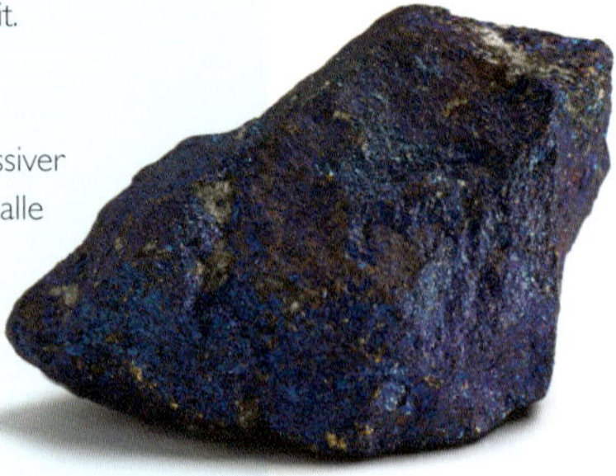

Unbearbeiteter Chalkopyrit

Heilwirkung

- Regt das Nervensystem an.
- Beseitigt emotionale Blockaden, fördert den stabilen Fluss der Emotionen.
- Bringt unerwünschte Gedanken zum Schweigen.
- Schützt vor Schwankungen des Energiehaushalts.
- Wirkt erdend.
- Fördert die Entgiftung.

Anwendung

- Wenn das Leben vorhersehbar scheint und Spannung und Inspirationen fehlen, ein Stück Chalkopyrit bei sich tragen, um die Kreativität anzuregen und die Wahrnehmung zu schärfen.
- Chalkopyrit auf Stirn oder Kronenchakra legen, um neue Ideen anzuregen.
- Chalkopyrit auf das Solarplexuschakra legen, um tiefere Lebensfreude zu empfinden.

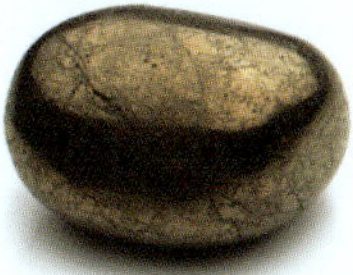

Metallisch glänzender Chalkopyrit-Trommelstein

Stichworte

Schützend

Reinigend

Anregend

Ähnliche Steine

Pyrit ähnelt unverwittertem Chalkopyrit, ist aber härter und hat weniger warme Farben.

Bornit schillert violett, wenn er anläuft. Unverwittert hat er einen kupfrigen Rotton.

Pentlandit (das wichtigste Nickelerz) ist bronzebraun und hat eine würfelartige Form. In Farbe und Textur erdiger als Chalkopyrit.

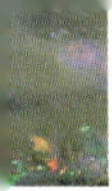

Opal $(SiO_{2.n}H_2O)$

Opal wird oft als Unglücksstein bezeichnet, was aber ungerechtfertigt ist. Tatsächlich besitzen viele Opale, darunter die hier genannten, eine positive Wirkung, vor allem auf die Welt der Gefühle. Opal ist empfindlich. Der Luft ausgesetzt, verliert er Wassermoleküle, und es entstehen feine Risse.

Farbe: alle Farben

Glanz: Glasglanz bis Fettglanz

Mohshärte: 6

System: amorph

Andenopal (hellblau, türkis und grün)

- beruhigt Gefühle.
- hilft, Beziehungsprobleme zu lösen.

Kirschopal (rosa, rot und orange)

- fördert Regeneration von Blut und Gewebe.
- stärkt sanft den Energiehaushalt.
- hellt die Stimmung auf.

Dunkler Opal (braun, schwarz und graublau)

- wirkt ausgleichend und aktivierend auf das Sakralchakra.
- lindert PMS und Menstruationsbeschwerden.

Feueropal (intensiv rotorange)

fördert die Erholung nach emotionaler Aufregung oder Erschöpfungszuständen.

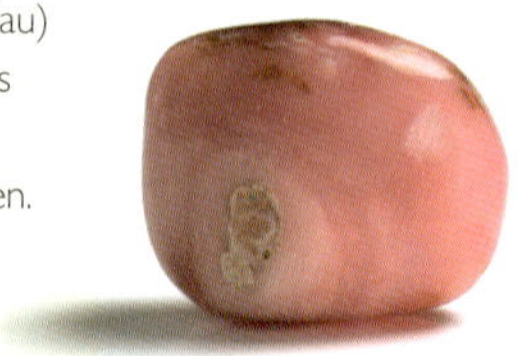

Rosa Kirschopal, Trommelstein

Edelopal (klar mit Regenbogenfarben)

- stabilisiert bei Stimmungsschwankungen.
- fördert den Fluss von Lebensenergie.

Gemeiner Opal (kein Schillern oder Feuer; milchig weiß, grau, grün, violett, braun oder klar)

- vermittelt eine sanftere Energie als andere Opale.
- stabilisiert Gefühle.
- stärkt das Selbstwertgefühl.

Weißer Opal (milchig weiß mit Spuren anderer Farben)

- regt das Kronenchakra an.
- stärkt die Klarheit des Geistes.

Moosopal (gemeiner Opal mit Unreinheiten, deren Muster an Moos erinnert)

- stärkt das Organisationstalent.
- wirkt gegen Störungen der Lunge, der Nerven und der Blutgefäße.

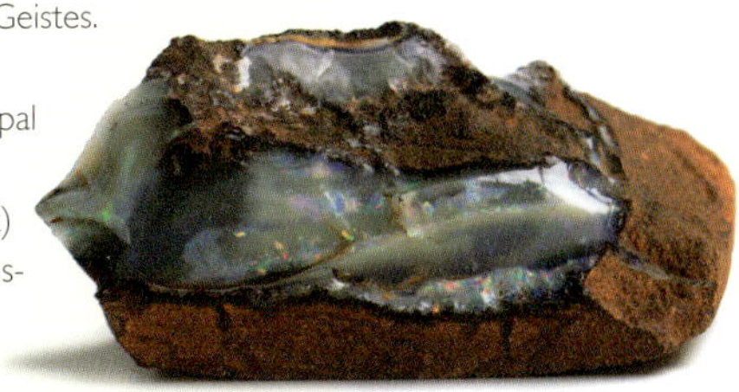

Edelopal in seiner Matrix

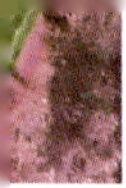

Turmalin $(Na(Mg,Fe,Li,Mn,Al)_3Al_6(BO_3)Si_6O_{18}(OH,F)_4)$

Farbe: alle Farben

Glanz: Glasglanz

Mohshärte: 7–7,5

System: trigonal

In der Gruppe der Turmaline findet man fast alle Farben und Farbkombinationen. Leider bildet sich Turmalin in hartem Gestein, darum ist es schwierig, die langen, dünnen Kristalle zu fördern, ohne sie zu zerbrechen. Trommelsteine und kurze Stücke sind aus diesem Grund oft preiswert, während lange Kristallstäbe mit Spitze schwierig zu bekommen sind. Wenn die transparenten Kristalle überdies verschiedene Farben zeigen, können sie sehr teuer sein. Hier werden einige bemerkenswerte Farbvarietäten vorgestellt.

Unabhängig von der Farbe beschleunigen alle Turmaline mit längs verlaufenden Streifen den Energiefluss, lösen Energieblockaden und stellen das Gleichgewicht wieder her.

Indigolit (blau)

- wirkt ausgleichend auf das Kehlchakra, ist also vorteilhaft für Schilddrüse, Lunge, Kehlkopf und Halswirbel.
- aktiviert das Stirnchakra, verbessert die Wahrnehmung, Intelligenz und Informationsaufnahme.

Rubellit (rot oder rosa)

- je nach Intensität der Farbe anregend oder beruhigend.
- wirkt regulierend auf übermäßig aggressive oder passive Menschen.
- regt das Sakralchakra an und fördert alle Formen der Kreativität.

Wassermelonen-Turmalin (grün und rosa)

wirkt auf allen Ebenen ausgleichend auf das Herzchakra.

Verdellit (grün)

- stärkt das Immunsystem.
- beruhigt Knochen und gereiztes Muskelgewebe.
- stärkt Selbstvertrauen und Zugehörigkeitsgefühl.

Andere Turmalinarten sind **Achroit** (klar); **Elbait** (mehrfarbig); **Dravit** (braun); **Siberit** (violett); **Uvit** (schwarz, braun oder gelb) sowie **Schörl** (schwarz, siehe Seite 48–49).

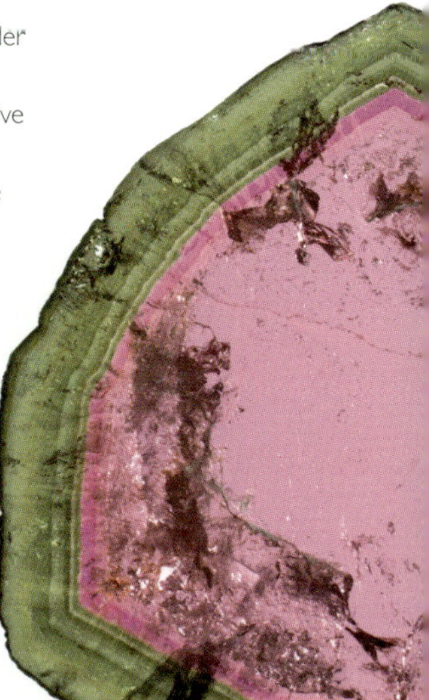

Eine Scheibe Wassermelonen-Turmalin aus Brasilien

Koralle ($CaCO_3$)

Korallen entstehen aus den Überresten von Kolonien kleiner Meerestiere und Polypen. Meist findet man sie in flachem, warmem Wasser. Die roten Formen sind besonders wertvoll. Sie kommen vor Japan, Afrika, Malaysia, im Mittelmeer und im Roten Meer vor. In Australien und der Karibik gibt es schwarze und goldgelbe Korallen, vor Kamerun in Westafrika blaue. Auf den Bergen Tibets findet man versteinerte rote Korallen und Meeresschnecken – ein Beweis für die Veränderungen der Erde im Lauf der Geschichte. Korallen sind keine Minerale, solange sie nicht versteinert sind, werden aber von jeher wie Edelsteine betrachtet. Rote Formen werden besonders geschätzt. In Indien, Tibet und bei den Ureinwohnern Amerikas gelten sie als Quelle der Fruchtbarkeit und Lebensenergie.

Merkmale und Pflege

- Versteinerte Koralle ist schwerer als unversteinerte.
- Korallen sind gefährdet, darum sollte man nur antike Stücke oder versteinerte Exemplare kaufen.

Farbe: rot, weiß, rosa, goldgelb, blau, schwarz

Glanz: matt bis Glasglanz

Mohshärte: 3

System: hexagonal oder trigonal

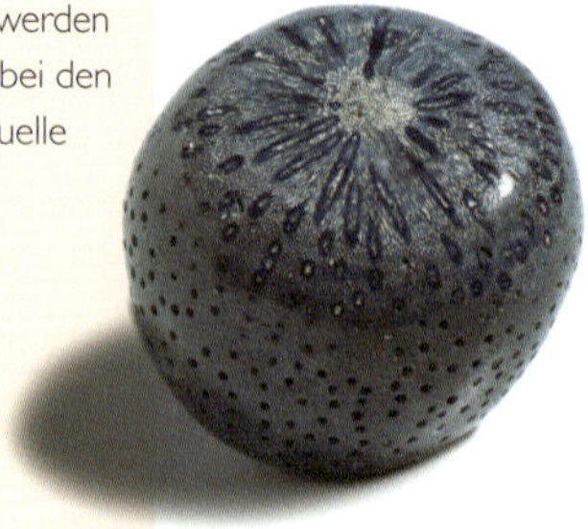

Blaue Koralle, Trommelschliff

- Dünne Zweige sind spröde und müssen vorsichtig behandelt und gelagert werden.

Magische Eigenschaften

- Stärkt das Bewusstsein für die Bedürfnisse anderer.
- Hilft zu verstehen, wie alle Lebensformen zusammenhängen.
- Schützt vor Schaden.

Heilwirkung

- Stärkt Herz, Kreislauf und Knochen.
- Harmonisiert und stabilisiert die Gefühle.
- Fördert Fruchtbarkeit und Sinnlichkeit.

Anwendung

- Um den Kreislauf mild anzuregen und zu erwärmen, rote oder rosa Korallen an das Wurzel- und auf das Sakral- und Stirnchakra legen.
- Zur Förderung der Fruchtbarkeit rote Koralle an das Wurzelchakra legen, Opale an die Hüften und Rauchquarz zwischen die Füße.

Stichworte

Gemeinschaft

Stärke

Verbundenheit

Ähnliche Steine

Imitationen aus Glas und Kunststoff sind daran zu erkennen, dass ihnen die Maserung aus Streifen und Punkten fehlt, die echte Korallen kennzeichnet.

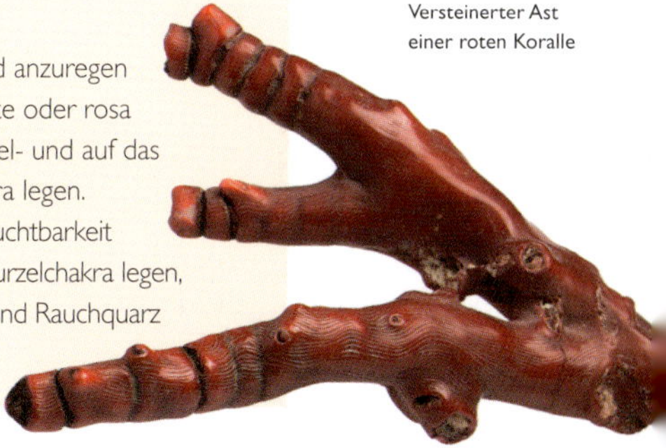

Versteinerter Ast einer roten Koralle

Perle ($CaCO_3$ + conchiolin + H_2O)

Hochwertige Perlen – perfekte Kugeln mit edlem Schimmer – sind schwer zu finden. Wie alle wertvollen Dinge wollen sie sorgfältig ausgewählt werden. Perlen bilden sich im Inneren von Süß- oder Salzwassermuscheln infolge von Reizungen durch Sandkörner oder Parasiten. Ebenso schön ist das Perlmutt, das sich auf der Innenseite der Muschelschale befindet. Ähnliche Schalen besitzen auch Abalone und Paua. Wie alle Steine aus dem Meer stehen auch Perlen in Beziehung zum Fluss der Gefühle, zur Intuition und der Kraft des Mondes.

Farbe: weiß, rosa, braun, schwarz, blau, grün

Glanz: Perlglanz

Mohshärte: 2–2,5

System: amorph, orthorhombisch

Merkmale und Pflege

- Unregelmäßig geformte Süßwasserperlen sind preiswerter als perfekt geformte.
- Perlen und ihre Muscheln sind weich und müssen separat aufbewahrt werden.

Magische Eigenschaften

- Beruhigt in Extremsituationen.
- Fördert Fluss und Veränderung.

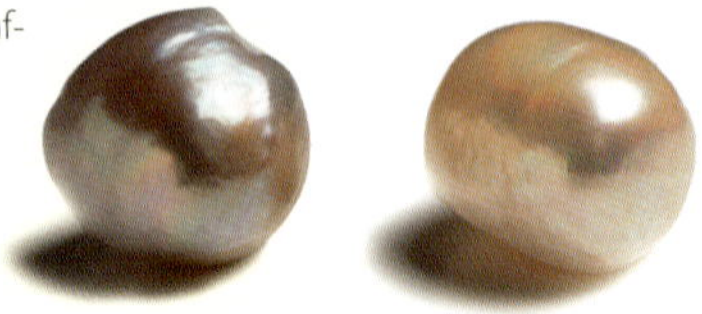

Natürliche Salzwasserperlen

Heilwirkung

- Reguliert die Drüsenfunktionen.
- Verbessert die Nährstoffaufnahme.
- Gleicht Emotionen aus, fördert Toleranz und Zugänglichkeit.
- Regt das Sakralchakra an.
- Lindert Sorgen, Ängste und Frustration.
- Hilft, sich auf das eigene Wesen zu konzentrieren und zu verstehen, wer man ist (und wer nicht).

Anwendung

- Um steife Hüftgelenke zu lockern und Schmerzen im unteren Rücken zu lindern, eine Perle auf das Sakralchakra legen, Magnetstein auf den Halsansatz sowie schwarzen Turmalin über den Kopf und unter die Füße.
- Gegen Stress und Sorgen (und zur Überwindung von Suchttendenzen) eine Perle auf den Solarplexus legen, Bergkristall über den Kopf und Rauchquarz oder einen anderen erdenden Stein zwischen die Füße.

Stichworte

Feinfühligkeit

Toleranz

Ausrichtung

Ähnliche Steine

Mondstein ist viel härter und zeigt weniger Farbe als Perlen.

Abalone und **Paua** schillern in intensiveren Regenbogenfarben. Abalonen sind weniger silbrig, die Paua zeigt mehr Blau- und Grüntöne.

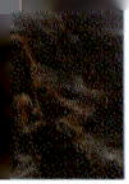

Pietersit ($SiO_2+Na_2(Mg,Fe,Al)_5(OH/Si_4O_{11})_2$)

Pietersit wurde erst vor kurzer Zeit entdeckt und stellt eine ungewöhnliche Mischung aus irdischen und himmlischen Elementen dar. Der Stein sieht aus wie ein Sturm in einer Teetasse: ein Wirbel kontrastierender Farben, die miteinander zu wetteifern scheinen – heiß und kalt, Feuer und Regen, alles vermischt mit kühlem, fast metallischem Glanz. Pietersit entsteht durch Schichten von Sand oder Schluff, die durch Quarz in Form des blauen Falkenauges oder des gelben Tigerauges (siehe Seite 70–71) zusammengefügt werden. Anstelle klar erkennbarer paralleler Fasern sind die Bestandteile im Pietersit komprimiert und auf eher zufällige Weise gemischt. Daher rührt die ungewöhnliche Energie dieses Steins.

Merkmale und Pflege

Der Stein ist an der schwungvollen Musterung in Goldbraun, Blau und Weiß leicht zu erkennen.

Magische Eigenschaften

- Begünstigt kreative Lösungsideen in schwebenden und stagnierenden Situationen.
- Hilft, Konflikte zu lösen.

Farbe: blauschwarz mit braungoldenen Sprenkeln

Glanz: Glasglanz

Mohshärte: 7

System: trigonal

Ähnliche Steine

Bronzit fehlen die für Pietersit typischen blauen Äderungen.

Heilwirkung

- Lindert Muskelverspannungen im mittleren Rücken.
- Hilft, negative Gefühle aus der Vergangenheit loszulassen, ohne den Schmerz noch einmal zu durchleben.
- Vermittelt eine gewisse Distanz, um Gedanken auf eigene Weise zu verarbeiten und zu integrieren.
- Verankert in Phasen spirituellen Wandels.

Anwendung

- Wenn Sie sich in einer schwierigen Situation festgefahren fühlen, Pietersit auf das Sakralchakra direkt unter dem Nabel legen, Tigerauge auf den Solarplexus und Amethyst auf die Stirn.
- Ein Stück Pietersit auf die Stirn legen, um neue Wege zur Betrachtung vergangener Situationen zu finden.
- Pietersit auf dem Solarplexus hilft bei der Überprüfung der Selbsteinschätzung.

Stichworte

Anrührend

Klärend

Verankernd

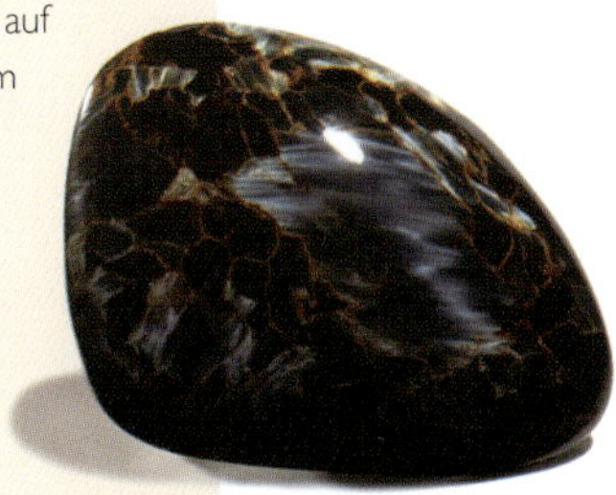

Pietersit-Trommelstein

Unakit $((Ca_2(Al, Fe^{3+})_3SiO_4)_3(OH)/Ca.Al_2Si_2O_8)$

Unakit besteht aus einer Mischung von rosa Feldspat, grünem Epidot und Quarz. In seiner Struktur ähnelt er dem Granit. Der undurchsichtige, pastellfarbene Stein zeigt kontrastierende Bereiche in Rosa und Grün. Diese Farbkombination wirkt besonders positiv auf die Energie des Herzens. Rosa stärkt das Selbstwertgefühl und lindert emotionale Anspannung, während Grün auf ruhige und ausgewogene Weise ein Gefühl von Ausbreitung und Wachstum vermittelt. Als Gestein von massiver, undurchsichtiger Gestalt verhindert Unakit, dass wir uns zu sehr in unseren Emotionen verstricken. In Heilprozessen kommt seine praktische, bodenständige Energie zum Tragen.

Farbe: rosa und grün

Glanz: Glasglanz

Mohshärte: 6–7

System: keins

Merkmale und Pflege

- Unakit ist ein undurchsichtiger Stein mit Bereichen aus rosa Feldspat und hellgrünem Epidot.
- Angeboten werden meist Perlen, Cabochons oder Trommelsteine.

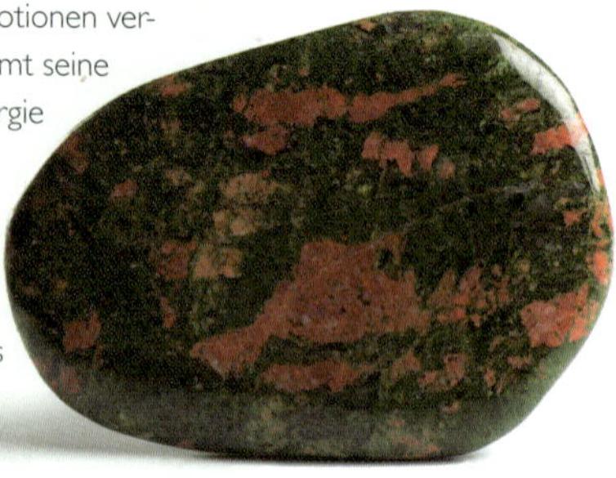

Unakit-Handschmeichler

Magische Eigenschaften

- Hilft bei der Konfliktlösung.
- Lindert Gefühle von Beschränkung.

Heilwirkung

- Wirkt ausgleichend auf die physischen Aspekte von Herz und Kreislauf.
- Lindert Schmerzen im Hüftbereich.
- Stärkt das Selbstwertgefühl.
- Lindert emotionale Blockaden auf sanfte Art.
- Fördert die Konzentration auf die Gegenwart und hilft, Abstand zu vergangenen Schwierigkeiten zu gewinnen.
- Hilft, das eigene Leben, Probleme und Leistungen aus der Distanz zu betrachten.

Anwendung

Um überspannte Gefühle zu beruhigen, zwischenmenschliche Spannungen zu lösen oder eine flexiblere Haltung zu finden, einen Unakit auf den Solarplexus und einen auf das Herzchakra platzieren, dazu einen erdenden Stein unterhalb der Füße.

Stichworte

Blickwinkel

Ausgewogenheit

Selbstwertgefühl

Ähnliche Steine

Rosa Granit zeigt keine grünen Bereiche, und seine Kristalle brechen das Licht stärker.

Rubin-Zoisit (siehe unten) hat eine intensiver rot-grüne Färbung und klarer abgegrenzte Farbflächen.

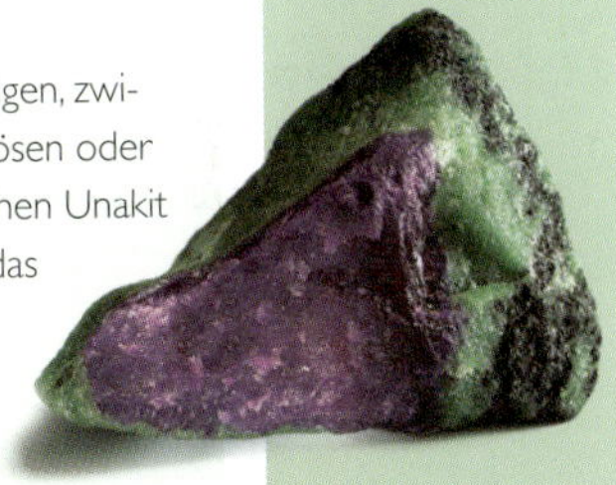

Fossilien

Fossilien sind die versteinerten Überreste urzeitlicher Lebewesen. In ihnen vereinen sich die Energien von Tier, Pflanze und Mineral. Fossilien entstehen, wenn abgestorbene Tiere oder Pflanzen von Sedimentschichten begraben werden, was fast immer im Wasser geschieht. Mit der Zeit wird das organische Material durch Mineralien ersetzt, oder es löst sich auf, sodass ein Hohlraum entsteht, in dem sich oft ein anderes Mineral ablagert. Viele Fossilien mit interessanten Mustern und Formen gelten seit Jahrtausenden als mächtige Schutztalismane. Alle Fossilien, unabhängig von ihrem Aussehen, werden auch zu Heilzwecken eingesetzt. Sie können:

- stabilisieren, erden und die Lebenskraft ins Gleichgewicht bringen.
- bei Disharmonie Ordnung und Struktur wiederherstellen.
- Zugang zu fernen Erinnerungen und „Reisen" durch Zeit und Raum ermöglichen.
- Verständnis für die großen Zusammenhänge des Lebens wecken.

Die nachfolgend aufgeführten Fossilien besitzen überdies spezielle Heilwirkungen.

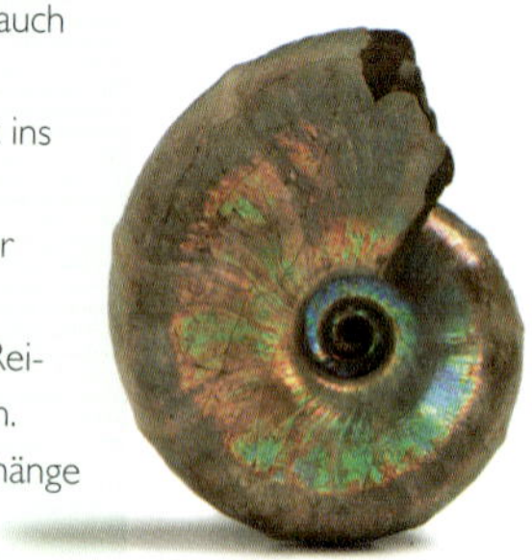

Ammonit

Ammonit (schneckenförmige Schale eines vorzeitlichen Meerestiers, mit komplexem Oberflächenmuster)

- stärkt die Chakren.
- hilft, Veränderungen und den Wechsel der Lebensphasen zu akzeptieren.

Seeigel (zum Beispiel der Sanddollar)

- fördert koordiniertes Handeln.
- schützt verwundbare Menschen.

Dinosaurierknochen (Fragmente der ausgestorbenen Riesenreptilien)

- stärken Selbstvertrauen.
- vermitteln Sicherheit und Stärke.
- helfen, die Umstände zu kontrollieren.

Fossile Pflanzen (Abdrücke in Gestein)

- vermitteln lebensspendende Sonnenenergie.
- stabilisieren den Solarplexus.
- unterstützen Zufriedenheit.
- helfen, Lebensenergie aufzunehmen.
- verschaffen „Raum zum Atmen".

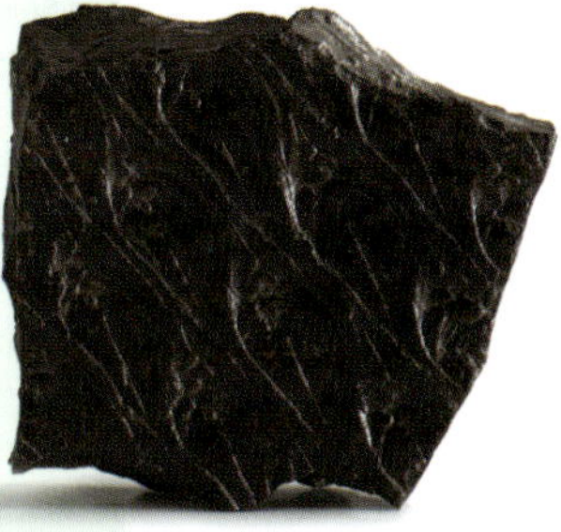

Fossile Baumrinde

Gestein

Im Gegensatz zu den Kristallen, die eine einheitliche chemische Struktur haben (wenn auch gelegentlich Einschlüsse anderer Mineralien), besteht Gestein aus einer Mischung vieler Minerale. Jedes Gestein besitzt stabilisierende und normalisierende Wirkung. Die folgenden Gesteinsarten werden zu Heilzwecken verwendet.

Granit (körniges, glänzendes Eruptivgestein, das aus Quarz, Feldspat und Glimmer besteht)

- balanciert die Energiekörper aus und beschleunigt Heilungsprozesse (vor allem rote und rosafarbene Typen). Steine an den Hals und die Füße legen und in beiden Händen halten.

Kalkstein (helles, dichtes Gestein aus Kalziumkarbonat, gebildet aus Ablagerungen calcitreicher Schalen und Korallen in Meeren der Vorzeit)

- aktiviert Wurzel- und Sakralchakra, regt Kreativität und Feinfühligkeit an.
- stabilisiert die Emotionen, lindert Anspannung und Angst.
- auf das Sakralchakra oder zwischen Hals und Hinterkopf legen.

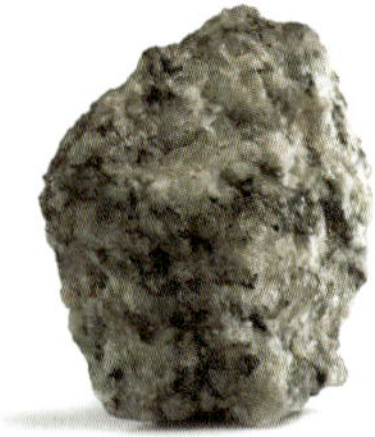

Granit

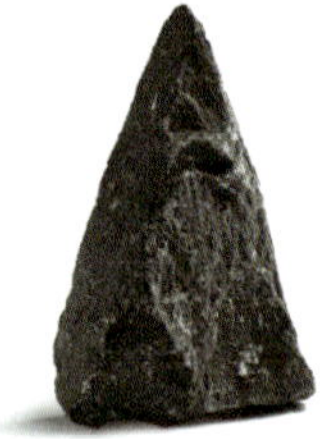

Kalkstein

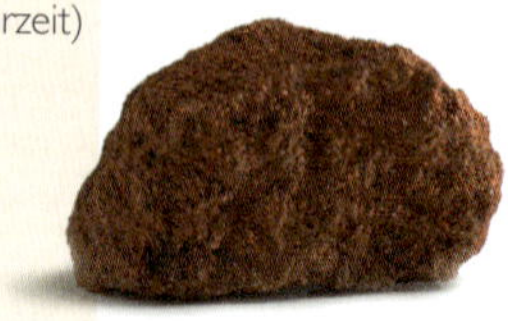

Sandstein

Sandstein (entsteht, wenn Sand mit Kieselsäure oder Calcit verkittet wird)

- hilft, Blutgefäße, Haut und andere Gewebe elastisch und flexibel zu erhalten.

Basalt (graugrünes bis schwarzes, feinkörniges Gestein mit Blasen oder Kristallhöhlungen, entstanden aus erkalteter Lava)

- stabilisiert den Energiehaushalt durch seine soliden, erdenden Eigenschaften.

Kreide (weiches, weißes, poröses Gestein, das oft Flint und Fossilien enthält. Gebildet aus Ablagerungen mikroskopischer Meereslebewesen)

- schützt die Aura vor negativen und schädlichen Einflüssen.

Marmor (metamorphes Gestein aus Kalkstein, mit Adern und Streifen in vielen Farben)

- wirkt sehr beruhigend und abkühlend.
- stabilisiert die Energien des Solarplexuschakra.
- gleicht bei extremen Verhaltensweisen aus.

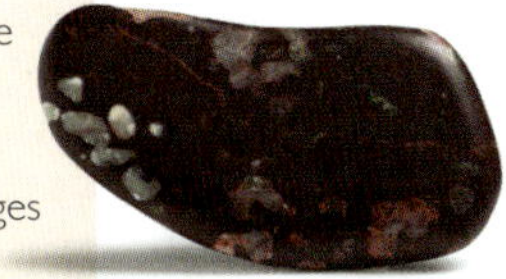

Basalt

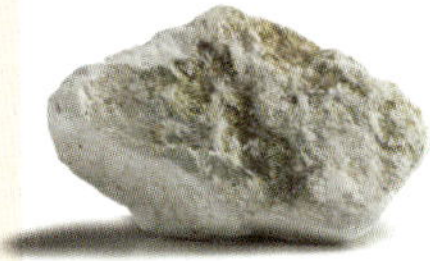

Kreide

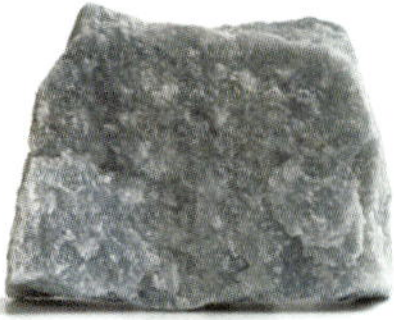

Marmor

Naturgewachsene Kristalle

Quarz ist eins der meistverbreiteten Minerale auf unserem Planeten und kommt in verschiedenen Formen vor, die jeweils durch seine Entstehung bestimmt werden. Jede dieser Formen – vor allem die unten beschriebenen – besitzt eine spezielle Heilwirkung.

Doppelender (Kristall mit natürlichen Spitzen an beiden Enden. Tritt auf, wenn das Kristall in weicher oder flüssiger Materie gewachsen ist)

- integriert und vereint.
- fördert den Energiefluss im Körper.
- als Meditationsstein in beiden Händen halten.

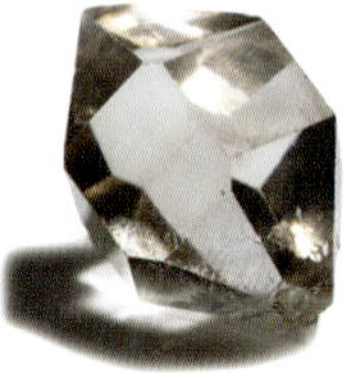

Doppelender

Herkimer Diamant (kleiner, brillanter Doppelender, der zuerst im weichen Gestein im Herkimer County, New York, USA gefunden wurde)

- wirkt auf allen Ebenen entgiftend.
- fördert – vor allem unter dem Kopfkissen – hellsichtige Träume.

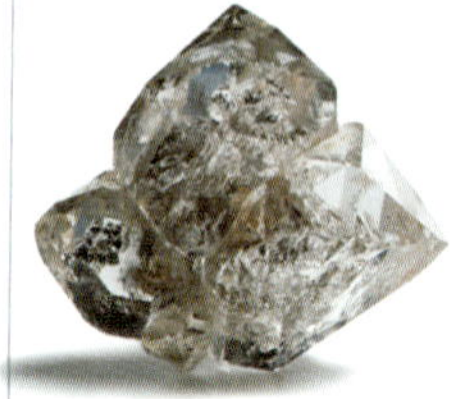

Herkimer Diamant

Elestial (oft Rauchquarz mit Glimmer-Einschlüssen. Mehrere Spitzen geben ihm eine gestufte oder schuppige Form.)

- eignet sich ausgezeichnet zur tiefgreifenden Heilung.
- eröffnet tiefe Bewusstseinsebenen.
- erdet, klärt und integriert Energie.

Phantom-Kristall (enthält die schemenhafte Kontur einer früheren Wachstumsphase)
- hilft, verborgene Ursachen zu erkennen.
- unterstützt die Meditation.

Tafel-Kristall (dünne, flache Form)
- fördert reibungslosen Energiefluss.

Kristallstab, verjüngt (natürlicher Quarzstab, dessen häufig leicht gekrümmte Seiten zur Spitze deutlich schmaler zulaufen)
- richtet und bündelt die Energie. Hervorragend für die Tiefenheilung des Körpers geeignet.
- erweitert das Bewusstsein.

Kristallstab, verbreitert (seltenere Form des Kristallstabs, der zur Spitze hin breiter wird)
- löst und streut die Energie, sorgt für reibungslosen Fluss – ähnlich wie ein Tafelstein.

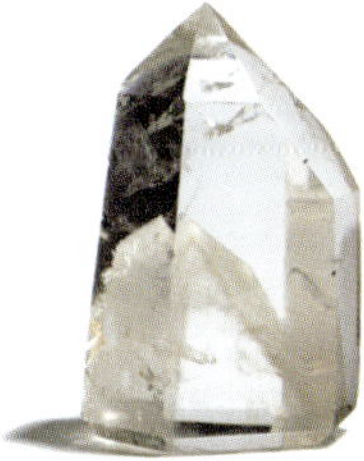

Phantom-Quarz

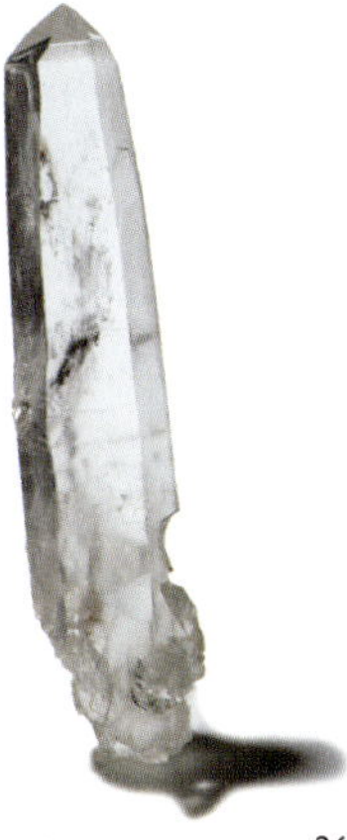

Kristallstab

Verheilter Kristall (ist während seiner Bildung gebrochen und dann nachgewachsen. Die Ansatzstelle ist als wolkiger Bereich mit deutlicher Veränderung der Achse zu erkennen.)

- hilft, Ursachen von Erkrankungen zu erkennen.
- beschleunigt Heilungsprozesse.

Generatorkristall (hat sechs identische Seiten, die sich an der Spitze treffen)

- gibt Energie an seine Umgebung ab.
- stellt einen geeigneten Fokus für Heilungsprozesse dar.
- ist ideal für Gruppenarbeit oder als Fokus bei der Einzelmeditation.

Channeling-Kristall (die größte Seite dieses Kristalls hat sieben Kanten, der eine kleinere, dreieckige Seite gegenüberliegt)

- ist ideal zur Meditation.
- fördert die Intuition und kanalisiert Energien, hält man die große Seite an die Stirn.

Transmitter-Kristall (hat zwei siebenkantige und dazwischen dreieckige Seiten)

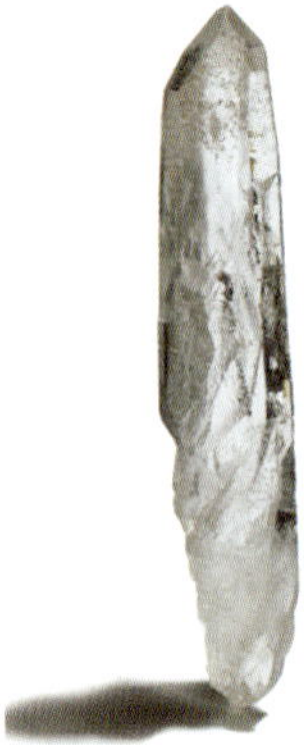

Verheilter Kristall

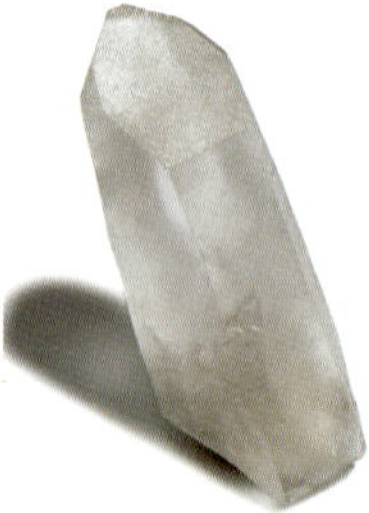

Channelling-Kristall

- empfängt Informationen aus der Aura und sendet dorthin. Nach Erdung der persönlichen Energie kann eine klare Frage an den Kristall gerichtet werden. Den Kristall an einem stillen Platz mindestens zwölf Stunden ruhen lassen. Dann eine der dreieckigen Facetten an die Stirn halten und die Information aufnehmen.

Record-Keeper-Kristall (hat eine oder mehrere glatte Seiten, abgesehen von einer erhabenen oder vertieften, deutlichen Pyramidenform auf der Oberfläche)

- harmonisiert und integriert.
- aktiviert feine Geistes- und Gedächtnisebenen durch die abgegrenzte Form.
- ist ideal zur Einzelmeditation. In den Händen halten und dann an die Stirn, um Aspekte der Selbsterkenntnis zu entschlüsseln.

Kathedralenkristall (sieht aus wie mehrere miteinander verschmolzene Kristalle und hat meist eine Hauptspitze, die von mehreren kleineren umgeben ist)

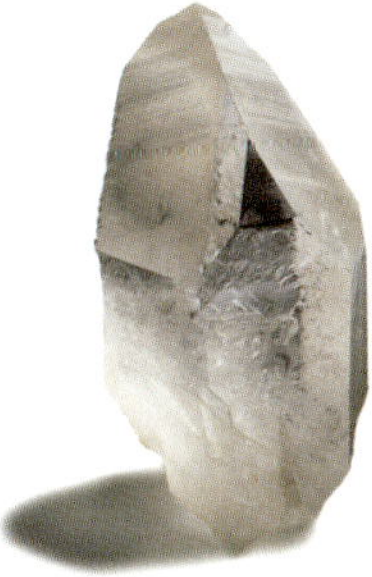

Transmitter-Kristall

- soll Zugang zur Akasha-Chronik schaffen, die ein allumfassendes Weltgedächtnis enthält.
- eignet sich gut für Einzel- und Gruppenmeditation.
- hilft, einen persönlichen spirituellen Weg zu erkennen oder eine Richtung zu finden.

Fensterkristall (Kristall mit vorspringenden, rautenförmigen Facetten zwischen den größeren Seiten)

- erleichtert die Beurteilung der Gesundheit. Ein Heiler untersucht damit die Aura einer Person und hält den Kristall dann an seine Stirn, um die relevanten Informationen zu erhalten.

Time-Link-Kristall (Sonderform des Fensterkristalls mit abgeschrägt rauten- oder parallelogrammförmigen Fenstern)

- verlagert das Bewusstsein an andere Orte, in andere Zeiten oder Dimensionen.
- neigt sich nach links, wenn er über vergangene Leben Auskunft geben soll, und nach rechts, wenn er Aussagen über die Zukunft machen soll.

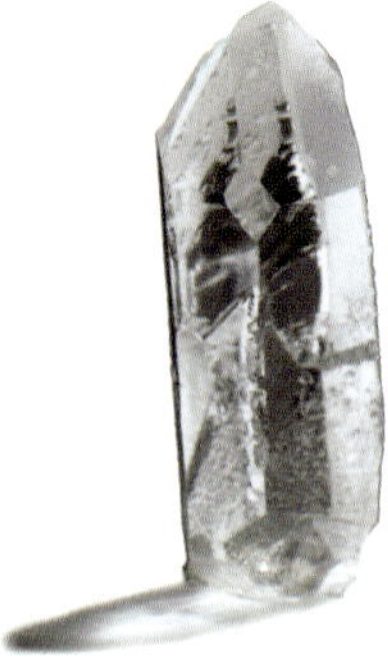

Fensterkristall

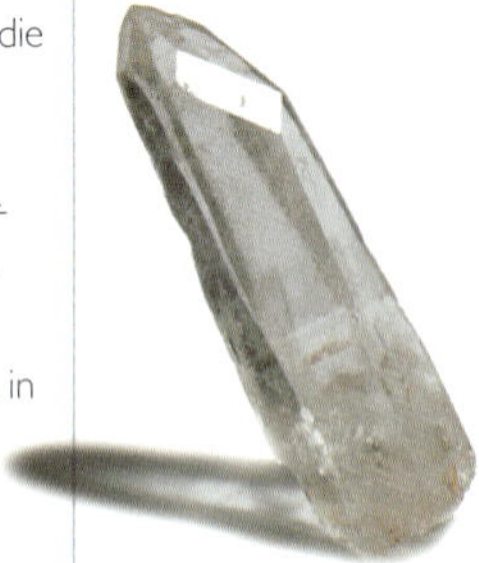

Time-Link-Kristall

Isis-Kristall (die größte Seite hat fünf Teilflächen)

- ist nach der ägyptischen Göttin Isis benannt, die viel Mühe aufwandte, um die verstreuten Überreste ihres toten Ehemanns zu finden. Der Kristall regt uns an, nach Erfolg zu streben und im Chaos eine Ordnung zu schaffen.
- heilt verletzte Gefühle.
- ermöglicht uns, anderen zu helfen, ohne uns zu sehr in ihre Probleme zu verstricken.

Lemurischer Kristall (mattes Aussehen, leichter Rosastich, erkennbare waagerechte Riefen auf einer oder zwei Seiten)

- fühlt sich für Ungeübte manchmal unangenehm an, da sich seine Energie von der anderer Kristalle unterscheidet.
- aktiviert die Verbindungen zwischen der Erde und dem restlichen Universum.
- hilft, unsere Position im größeren Kontext des Seins zu erkennen.

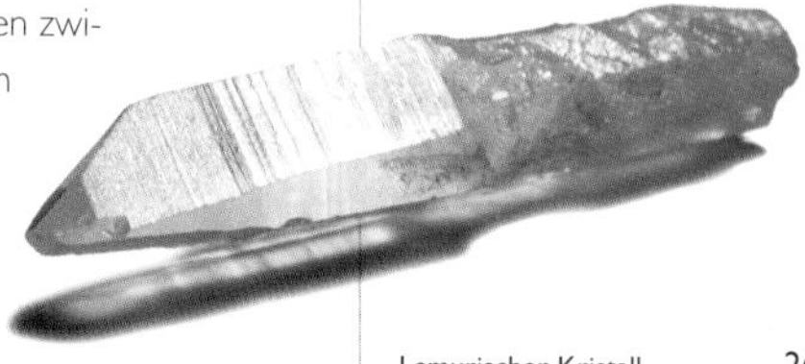

Lemurischer Kristall

Geschliffene Kristalle

Obwohl Kristalle auf natürliche Weise in vielen Formen wachsen, werden gerne spezielle Formen für spezifische Heilanwendungen genommen.

Magier-Kristall

Die Doppelpyramide steht in Beziehung zu allen Elementen. Traditionelle Magier standen bei Zeremonien mit den vier Elementen in Kontakt und berührten dabei sowohl die Erde als auch das Universum.

Vogel-Kristalle

Diese Kristalle sind nach dem Wissenschaftler und Metaphysiker Marcel Vogel benannt. Er beschäftigte sich mit der Interaktion zwischen Kristallen und Energieebenen und entwickelte Kristallwerkzeuge, um die verschiedenen Ebenen anzusprechen. Sein heilender Kristall hat eine längliche Form mit viereckigem Querschnitt und zwei Spitzen, von denen eine breiter als die andere ist. Die Funktion des Kristalls lässt sich durch stark konzentrierte Gedanken oder Intentionen verstärken. Vogel entwickelte auch einen Meditationskristall in Form eines Obelisken.

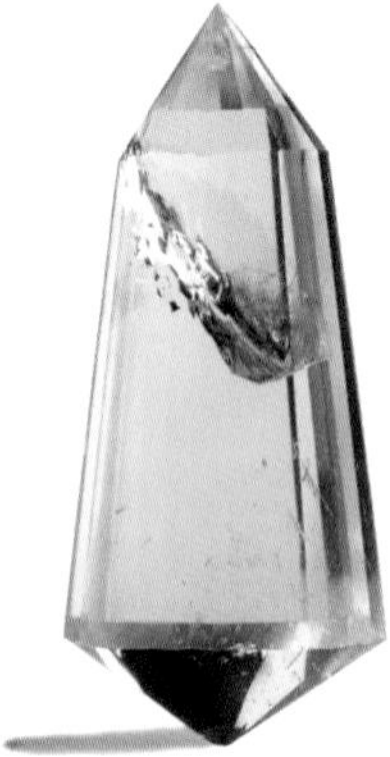

Ein heilender Vogel-Kristall

Merkaba-Kristall

Der Doppeltetraeder (zwei einander durchdringender Pyramiden) steht für die Verbindung zwischen Herz, Geist und Körper und fördert den reibungslosen Fluss von Energie und Informationen zwischen allen Seinsebenen.

Platonische Körper

Die Platonischen Körper (aus Bergkristall) stehen für die Grundmuster aller Materie. Sie werden auch mit den Elementen und den Chakren in Verbindung gebracht (siehe unten).

Form	Flächen	Element	Chakra
Tetraeder	4	Feuer	Solarplexus-
Würfel	6	Erde	Wurzel-
Oktaeder	8	Luft	Herz-
Dodekaeder	12	Äther	Kehl-
Ikosaeder	20	Wasser	Sakral-

Um die Chakren in Einklang zu bringen, die Platonischen Körper auf sie legen, zusätzlich ein Merkaba-Kristall auf das Sakralchakra und eine Kristallkugel auf das Kronenchakra.

Künstliche Kristalle

Heute können fast alle natürlichen Kristalle chemisch nachgebildet werden, und selbst erfahrene Juweliere haben Mühe, Natur- und Kunstprodukt zu unterscheiden. Die ersten synthetischen Kristalle wurden bereits im Jahr 1845 hergestellt. Aber erst in den 1970er-Jahren war die Technologie ausgereift genug, um sie in einer Größe zu produzieren, die von kommerziellem Interesse war. Lösungen aus Natriumkarbonat oder Natriumhydroxid werden starkem Druck und hoher Temperatur ausgesetzt. Die Lösung wird über Impfkristalle geleitet, die dadurch zu wachsen beginnen. Obwohl natürliche Kristalle eine stärkere Energie besitzen und daher für die Heilkunst besser geeignet sind, besitzen auch synthetische Kristalle eine innere Gitterstruktur, die nach Ansicht mancher Experten eine gewisse Heilwirkung besitzt. Glas dagegen besitzt keine solche innere Kristallstruktur, wenngleich es dieselbe chemische Formel hat wie Quarz (SiO_2), daher sind künstliche Kristalle aus Glas für Heilzwecke nicht von Nutzen. Im Labor gezüchtete Quarzkristalle wie die nachfolgend vorgestellten sehen manchmal sehr attraktiv aus. Die Farbe bestimmt, mit welchem Chakra sie korrespondieren.

Sibirischer Goldquarz (Solarplexuschakra)

- gleicht Gegensätze aus.
- vermittelt innere Weisheit.

Sibirischer Grünquarz (Herzchakra)

- beruhigt und gleicht aus.

Sibirischer Blauquarz (Stirnchakra)

- stärkt Intuition, Wahrnehmung und psychische Fähigkeiten.

Sibirischer Purpurquarz (Kronenchakra)

- formt Energie um, löst Energieblockaden.

Rosa Lazurin
(Sakralchakra)

- verwandelt Negatives in Positives.
- hilft, ichbezogene Probleme wie mangelnde Selbstachtung zu lösen.

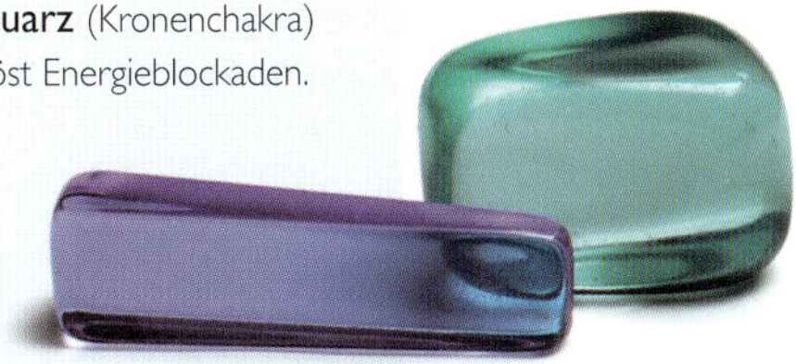

Rosa Lazurin (vorn) und blauer Obsidian (hinten), der ebenfalls oft synthetisch hergestellt wird

Veredelte Kristalle

Neben komplett synthetisch hergestellten Kristallen gibt es auch veredelte Formen, die auf unterschiedliche Weise behandelt wurden, um ihr Aussehen und ihre Heilwirkung zu verändern. Eine der üblichsten Methoden ist das Beschichten mit Metall. Dabei werden die transparenten Kristalle in eine Vakuum-Druckkammer gelegt und bei hoher Temperatur Metalldämpfen ausgesetzt. Dadurch lagert sich auf ihrer Oberfläche eine haltbare Schicht aus Metallatomen ab. Quarz kann auch in intensiven Tönen eingefärbt werden. Nachfolgend stellen wir einige Arten von veredeltem Quarz vor:

Aqua-Aura (Bergkristall, bedampft mit Gold, zeigt eine bläulich irisierende Oberfläche)

- vereint die Heilwirkungen von Bergkristall und Gold.
- regt feinere Denk- und Kommunikationsebenen an.

Regenbogen-Aura (Bergkristall, mit Platin bedampft, schillert in allen Regenbogenfarben. Auch als Opal-Aura im Handel.)

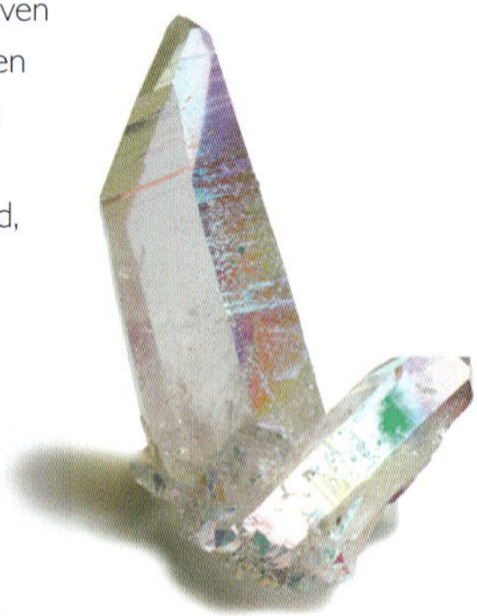

Regenbogen-Aura

- hilft, den Geist für Meditation und höhere Kommunikationsebenen zu klären.
- steht in Beziehung zum Kronenchakra und regt alle Energiekörper an.

Rubin-Aura (Bergkristall, bedampft mit Gold und Platin, zeigt einen intensiven Rotschimmer)

- erdet und schützt.
- steht in Beziehung zum Wurzelchakra, heilt Rücken, Wirbelsäule, Becken, Beine und Füße.

Sonnenschein-Aura (Bergkristall, bedampft mit Gold und Platin, zeigt einen intensiv gelben Ton)

- steht in Beziehung zum Solarplexuschakra, fördert die Verdauung und emotionale Ausgeglichenheit.

Craquelé-Kristall (Bergkristall, durch Hitze und Kälte unter Spannung gesetzt und mit verschiedenen Farben eingetönt, die durch die Spannungsrisse eindringen. Funkelt interessant.)

- steht in Beziehung zu dem Chakra, das mit der jeweiligen Farbe korrespondiert (siehe Seite 15).

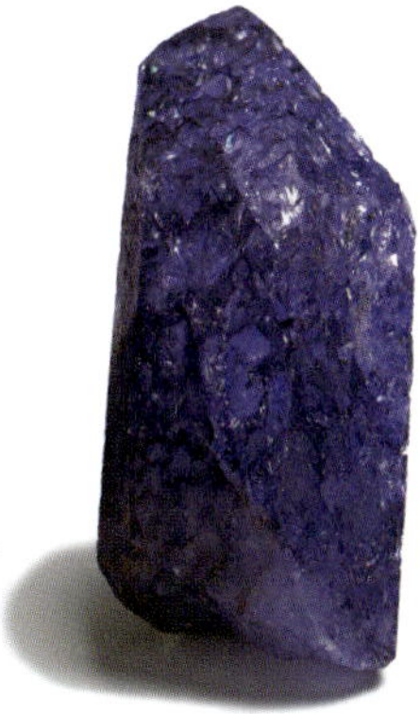

Craquelé-Kristall

Zum Nachschlagen

Glossar

Aggregat Vergesellschaftung von zwei oder mehr Mineralen.

allochromatisch durch Verunreinigungen gefärbt.

Amorph ohne geordnete Stuktur.

Anorganisch zur unbelebten Natur gehörende Substanz.

Asterismus sternförmiger Lichteffekt auf der Oberfläche eines Kristalls, hervorgerufen durch Mikrokristalle im Inneren.

Atlantis sagenumwobene, im Meer versunkene Insel, die sich nach Platon im Atlantischen Ozean befand.

Aura elektromagnetisches Feld um einen Körper oder ein Objekt.

Botryoidal traubenförmig.

Brechung Ablenkung des Lichts von seiner natürlichen Richtung.

Cabochon Edelsteinschliff mit flacher Unterseite und gewölbter, glatter (also facettenloser) Oberseite.

Chakra Energiezentrum des menschlichen Körpers. Die sieben Hauptchakren sind auf der senkrechten Mittelachse des Körpers angeordnet (von unten nach oben: Wurzelchakra, Sakralchakra, Solarplexuschakra, Herzchakra, Kehlchakra, Stirnchakra, Kronenchakra).

Chalcedon Stein, der zur Gruppe der mikrokristallinen Varietäten des Quarzes gehört.

Chatoyance Katzenaugeneffekt. Veränderlicher, schillernder Glanz eines Steins.

Dichroismus zweifarbige Oberfläche, die je nach Blickwinkel jeweils nur eine Farbe zeigt.

Druse meist ovaler Hohlraum im Gestein, dessen Wände von kristallisierten Mineralen ausgekleidet sind.

Einschluss im Kristallinneren eingeschlossene Fremdkörper oder andere Minerale.

Element, chemisches jede einzelne der Substanzen, aus denen die Materie besteht.

Energiekörper tiefer liegende Ebenen des elektromagnetischen Felds des Körpers.

Erdend ein Stein oder Kristall, der die Konzentration auf das Hier und Jetzt fördert.

Eruptivgestein Gestein, das durch vulkanische Aktivität entstanden ist.

Facette eine der Flächen eines Kristalls.

Farbe Jedes Chakra ist einer bestimmten Farbe zugeordnet. Kristalle dieser Farbe können zur Behandlung eines mit dem jeweiligen Chakra verbundenen Themas eingesetzt werden.

Feldspat Mineral aus der Gruppe der Aluminiumsilikate, die meist große, helle Kristalle bildet.

Gestein Kombination verschiedener Minerale und Kristalle.

Gitter regelmäßiges Anordnungsmuster der Atome in einer Kristallstruktur.

Glanz In der Mineralogie unterscheidet man verschiedene Stärken des Glanzes: Metallglanz, Diamantglanz, Fettglanz, Perlglanz, Seidenglanz, Glasglanz, Harzglanz, Wachsglanz und matt.

Irisieren mehrfarbig schillern.

Konkretion größere, unregelmäßige, oft rundlich gestaltete Mineralmasse in andersartigem Gestein.

Kristall Mineral mit regelmäßigen Flächen und Ebenen, die Rückschlüsse auf seine regelmäßige, innere Struktur zulassen.

Kristallsystem typische Anordnung von Atomen in einem Kristall, definiert durch die Winkel der Symmetrieachsen. (Die sieben Kristallsysteme werden triklin, monoklin, orthorhombisch, tetragonal, trigonal, hexagonal und kubisch genannt.)

Matrix Natursteinunterlage, auf der Kristalle wachsen.

Metamorph nennt man Gestein, das durch Druck und Hitze entstanden ist.

Mikrokristallin Kristalle, die mit dem bloßen Auge nicht zu erkennen sind.

Mineral natürlich vorkommende anorganische Verbindung.

Mohshärte Skala (von 1 = sehr weich bis 10 = sehr hart) zur Bestimmung der Härte von Mineralien, die 1812 von Friedrich Mohs entwickelt wurde.

Organisch der belebten Natur angehörend.

Pegmatit Mineral aus der Gruppe kristallisierter Granite, das Glimmer enthält.

Pleochroistisch wird eine Oberfläche genannt, die je nach Blickwinkel eine von drei oder mehr Farben zeigt.

Prana indischer Begriff für die universelle Lebensenergie.

Pyroxen Stein aus einer Gruppe von Mineralien, die aus Eisensilikat, Kalzium und Magnesium bestehen und in Eruptivgestein vorkommen.

Riefen feine Rillen.

Sedimentgestein Gestein, das sich aus abgelagerten, durch das eigene Gewicht und durch Wasser verdichtete Schichten gebildet hat.

Strichfarbe Farbe des Strichs, die ein Mineral hinterlässt. Diese unterscheidet sich oft völlig von der des Minerals selbst.

Stufe Mineral-Aggregat mit frei stehenden Kristallen.

Tafel platten- oder tafelförmige Kristallbildung mit glatter Ober- und Unterseite.

Trommelstein Mineral, das in einer rotierenden Trommel in eine rundliche Form geschliffen wurde.

Zwillingskristall zwei miteinander verwachsene Kristalle gleicher Art.

Mineralogische Informationen

Die Mohs-Skala

Der deutsche Mineraloge Friedrich Mohs entwickelte im Jahre 1812 eine Skala zur Bestimmung der relativen Härte von Gesteinsarten. Zur Anwendung dieser Skala (siehe unten) benötigt man Muster der zehn unten genannten Minerale als Bezugsgrößen. Man verwendet diese „Referenzsteine", um an einer unauffälligen Stelle an einem Stein zu kratzen, dessen Härte man bestimmen möchte. Kann das zu bestimmende Minereal beispielsweise Fluorit zerkratzen, wird aber seinerseits von Apatit zerkratzt, so lässt sich schlussfolgern, dass seine Mohshärte zwischen 4 und 5 liegt.

1 (am weichsten) .... Talk
2 .... Gips
3 .... Calcit
4 .... Fluorit
5 .... Apatit
6 .... Orthoklas
7 .... Quarz
8 .... Topas
9 .... Korund
10 (am härtesten) .... Diamant

Chemische Symbole in diesem Buch

Ag Silber
Al Aluminium
Au Gold
B Bor
Ba Barium
Be Beryllium
C Kohlenstoff
Ca Calcium
Cl Chlor
Cr Chrom
Cu Kupfer
F Fluor
Fe Eisen
H Wasserstoff
K Kalium
Li Lithium
Mg Magnesium
Mn Mangan
Na Natrium
O Sauerstoff
P Phosphor
S Schwefel
Si Silicium
Sr Strontium
Ti Titan
Zn Zink
Zr Zirconium

Buchtipps

Engel-Heilsteine-Orakel
Doreen Virtue und Marius Michael-George, 2018, Irisiana

Heilsteine. Von Amethyst bis Zirkon
Dr. Flora Peschek-Böhmer und Gisela Schreiber, 2. Aufl. 2017, Bassermann

Heilsteine
Julia Labacher, 6. Aufl. 2018, Irisiana

Heilsteine. 555 Steine von A-Z
Michael Gienger, 5. Aufl. 2017, Neue Erde

Heilsteine. Kompakt-Ratgeber
Herbert Bloos, 2016, Mankau

Taschenlexikon der Heilsteine
Werner Kühni und Walter von Holst, 2017, AT Verlag

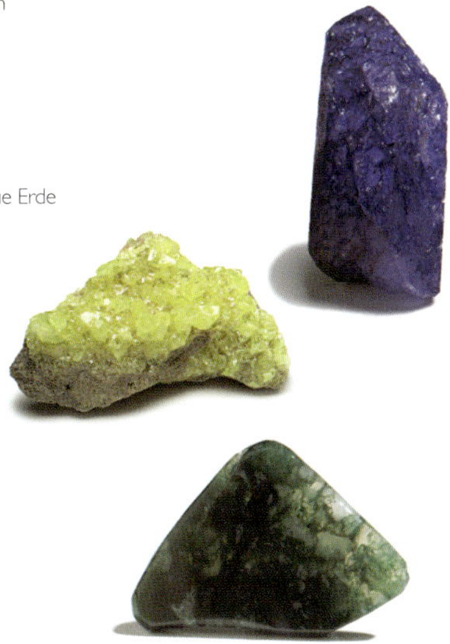

Websites

www.dietmar-kraemer.de
www.edelsteintherapie.de
www.mineralienatlas.de

Register

Die **fett gedruckten** Seitenverweise beziehen sich auf die Kristalle, denen eine Doppelseite gewidmet ist.